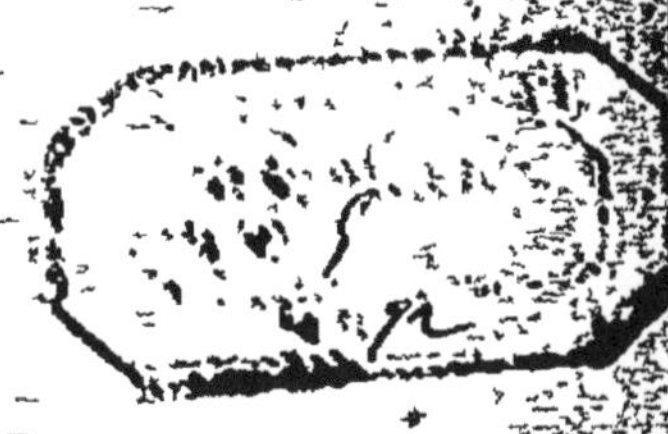

TRAITÉ PRATIQUE

DES

ANOMALIES DE LA VISION

TRAITÉ PRATIQUE

DES

ANOMALIES DE LA VISION

A L'USAGE DES ÉTUDIANTS

PAR

LE Dr FÉLIX LAGRANGE

PROFESSEUR AGRÉGÉ A LA FACULTÉ DE MÉDECINE
CHIRURGIEN DES HOPITAUX DE BORDEAUX
MEMBRE CORRESPONDANT NATIONAL DE LA SOCIÉTÉ DE CHIRURGIE
DE PARIS.

AVEC 85 FIGURES DANS LE TEXTE ET 2 PLANCHES COLORIÉES

PARIS
G. STEINHEIL, ÉDITEUR
2, RUE CASIMIR-DELAVIGNE, 2

1892

INTRODUCTION

Deux méthodes principales peuvent servir à étudier les anomalies de la réfraction et de l'accommodation. L'une consiste à creuser les théories purement scientifiques de l'optique physiologique, à appliquer à l'œil humain les lois qui régissent le jeu de la lumière dans les sphères, les cylindres etc., etc., et à vérifier l'exactitude de ces lois par des calculs qui donnent à l'ophtalmologie, branche de la médecine privilégiée entre toutes, les caractères d'une science exacte.

L'autre consiste à partir des vérités physiques primordiales, à utiliser les constructions géométriques qui les représentent en les tenant pour vraies, sans autre démonstration, et à faire sortir de ces notions succinctes ce qu'il importe au praticien de savoir pour comprendre la physiologie et la pathologie du système dioptrique de l'œil.

C'est cette dernière méthode que nous avons suivie, il nous a suffi de rappeler, par les figures et les propositions classiques, les grandes lois de la réflexion et de la réfraction de la lumière, pour expliquer, dans un ordre logique et dans un cadre simple, tout ce qu'il importe à un jeune médecin de savoir, sur ce sujet, le jour où il quitte les bancs de la Faculté.

Après son baccalauréat, tout étudiant peut donc, sans instruction nouvelle, lire ce petit livre et y apprendre ce qu'il faut connaître pour soigner utilement la grande majorité des myopes, des hypermétropes, des presbytes et des astigmates.

Sans doute, dans tel ou tel cas spécial il restera embarrassé, mais quel est le livre de pathologie, aussi complet qu'il soit, qui résout les difficultés cliniques et le professeur n'a-t-il pas atteint son but lorsqu'il a jeté dans l'esprit de son auditeur des notions claires, enchaînées rigoureusement, d'accord à la fois avec la théorie et l'expérience, applicables à l'ensemble des faits particuliers, capables en un mot de servir de guide dans la pratique ?

C'est dans ce but et sous la direction de ces idées que ce court traité pratique a été écrit. Il contient un exposé détaillé des anomalies de la vision avec l'histoire des procédés de diagnostic et de traitement qui s'y rattachent. Nous l'adressons à tous ceux qui, sans avoir pu faire de l'optique une étude approfondie, ont le désir ou le devoir de connaître, dans ses grandes lignes, la pathologie humaine tout entière.

Bordeaux, 1er novembre 1891.

FÉLIX LAGRANGE.

TRAITÉ PRATIQUE

DES

ANOMALIES DE LA VISION

CHAPITRE I

L'ŒIL; APERÇU RAPIDE DE SON ANATOMIE ET DE SES FONCTIONS. — THÉORIE SUCCINCTE DE LA VISION. — FORMATION DE L'IMAGE RENVERSÉE SUR LA RÉTINE.

L'œil est un organe destiné à transmettre au cerveau les images fournies par le monde extérieur. Il est, à cet effet, pourvu d'un appareil réfringent approprié, dans lequel les rayons lumineux, destinés à former l'image, subissent les déviations conformes aux lois physiques de la lumière.

A l'état normal, lorsque cet appareil ne présente aucun vice de conformation, aucune altération pathologique, l'image rétinienne est nette, les renseignements transmis à l'encéphale par l'œil sont exacts;

mais les cas sont nombreux dans lesquels il n'en est pas ainsi.

Tout d'abord, il est évident que si les milieux transparents sont opacifiés par une lésion quelconque, l'image est nulle ou insuffisante, mais encore il arrive souvent que l'appareil réfringent, conservant sa transparence cristalline est défectueux par les dimensions de ses courbures, par l'excès ou le défaut de sa puissance dioptrique.

Ce sont ces vices de la réfraction, les défauts inhérents à la mauvaise conformation physique des milieux de l'œil que nous nous proposons d'étudier.

Cet appareil réfringent de l'œil possède la propriété de changer sa puissance selon les besoins de la vision ; il accommode pour la distance dans des proportions déterminées. Cette faculté, l'accommodation, présente elle-même certains troubles spéciaux, certaines anomalies, qui, après l'examen de la fonction devront trouver place dans l'étude entreprise aujourd'hui.

L'appareil réfringent de l'œil se compose de la cornée, de l'humeur aqueuse, du cristallin et du corps vitré. Pris en masse, on peut le considérer comme une puissante lentille sphérique ayant une distance focale de 2 cm. 1, par conséquent une valeur de 48 dioptries environ. Les différentes parties de cet appareil réfringent méritent une courte étude descriptive.

La cornée est une membrane élastique résistante ; elle est épaisse de 0 mm. 8 à son centre et de 1 mm. à sa périphérie. Son contour présente la figure d'une ellipse dont le grand axe se dirige horizontalement de dedans en dehors. La longueur de cet axe varie de 11 à 12 mm. Le petit axe, dans le sens vertical, a 10 mm.

Le rayon de courbure de la face antérieure convexe est de 8 mill.

La face postérieure de la cornée est concave et son contour régulièrement circulaire. La circonférence est taillée en biseau aux dépens de sa face antérieure et cela de telle façon que le biseau est plus large à la partie supérieure et inférieure de la cornée que sur les parties latérales. C'est ce qui donne à la face antérieure de cette membrane une forme elliptique.

La cornée se compose : 1° d'une couche moyenne, épaisse et résistante qui la constitue essentiellement ; 2° d'une couche superficielle réductible elle-même en deux lames secondaires, l'une hyaline, l'autre épithéliale ; 3° d'une couche profonde et postérieure de même nature. Toutes ces parties ont pour caractère premier d'être parfaitement transparentes. Puisque nous ne devons pas étudier les phénomènes pathologiques propres au tissu cornéen, il est évidemment inutile d'en exposer ici la structure.

Disons simplement que l'indice de réfraction du tissu cornéen est de 1,3365.

Après la cornée vient l'humeur aqueuse : c'est-à-dire le liquide qui remplit la chambre antérieure de l'œil, et dont les caractères sont d'être incolore, très limpide et fluide comme de l'eau. Sa quantité est de 40 centigr., sa pesanteur spécifique de 1,005, son pouvoir réfringent est de 1,337 ; d'après Berzélius, sa constitution chimique est la suivante :

Eau	98, 10
Chlorure sodique.	1, 15
Matière extractive	0, 75
Traces d'albumine	

Le cristallin est placé entre l'humeur aqueuse et le corps vitré. Sa surface antérieure remplit l'espace pupillaire limité par le sphincter irien. La surface postérieure du cristallin repose dans une excavation creusée à la face antérieure du corps vitré (fossa patellaris). Enfin le bord du cristallin s'appuie sur le corps ciliaire.

La forme du cristallin humain est celle d'une lentille biconvexe à contour sphérique.

La surface antérieure ressemblerait suivant Krause à celle qu'engendre une ellipse tournant autour de son petit axe. La courbure varie ; Knapp l'a trouvée de 7 mm. 9, Reuss de 14 mm. 06. L'épaisseur varie aussi notablement ; elle est en moyenne de 3 mm. 6.

La surface postérieure du cristallin a un rayon de courbure beaucoup moins fort ; elle est en moyenne de 6 mm.

Cet organe n'est pas homogène ; il se compose d'une série de couches superposées, dont la courbure augmente de dehors en dedans. On peut considérer ces couches comme des ménisques divergents, de plus en plus forts. Au centre de ces ménisques se trouve le noyau cristallinien sphérique dont l'indice de réfraction est très élevé.

Cette association de ménisques divergents avec une lentille sphérique a pour résultat de supprimer l'aberration de sphéricité. Il en résulte que les rayons lumineux qui pénètrent dans le cristallin en passant par la zone périphérique c'est-à-dire en faisant un angle très ouvert avec l'axe optique, forment sur la rétine des images nettes ; chose qui n'aurait pas lieu si la lentille était homogène, car dans ce cas il n'y a que les rayons traversant la lentille près de l'axe qui se réuniraient au foyer.

Il résulte de cette conformation spéciale du cristallin un grand bénéfice pour la vision indirecte.

La présence dans la constitution du cristallin de ménisques divergents superposés autour d'un noyau cristallinien central, a pour résultat de modifier la force réfringente de la lentille. Il est évident en effet que les ménisques négatifs représentés sur la figure 2 neutralisent une partie de la force réfringente du noyau cristallinien central, et cette neutralisation est d'autant plus forte que l'indice de réfraction des couches corticales est plus élevé. Il en résulte, que la puissance totale est un peu moindre qu'elle ne le serait si toute la masse cristallinienne avait l'indice de réfraction du noyau, et si le cristallin était homogène comme une lentille de verre. Heureusement les couches périphériques ont un indice de réfraction inférieur à celui de la masse centrale et cette neutralisation du noyau interne par les ménisques périphériques n'est que relative.

D'après Krause l'indice de réfraction est de 1,4053 pour la couche extérieure, pour la moyenne de

1,4294, pour le noyau de 1,4541. D'après Helmholtz l'indice de réfraction moyen, celui qu'il conviendrait d'adopter pour la construction de l'œil schématique est de 1,4371 ; c'est-à-dire que les rayons lumineux qui le traversent, subissent une réfraction semblable à celle que leur ferait subir une lentille de même forme dont le verre aurait pour indice de réfraction le chiffre 1,4371.

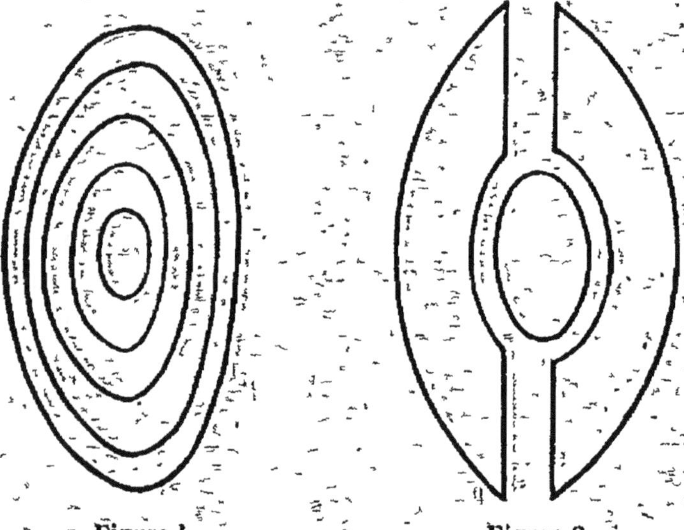

Figure 1. Figure 2.

Le cristallin à l'état de repos présente une distance focale de 50 mm. 61, c'est-à-dire qu'il équivaut à une lentille dont le foyer principal serait à 5 cm. environ. Cette distance focale varie d'ailleurs beaucoup lorsque l'accommodation, dont nous étudierons plus tard le mécanisme, entre en jeu.

Puisque le cristallin possède une longueur focale d'un peu plus de cinq centimètres, il doit jouer dans l'intérieur de l'œil le rôle d'une lentille de 19 dioptries. Nous verrons plus loin qu'il n'en est pas ainsi; le cristallin placé entre l'humeur aqueuse et le corps vitré ne se comporte pas comme il le ferait dans l'air; il représente une lentille de 13 dioptries située au point nodal et encore dans la correction de l'aphakie, il suffit (chez les opérés de cataracte par exemple) d'un verre de 10 cm. de courbure ou de foyer (10 dioptries) pour ramener l'œil aux conditions de l'emmétropie (V. chapitre XII).

Le corps vitré est placé entre le cristallin et la rétine. C'est le dernier des milieux dioptriques et le plus volumineux. Sa transparence est complète, sa consistance est celle du verre fondu. Il est essentiellement composé d'un liquide retenu dans des mailles serrées de tissu conjonctif qui partent d'une membrane enveloppante appelée l'hyaloïde.

Cette membrane occupe exactement toute la surface du corps vitré dont elle marque les limites. En avant, elle se prolonge sur le cristallin en se dédoublant. A ce niveau, elle change de caractère, devient plus résistante et mérite un nom spécial : c'est la zône de Zinn qui joue dans l'accommodation un rôle sur lequel il conviendra plus tard de nous arrêter.

L'indice de réfraction du corps vitré est de 1,3365; c'est-à-dire qu'il est égal à celui de la cornée et de l'humeur aqueuse.

Ce fait là est capital. Les rayons lumineux, après avoir traversé l'air extérieur et subi la réfraction des surfaces convexes de l'œil, trouvent donc derrière ces surfaces convexes un dernier milieu qui leur fait encore subir une nouvelle réfraction. C'est là ce qui distingue l'œil d'un système ordinaire de lentilles convexes, derrière lesquelles les rayons lumineux trouveraient l'air, leur milieu originel.

Tel est l'appareil réfringent de l'œil; un semblable système de surfaces et lentilles convexes doit posséder toutes les propriétés que les physiciens reconnaissent aux systèmes de ce genre ; c'est-à-dire qu'il doit avoir deux points nodaux, deux points principaux et deux foyers principaux. La détermination de ces divers points, dont l'importance est capitale, a été, aussi exactement que possible, obtenue par le calcul et l'on est ainsi arrivé à la construction schématique de l'œil suivant, que nous donnons ici avec des dimensions trois fois agrandies. (Voir figure 3).

Si nous construisions un appareil de physique basé sur les principes généraux qui sont appliqués dans l'appareil dioptrique de l'œil, nous ne manquerions pas d'ajuster les courbures de façon qu'elles soient bien centrées, c'est-à-dire de telle sorte qu'une même ligne droite passât par le centre de chaque surface convexe en particulier.

Or, dans l'œil humain, il n'en est pas ainsi ; les surfaces ne sont pas centrées ; c'est-à-dire que les axes principaux de ces surfaces font entre eux des angles plus ou moins accusés. Parmi ces angles il en est un qu'il importe immédiatement de bien connaître, c'est l'angle alpha.

On appelle angle α l'angle que forme la ligne visuelle avec le grand axe de l'ellipse cornéenne.

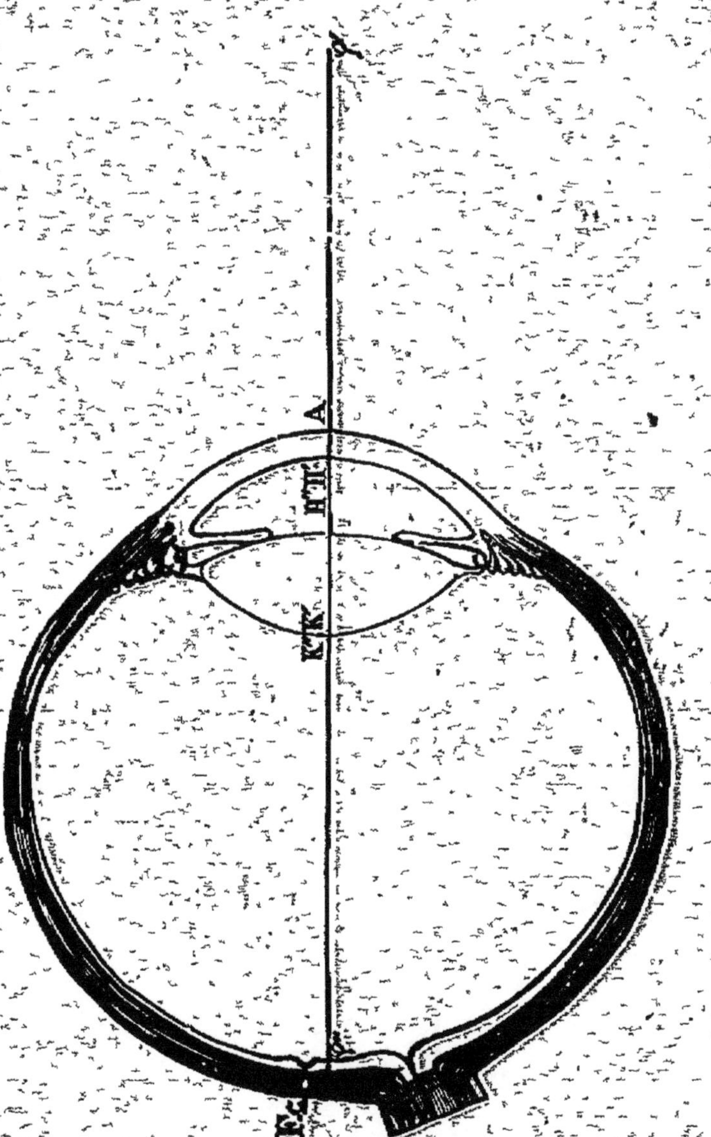

Fig. 3. — Œil schématique trois fois agrandi. — φ' foyer antérieur ou premier foyer principal. — A, surface antérieure de la cornée. H' et H'', points principaux. — K' et K'', points nodaux. φ'' foyer postérieur ou deuxième foyer principal. Fc, fosse centrale. — φ' φ'' axe optique.

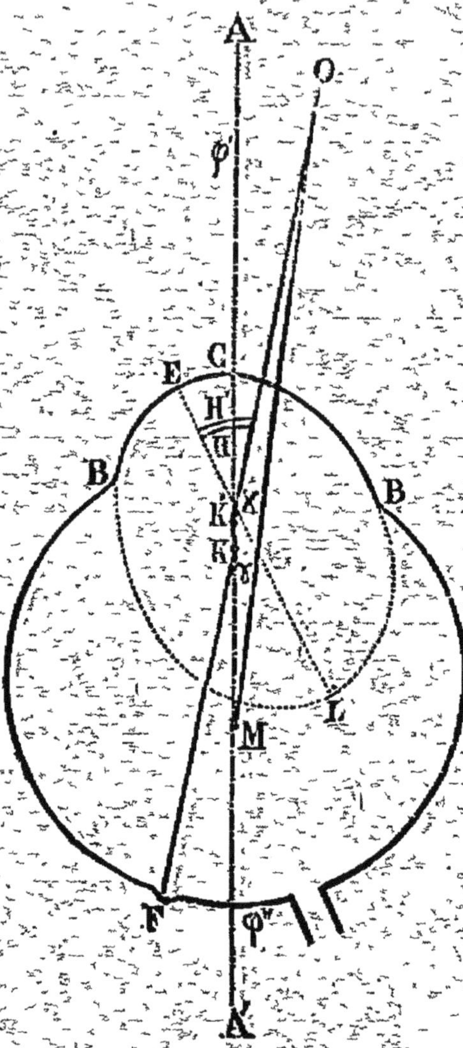

Fig. 4. — A A', axe optique. — φ' foyer antérieur. — φ'' foyer postérieur. H H' points principaux. K K' points nodaux. M centre de rotation. — C. centre de la cornée. — B B. base de la cornée. — E L. grand axe de l'ellipsoïde cornéen. — F. fosse centrale. — O. point de fixation. — K' O ligne visuelle. — M O. ligne du regard. — O X E angle α. — O M A angle γ.

La figure ci-jointe fera bien comprendre en quoi il consiste. (Fig. 4.)

La ligne visuelle O F réunit l'objet fixé à la fosse centrale ; la ligne E L représente l'axe de la cornée ; l'angle O X E est l'angle α. Le sommet de cet angle est situé auprès des points nodaux de l'œil, mais il n'a rien à faire avec eux.

Cet angle est très variable, ce qui s'explique très bien par la variabilité même de la forme de la cornée. Il est positif lorsque la partie antérieure de l'axe cornéen est situé du côté externe de la ligne visuelle ; c'est de beaucoup le cas le plus fréquent. Lorsque l'axe de la cornée et la ligne visuelle coïncident, il n'y a pas d'angle α ; il est égal à O.

Lorsque la partie antérieure de l'axe cornéen passe en dedans de la ligne visuelle, l'angle α est négatif ; mais ces cas sont exceptionnels. D'habitude l'angle α est positif et mesure 4°.

Du défaut de centrage résulte aussi un autre angle important : l'angle γ ; mais cet angle n'est utile à connaître que lorsque l'on étudie les mouvements de rotation de l'œil.

Si nous nous reportons à la Fig. 3, nous voyons que le foyer principal postérieur de l'œil correspond à la rétine ; c'est-à-dire qu'à l'état de repos de l'œil, lorsque rien ne vient changer la conformation naturelle de ses courbures, les rayons parallèles venus de l'infini vont former leur image sur la rétine qui joue le rôle d'un écran récepteur. Cet écran possède pour l'image formée par l'appareil réfringent de l'œil, la sensibilité de la plaque photographique. Il est essentiellement constitué par des éléments nerveux dont quelques-uns, les cônes et les bâtonnets sont tout particulièrement sensibles à la lumière.

De nombreuses expériences, notamment celles de Purkinje et d'Helmholtz démontrent en effet, que le siège de l'impression lumineuse est dans les couches postérieures de la rétine. L'une de ces expériences consiste à produire l'image entoptique de l'arbre vasculaire de Purkinje, et voici comment : si, dirigeant le regard vers un fond obscur, on place une bougie allumée du côté de l'œil, vers la tempe, les rayons partis de cette source lumineuse, sont concentrés par le cristallin sur une partie très latérale de la rétine puisque cette bougie est très en dehors du centre visuel. Cette image rétinienne de la bougie constitue elle-même une source lumineuse intérieure assez forte pour éclairer le corps vitré et par conséquent les vaisseaux rétiniens. Ce sont ses propres vaisseaux que voit le sujet en expérience et s'il les voit c'est qu'ils sont placés au-devant de la partie sensible de la rétine qui devra par conséquent être située elle-même derrière l'arbre vasculaire, c'est-à-dire dans les couches postérieures de cette membrane.

D'autre part, de nombreuses expériences montrent que les dimensions des cônes et des bâtonnets sont en rapport avec les dimensions des plus petits objets distinctement perceptibles.

Pour que deux points lumineux soient vus très nettement, il faut que leurs deux images rétiniennes se trouvent à une distance plus considérable que le diamètre de l'épaisseur des éléments de la membrane de Jacob. Le phénomène se démontre aisément de la façon suivante. On sait que toute image aussi petite qu'elle soit sous-tend un certain angle qui est l'angle visuel sous lequel elle est vue ; or, en étudiant l'acuité de la vision sur la tache jaune, point où elle est le plus développée, en se servant de traits blancs tracés sur un tableau noir, l'expérience démontre que les traits ne sont distincts que si l'angle visuel sous-tendu par leurs intervalles est égal à 73". Or, les lignes formant cet angle rencontrent deux points de la rétine qui sont distants de 0 mm. 00526, c'est-à-dire à peu près d'une longueur égale à l'épaisseur des cônes.

Toutefois pour que les deux sensations lumineuses soient très nettement perçues, il faut qu'il y ait entre elles un certain intervalle qui doit être, selon Helmholtz, égal lui-même à un élément anatomique. Les deux images se forment ainsi sur deux éléments différents séparés l'un de l'autre par un troisième qui ne reçoit pas de lumière ou qui du moins en reçoit moins que les deux autres.

Là, au niveau des cônes et des bâtonnets, les ondes, les mouvements lumineux, se transforment en ondulations, en mouvements nerveux (Schultze). L'absorption par la rétine des ondulations lumineuses produit dans les extrémités sensibles du nerf des vibrations qui se traduisent finalement par la perception de la lumière et des couleurs.

Cette transformation des vibrations lumineuses en vibrations nerveuses, a pour intermédiaire un phénomène chimique, c'est la décomposition du rouge rétinien découvert par Boll (novembre 1876). Nous ne pouvons nous arrêter ici longuement sur les expériences faites par cet auteur et par ceux qui ont vérifié et développé sa théorie (Charpentier et Kühne). Qu'il suffise de dire qu'au niveau des segments externes des bâtonnets se produit une transformation de force. Tout se réduit à des lois physico-chimiques ; de même qu'ailleurs on voit la chaleur se transformer en travail mécanique, l'électricité en lumière, on voit ici le mouvement lumineux se transformer en mouvement nerveux. C'est dans le pourpre rétinien que disparaît le rayon réfracté ; c'est son dernier stade.

Il n'est donc plus permis aujourd'hui de considérer la rétine comme un simple écran, c'est à son niveau que le rayon émané de l'objet perd ses caractères ordinaires, les propriétés qu'il possède conformément aux lois physiques de l'optique ; mais il ne disparaît pas pour cela, il se continue plus loin sous une autre forme, avec d'autres caractères que l'élément nerveux spécial lui a précisément donnés. Puisque nous ne nous occupons ici que des rayons réfractés et de la réfraction, nous n'avons pas à poursuivre plus loin que les bâtonnets, les métamorphoses des rayons lumineux que les objets du monde extérieur envoient au fond de l'œil. Les données qui précèdent contiennent tout ce qu'il nous importe de savoir sur la physiologie de la vision.

Quel que soit d'ailleurs le mécanisme par lequel l'image rétinienne est transmise au cerveau, cette image se produit *renversée* sur la rétine. Aussi paradoxal que paraisse ce phénomène, il est incontestable depuis Képler qui, le premier, a assimilé l'œil à la chambre obscure de nos cabinets de physique.

Cette chambre se compose d'une boîte carrée dont une face porte à son centre un tout petit trou. La bougie A B se peint renversée sur l'écran postérieur dépoli de la boîte. On peut faire la même expérience sur un œil de lapin ou de bœuf fraîchement préparé.

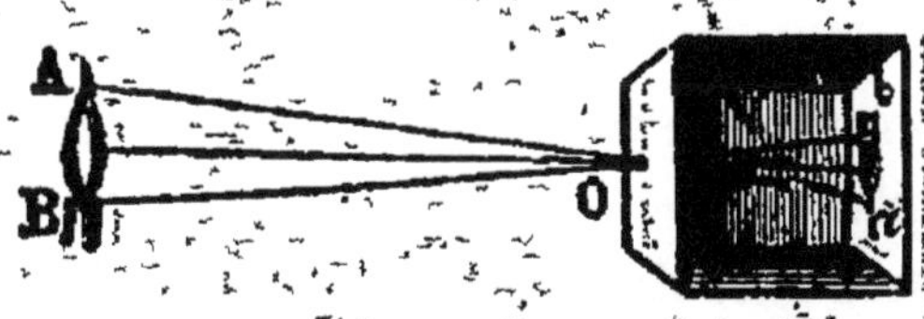

Figure 5.

L'œil n'est donc en définitive qu'une chambre obscure armée de lentilles, dont l'effet est de dessiner sur sa surface postérieure l'image renversée de la perspective extérieure, et d'après un mécanisme semblable à celui de la formation des images dans la chambre photographique.

Nous pourrions maintenant nous demander comment il se fait que nous voyons les objets dans leur vraie position avec des images renversées ; on a donné de ce phénomène de nombreuses explications, mais leur analyse nous entraînerait trop loin et serait tout à fait en dehors du but précis de cet ouvrage.

CHAPITRE II

DE LA MARCHE DES RAYONS LUMINEUX DANS L'ŒIL ; PROPRIÉTÉS GÉNÉRALES DES LENTILLES SPHÉRIQUES.

En pénétrant dans l'œil, les rayons lumineux venus du monde extérieur subissent des déviations imprimées par les milieux transparents selon les lois ordinaires de l'optique.

Il importe de nous arrêter assez longuement sur ce sujet, car tout ce qui touche à la réfraction de la lumière acquiert une importance capitale au point de vue spécial qui nous occupe.

L'œil devant être considéré comme un milieu transparent à surfaces sphériques, nous rappellerons d'abord les données élémentaires qui concernent ces surfaces. Tout ce que nous allons dire à leur sujet s'appliquera immédiatement à la réfraction oculaire.

De la réfraction.

On entend par réfraction la déviation d'un rayon lumineux qui passe d'un milieu transparent et homogène dans un second milieu également homogène et transparent, mais de densité différente.

Soit R, un rayon lumineux, passant de l'air dans

l'eau, milieu plus dense ; au lieu de poursuivre sa route selon O R', ce rayon la continue selon OR".

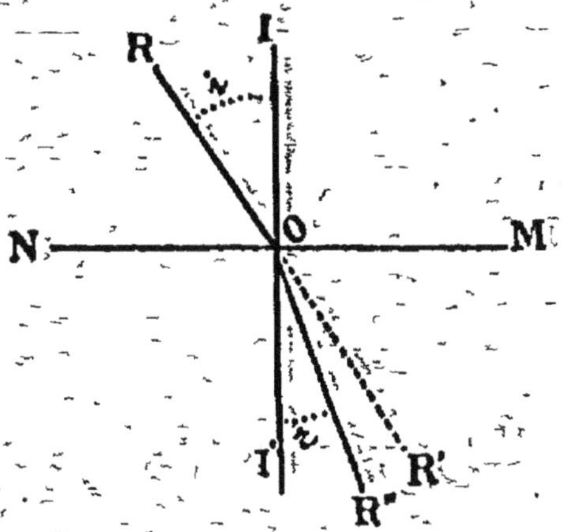

Fig. 6. — Réfraction de la lumière. — I O R, angle d'incidence. I' O R" angle de réfraction.

R O est le rayon incident, O, le point d'incidence, OR" le rayon réfracté, I'OR", l'angle de réfraction.

Ces deux rayons, incidents et réfractés sont dans le même plan; de plus, l'angle d'incidence et l'angle de réfraction sont dans un rapport constant. On appelle indice de réfraction le rapport du sinus de l'angle d'incidence avec celui de l'angle de réfraction $\frac{\sin. i}{\sin. r}$

En passant d'un milieu moins dense dans un milieu plus dense, le rayon réfracté se rapproche de la normale au point d'incidence.

L'angle d'incidence devient alors plus grand que l'angle de réfraction ; dans ce cas l'indice de réfraction est plus grand que l'unité. C'est ce qui arrive pour les milieux de l'œil.

Inversement, en passant dans un milieu moins

dense, le rayon réfracté s'éloigne de la normale. L'angle d'incidence est alors plus petit que l'angle de réfraction et $\frac{\sin. i}{\sin. r}$ donne une valeur plus petite que l'unité.

Le milieu réfringent des lentilles, le verre, a un indice de réfraction qui est sensiblement égal à 1,50.

Marche des rayons lumineux dans les lentilles sphériques.

Les lentilles sphériques sont des plaques de verre limitées par des surfaces dont l'une au moins appartient à une sphère. Elles sont convexes ou concaves.

1° Des lentilles convexes.

Ces lentilles sont : 1° plans convexes ; 2° convexes par la face antérieure et concaves par la face postérieure (ménisque convexe) ; 3° biconvexes.

Pour simplifier nous ne parlerons que des lentilles biconvexes.

Soit une lentille biconvexe représentée par la figure 7. Tous les rayons lumineux parallèles entre eux viennent après avoir été répartis par cette lentille converger en un point qu'on appelle le foyer principal.

Cette lentille a deux surfaces sphériques de même rayon, et de convexité opposée, en conséquence elle possède deux foyers principaux situés tous les deux sur l'axe principal. Les rayons parallèles arrivés par la gauche de la lentille se réunissent à droite en F, mais s'ils arrivaient au contraire par la droite le point

F serait à gauche, toujours sur l'axe et à la même distance du centre de la lentille.

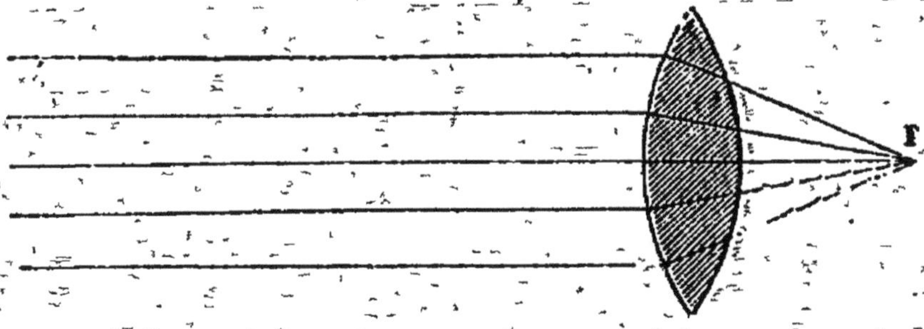

Fig. 7.

Une lentille biconvexe a donc deux foyers principaux, l'un à droite, l'autre à gauche. L'expérience et le calcul démontrent que pour le verre dont l'indice de réfraction est de 1. 50, les foyers principaux coïncident avec les centres de courbure.

C'est ainsi que sur la figure 8 les points P C et P' C' coïncident.

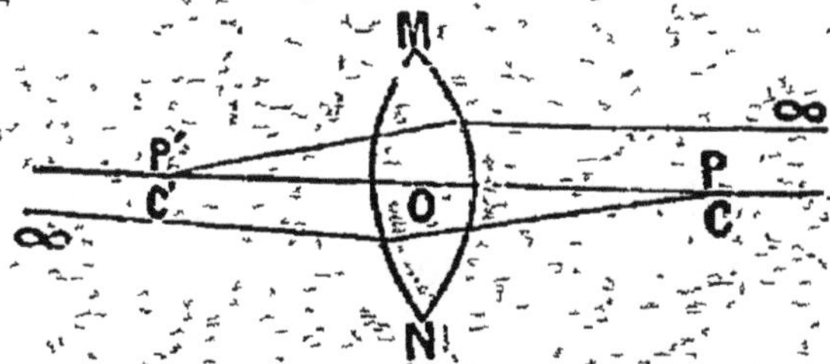

Fig. 8. Propriétés des lentilles biconvexes. — Centres de courbure et foyers principaux.

Ce détail, de grande importance, peut d'ailleurs se démontrer par le raisonnement en acceptant tout d'abord la formule générale $\frac{1}{p} + \frac{1}{p'} = \frac{n-1}{R} + \frac{n-1}{R'}$ dans laquelle p est la distance du point lumineux à la lentille, p' celle de son image, n, l'indice de réfraction du verre, R et R' les rayons de courbure des surfaces lenticulaires.

Dans la lentille O les rayons R et R' sont égaux, d'où $\frac{1}{p} + \frac{1}{p'} = 2\left(\frac{n-1}{R}\right)$; si nous supposons l'objet à l'infini, $\frac{1}{p} = \frac{1}{\infty}$, c'est-à-dire égale 0 et disparaît, mais p' est égal à F et l'on a $\frac{1}{F} = 2\frac{(n-1)}{R}$, d'où $F = \frac{R}{2(n-1)}$; en remplaçant n par sa valeur on a $F = \frac{R}{2(1,50-1)} = \frac{R}{2(0,50)} = \frac{R}{1} = R$, donc $F = R$; c'est-à-dire que la distance focale est égale au rayon de courbure.

De même que tous les rayons parallèles vont se réunir au foyer F, de même tous les rayons émanés du point F sortent de la lentille en parallélisme.

Telle est la marche que suivent dans les lentilles les rayons parallèles; que deviennent les rayons divergents et les rayons convergents?

Rayons divergents. — Supposons d'abord que le point lumineux est sur l'axe principal. Ce point sera situé : 1° à une distance plus grande que le foyer principal; 2° au foyer principal lui-même; 3° plus près de la lentille que le foyer principal.

1° Le point lumineux est situé sur l'axe principal à une distance plus grande que le foyer principal.

Soit un point lumineux L placé sur l'axe principal F.

Le rayon lumineux arrive sur la lentille avec une divergence variable et d'autant plus grande qu'il est plus rapproché de la lentille, ce rayon subira une double réfraction qui le conduira en L'. Les deux points L et L' sont dits foyers conjugués. Ils sont ensemble liés par cette relation nécessaire que si L'

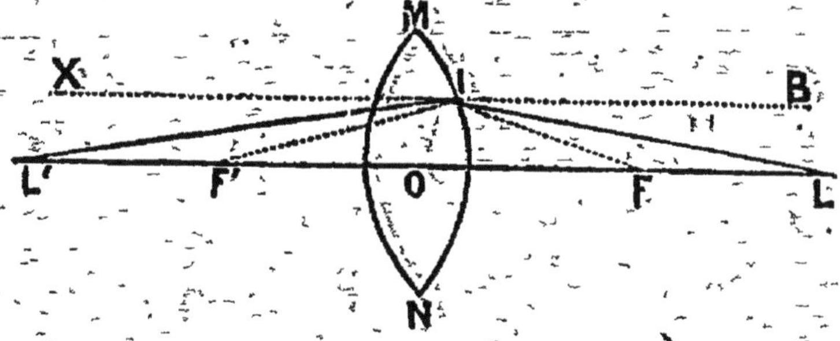

Fig. 9. Propriétés des lentilles biconvexes. Rayons divergents partant d'au delà du foyer principal.

est l'image de L, inversement le point L devient l'image de L'. Ce qui est vrai pour l'axe principal l'est aussi pour tous les axes secondaires.

2° Le point lumineux est au foyer principal. Dans ce cas tous les rayons lumineux sortent en parallélisme : ils ne se rencontrent nulle part et l'image est à l'infini.

3° Le point lumineux est placé sur l'axe principal entre le foyer principal et la lentille.

Soit un point L placé sur l'axe principal d'une lentille (fig. 10).

Le rayon L I pénétrant en I subira une double réfraction qui le conduira en L' c'est-à-dire qu'il sortira en divergence par rapport à l'axe de la lentille. Pour que ce rayon rencontre l'axe il importe donc qu'il soit prolongé du côté de la lentille. La rencontre alors a lieu en L''. Ce point L'' est le foyer conjugué de L. L'image qui se forme ainsi en L'' est une image virtuelle (fig. 10).

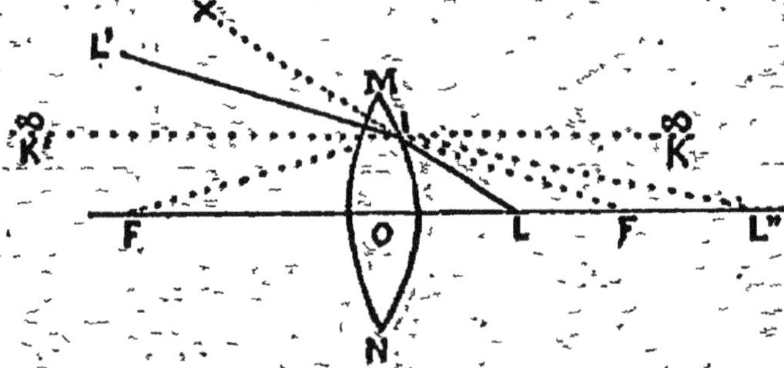

Fig. 10. Lentilles biconvexes. Point lumineux entre le foyer principal et la lentille. Image virtuelle.

Rayons convergents. — La figure ci-jointe (fig. 11) montre ce que deviennent les rayons convergents. Ils viennent couper l'axe entre le foyer et la lentille.

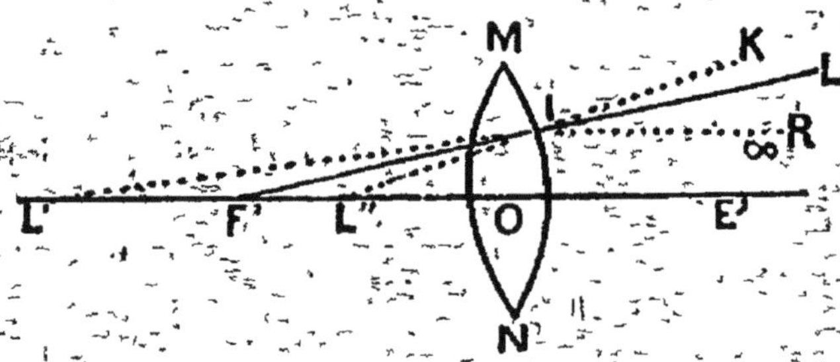

Fig. 11. Lentilles biconvexes. — Rayons convergents.

Cette proposition n'est d'ailleurs qu'un corollaire de ce que nous avons dit des rayons divergents provenant d'un point en deçà du foyer principal.

Ce que nous venons de dire des rayons lumineux nous dispense d'une plus longue démonstration en ce qui concerne les images que forment les lentilles convexes.

Les figures ci-jointes font bien comprendre sans que nous nous y arrêtions davantage la vérité des propositions suivantes.

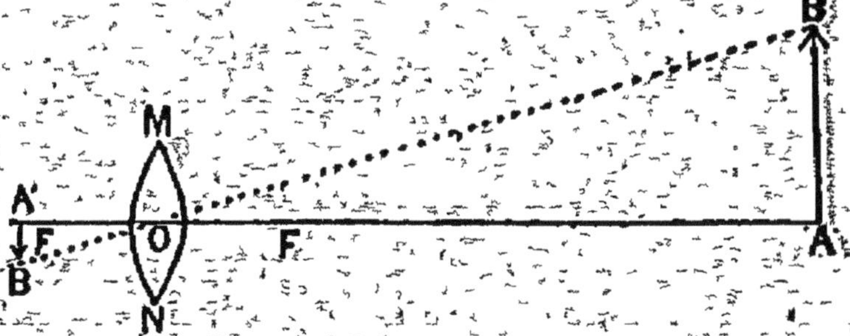

Fig. 12. Lentilles biconvexes. Image d'un objet A B supposé à l'infini. Plan focal principal.

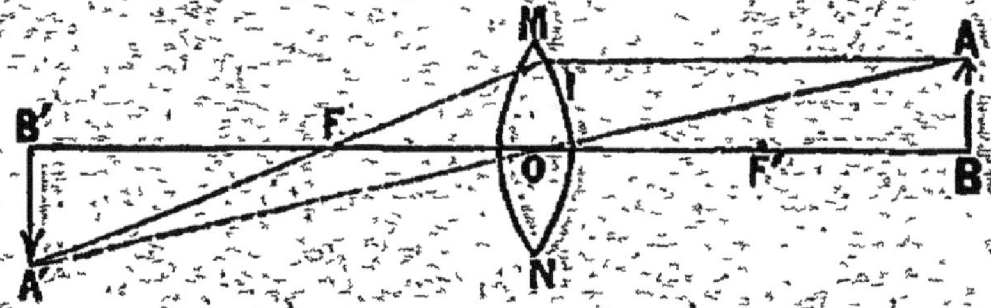

Fig. 13. Lentille s biconvexes. Image d'un objet A B, placé au delà du foyer principal F'.

Les lentilles biconvexes donnent une image renversée, réelle, infiniment petite, placée au foyer principal, quand l'objet est situé à l'infini (fig. 12).

L'image est renversée et égale à l'objet quand l'objet est placé à une distance du foyer principal égale à la distance focale (fig. 13).

L'image est renversée, réelle, agrandie quand l'objet est placé au delà du foyer principal, à une distance de ce foyer moindre que la distance focale (fig. 14).

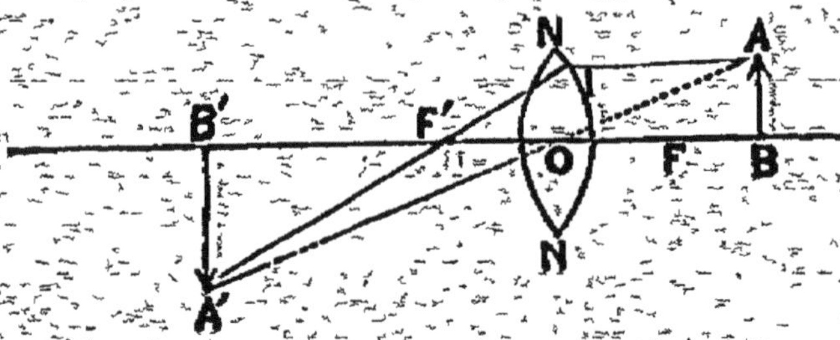

Fig. 14. Lentilles biconvexes. Grandeur de l'image renversée,

$$G = \frac{B'A'}{BA} = \frac{OB'}{OB}.$$

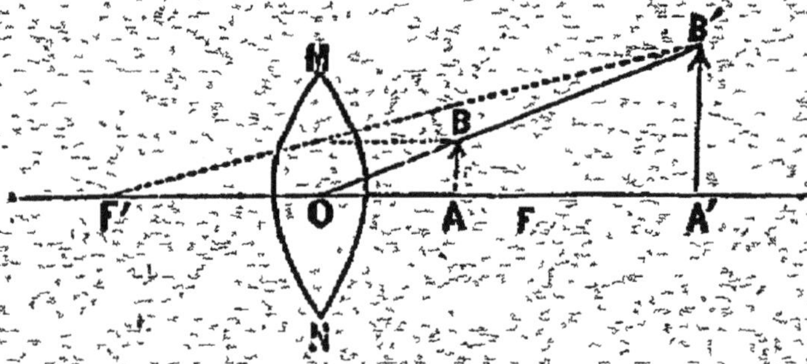

Fig. 15. Lentilles biconvexes. Image virtuelle A' B' d'un objet A B placé entre le foyer principal F et la lentille M N.

L'image est virtuelle, droite, agrandie, quand l'objet est placé entre le foyer et la lentille (fig. 15).

On ne saurait trop insister sur l'importance de ces propositions capitales autant qu'élémentaires. Nous les retrouverons pour ainsi dire à chaque pas, quand nous étudierons les anomalies de la réfraction.

2° DES LENTILLES CONCAVES.

Ces lentilles sont divergentes, négatives, parce qu'elles rendent divergents les rayons qui les traversent. Ainsi que pour les lentilles convexes, on en distingue trois formes : 1° la lentille plan concave ; 2° le ménisque concave ; 3° la lentille biconcave.

C'est de la lentille biconcave que nous allons parler car c'est celle qu'il nous importe surtout de bien connaître.

Voyez comment pour une lentille biconcave se comportent les rayons lumineux parallèles, divergents et convergents.

Rayons parallèles. — Soit la lentille O dont les

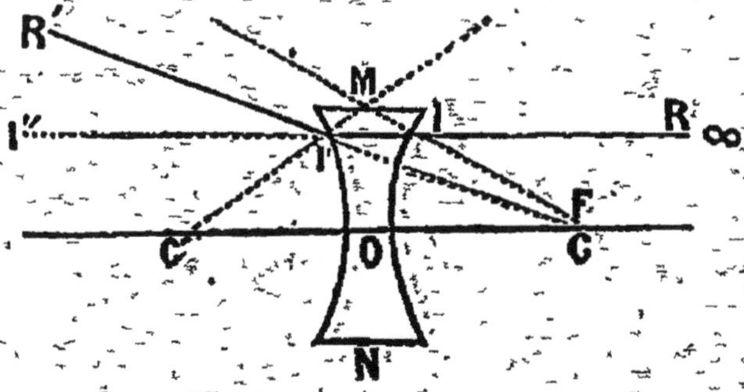

Fig. 16. Lentilles biconcaves. Réfraction d'un rayon parallèle à l'axe principal.

centres de courbure sont en C et C' ; le point O étant le centre de figure (fig. 16).

Le rayon R I venant de l'infini sort de la lentille selon la direction I' R' c'est-à-dire en divergence ; il en résulte que ce rayon ne peut rencontrer l'axe principal de ce côté de la lentille ; il faut pour que cette rencontre ait lieu, prolonger le rayon du côté de la source dont il émane ; nous voyons alors le rayon couper l'axe principal en G de telle sorte que le centre de courbure devient ainsi le foyer principal ; ce foyer, analogue à celui des lentilles convexes, n'est plus réel, il est virtuel. Il est situé du côté de la source lumineuse (fig. 16).

Rayons divergents. — Le rayon divergent parti du point L, ira, après sa sortie, en divergence encore plus marquée en I' R. Il rencontrera l'axe principal, (Voir fig. 17) en L' ; L' est le foyer conjugué de L.

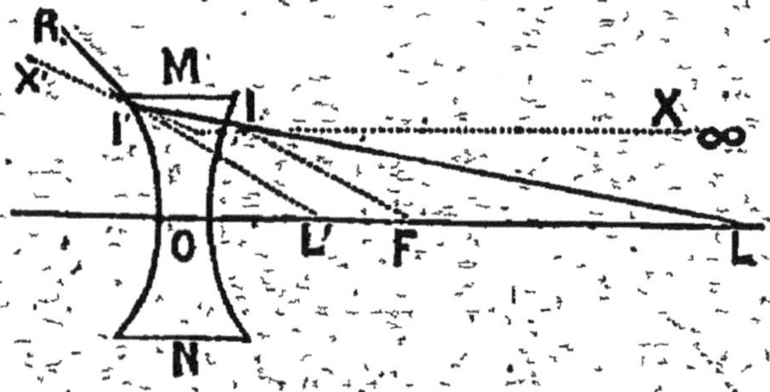

Fig. 17. Lentilles biconcaves. Rayons divergents. Foyers conjugués.

Ce qui est vrai pour l'axe principal, est vrai aussi pour l'axe secondaire. Tous les points placés à une distance finie de la lentille viendront former une image virtuelle entre le foyer principal et cette lentille.

Appliquons ces données à la formation des images, nous aurons pour un objet placé à l'infini une image droite, virtuelle et infiniment petite dans le plan focal principal.

Si au contraire, l'objet est placé à une distance finie, (moindre de 5 mètres en pratique) l'image se forme virtuelle, plus petite et droite entre le foyer et la lentille de telle sorte que les images fournies par les lentilles concaves sont toujours plus petites

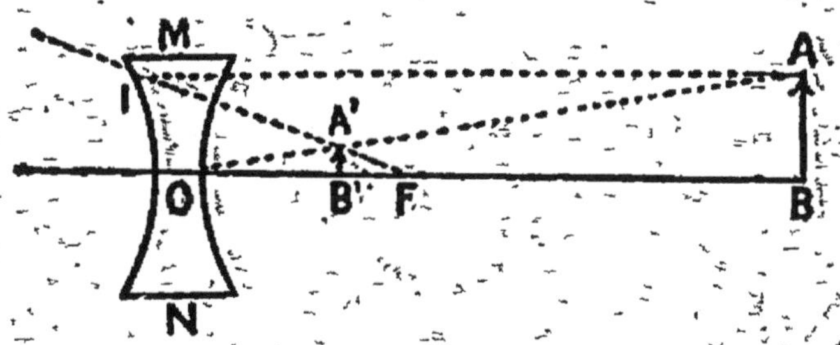

Fig. 18. Lentilles biconcaves. Image d'un objet placé à une distance finie.

que l'objet. L'image est d'autant moins petite que l'objet se rapproche de la lentille. Lorsque celui-là est accolé à celle-ci l'image est aussi grande que l'objet.

De tout ceci, il faut retenir ces vérités fondamentales que, avec les lentilles concaves, l'image est toujours plus petite que l'objet, et qu'avec les verres convexes l'image se présente dans des conditions différentes selon les cas.

Avec les lentilles convexes il n'y a grandissement que dans deux conditions :

1° Lorsque l'objet est placé entre la lentille et son foyer principal l'image est d'autant plus considérable que l'objet est plus près du foyer. Cette image est virtuelle et droite ; c'est celle que donne la loupe.

2° Il y a grandissement de l'image lorsque l'objet est placé entre le foyer principal et la double distance focale. L'image est alors réelle, renversée et agrandie.

Outre les lentilles biconvexes et biconcaves dont nous venons de parler il faut encore connaître les verres plans convexes et plans concaves et les ménisques concaves et convexes.

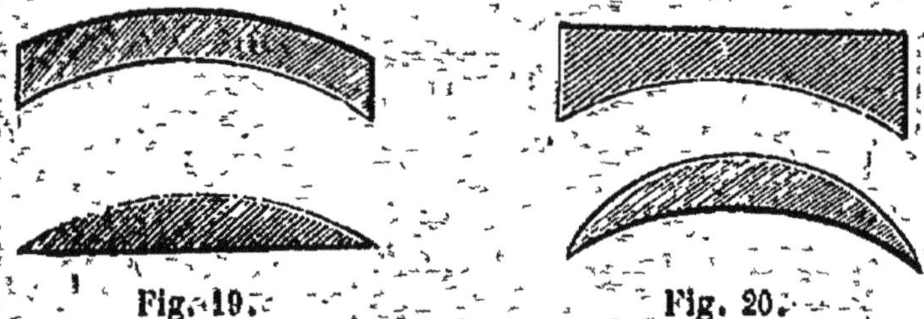

Fig. 19. Fig. 20.

Les ménisques sont employés sous le nom de verres périscopiques parce qu'ils offrent l'avantage de réfracter les rayons qui passent à une certaine distance du centre de la même façon que ceux qui passent au centre même. Les yeux qui regardent à travers ces lunettes peuvent par conséquent regarder obliquement tout en corrigeant leur réfraction. Les sujets évitent ainsi des mouvements de tête lorsqu'ils regardent de côté.

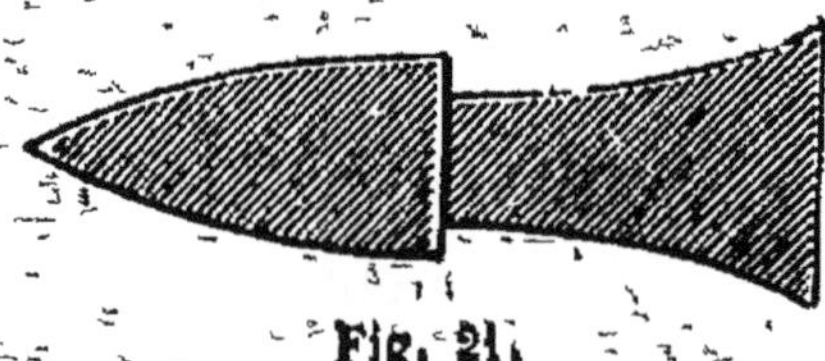

Fig. 21.

Enfin signalons les verres Franklin qui sont composés de deux moitiés de verre, l'un concave, l'autre convexe. Franklin était à la fois myope et presbyte ; pour voir de loin il regardait a travers le verre concave placé en haut, pour lire et écrire, il se servait du verre convexe, utilisant ainsi toujours les mêmes lunettes (Voy. Fig. 21).

Ainsi que nous venons de le voir, les lentilles convexes ou concaves ont toutes un foyer principal plus ou moins distant du centre de la lentille ; cette distance est d'autant plus courte que la lentille est plus puissante. Dans ces conditions, il est tout naturel d'évaluer la force réfringente d'une lentille d'après la position de son foyer principal, et il est convenu d'admettre qu'une lentille ou concave ou convexe dont le foyer principal est à 1 mètre possède une puissance d'une dioptrie. Cette expression proposée par Monoyer a été définitivement adoptée en 1876 ; c'est elle qui sert aujourd'hui de base au numérotage des verres de lunettes ; c'est grâce à la précision qu'elle apporte dans le raisonnement qu'elle est à chaque instant employée dans l'évaluation de la force réfringente des milieux de l'œil.

Une lentille est d'autant plus puissante que sa distance focale est plus courte ; si sa longueur focale est 0 m. 50 cm., la lentille sera deux fois plus forte que celle qui a 1 mètre de longueur focale ; sa valeur sera par conséquent de 2 dioptries ; de même une lentille de 0 m. 33 cm. de longueur focale vaudra 3 dioptries, etc.

Lorsque par conséquent dans le courant de ces leçons nous dirons : verre de 2, 3, 4 dioptries, etc.,

etc., nous voudrons dire, verre dont le foyer principal est à 0 m. 50 cm., 0m. 33 cm. et 0 m. 25 cm. de la lentille ; et quand nous dirons que le cristallin représente un pouvoir réfringent de 19 dioptries, nous voudrons dire qu'il a la puissance d'une lentille convexe dont le foyer serait placé à 1 mètre divisé par 0 m. 19 cm.

Nous exposerons plus tard tout ce qui concerne les verres d'essai et leur numérotage ; aujourd'hui, comme complément à l'histoire des lentilles, j'ai désiré simplement appeler votre attention sur le type d'une dioptrie et vous montrer comment désormais nous apprécierons la force réfringente négative ou positive des lentilles et celle toujours positive des milieux de l'œil.

Telles sont les données d'optique qu'il faut, avant d'aller plus loin, bien graver dans sa mémoire ; à chaque instant nous en trouverons l'application. Peut-être ces considérations auront-elles paru superflues ; elles font en effet partie des livres de physique les plus élémentaires ; mais, aussi simples qu'elles soient, elles n'en représentent pas moins tout ce qu'il est à la fois nécessaire et indispensable de savoir sur les lentilles sphériques pour la pratique ordinaire de l'ophtalmologie.

N. B. Les prismes seront étudiés dans le chapitre qui concerne la convergence, les verres cylindriques le seront avec l'astigmatisme, chapitres IX et X.

CHAPITRE III.

ŒIL STATIQUE, SES ÉTATS DISTINCTS. — EMMÉTROPIE, HYPERMÉTROPIE, MYOPIE, ASTIGMATISME.

Le système collectif qui constitue l'appareil dioptrique de l'œil, peut être assimilé à une forte loupe qui fait converger les rayons lumineux entrés dans le système et réunit ces rayons en une image réelle sur la rétine.

Le calcul et l'expérience ont établi que l'image fournie par l'appareil dioptrique de l'œil, va se former à 23 mm. en arrière de la surface de la cornée, à ce qu'on appelle le foyer principal postérieur du système dioptrique, à condition toutefois que l'œil soit à l'état de repos et que les rayons émanés de l'objet, en arrivant dans l'œil, aient une direction parallèle ; c'est-à-dire, en pratique, viennent d'une distance de cinq mètres au moins.

L'œil, qui, à l'état de repos, réunit ainsi ces rayons lumineux au foyer postérieur, est un œil emmétrope ; mais il n'en est pas toujours ainsi, et lorsque cette condition fait défaut, l'œil est atteint d'amétropie ; il est myope, hypermétrope ou astigmate. Avant de montrer en quoi consistent ces vices de réfraction, disons dans quelles conditions générales se présente l'œil emmétrope.

Emmétropie.

L'œil emmétrope est celui qui, à l'état de repos est adapté à l'infini ; c'est-à-dire qui réunit sur sa rétine les rayons venus de l'infini.

A l'état d'inaction, l'œil possède son minimum de réfringence ; lorsqu'il sort de son inaction, le cristallin change de courbure, sa puissance réfringente augmente : l'œil est alors adapté pour une plus courte distance. Au contraire, à l'état d'inaction l'œil est adapté pour la plus grande distance possible. Le point le plus éloigné de l'œil, le punctum remotum est donc à l'infini.

L'œil schématique emmétrope doit avoir 22 mm. 8, du sommet de la cornée à la fosse centrale de la rétine. C'est la distance du second foyer à la première surface réfringente. Avec l'épaisseur de la choroïde et de la sclérotique on trouve 24 mm. 1 comme longueur totale de l'œil emmétrope.

Une autre propriété caractérisque de l'emmétropie est celle-ci ; c'est que tous les rayons venus du fond de l'œil, d'un vaisseau éclairé de la rétine par exemple, sortent de la cornée en parallélisme. Cette propriété qui est le corollaire de la première est importante à retenir, nous la retrouverons lorsque nous parlerons de l'examen à l'image droite.

Myopie.

La myopie (de Mυ;) vieux mot de l'époque préophtalmologique, est l'état de l'œil dans lequel la rétine se trouve au-delà du foyer du système dioptrique. Donders a voulu donner à cette affection le nom de brachymétropie, mais ce mot n'a pas prévalu.

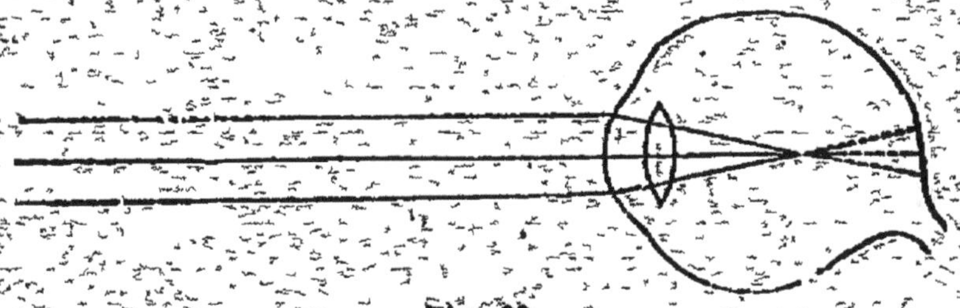

Fig. 22.

On voit dans cette figure que les rayons parallèles qui se réunissent en avant de la rétine poursuivent leur marche en divergeant et vont former sur cette membrane un cercle de diffusion.

Si on rapproche l'objet placé à l'infini jusqu'à une

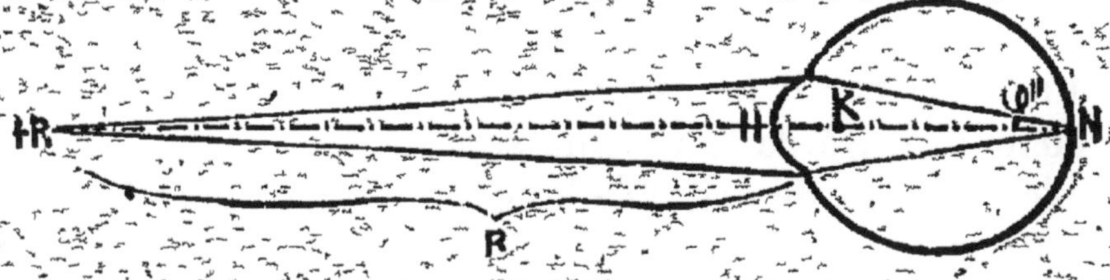

Fig. 23.

certaine distance de la rétine, le point R par exemple, on éloigne l'image du foyer principal et cette image arrive jusqu'à la rétine, (fig. 23).

Ce vice de réfraction peut tenir à deux causes bien distincts.

1° L'œil est plus long qu'à l'état normal : l'image vient bien se former à 23 mm. de la cornée, mais la rétine par suite de l'allongement de l'œil est derrière l'image, plus loin qu'elle ; c'est la myopie axile.

2° L'appareil réfringent de l'œil est trop puissant par la modification : *(a)* des surfaces du cristallin et de la cornée, *(b)* de la valeur des indices de réfraction. C'est : 1° la myopie de courbure ; 2° la myopie par altération des indices de réfraction. Cette dernière forme est rare, la myopie de courbure est beaucoup plus fréquente, mais ainsi que nous le verrons dans l'étude clinique de cette affection, la myopie axile est celle que l'on rencontre le plus souvent.

On comprend que la myopie affecte des degrés très variables selon la distance à laquelle il faut placer l'objet R pour que son image aille se produire sur la rétine.

L'œil est d'autant plus myope qu'il est plus nécessaire de rapprocher davantage l'objet ; si l'objet est à un mètre, la myopie sera de $\frac{1}{1}$; à 0 m. 50 la myopie sera de $\frac{1}{0,50}$, etc., etc., en désignant une fois pour toutes par R la distance du punctum remotum à l'œil, le degré de la myopie sera de $\frac{1}{R}$.

L'expression du degré de la myopie est, on le voit, identique à celui de la force réfringente d'une lentille ; dans la précédente leçon, nous avons vu qu'une lentille dont la distance focale était de un mètre, possédait une valeur réfringente de une dioptrie ; une lentille d'une longueur focale de 0 m.

50 cm., une valeur réfringente de 2 dioptries soit $\frac{1}{0,50}$; d'une longueur focale de 0,25 cm. une valeur de 4 dioptries.

Le myope est donc placé dans les conditions d'un emmétrope qui, à l'aide d'une lentille convexe augmenterait la force réfringente de son appareil dioptrique. En plaçant devant l'œil d'un emmétrope une lentille de 1 dioptrie, on place à 1 mètre le point le plus éloigné de la vision distincte, il devient myope de 1 D, avec une lentille convexe de 3 D, son punctum remotum sera à 33 cm., il sera myope de 3 D; ainsi de suite selon les lentilles convexes qu'on fera passer devant son œil. L'expression de 1, 2, 3, 4, D de myopie indique donc que la force réfringente de l'œil est 1, 2, 3, 4 fois plus considérable qu'il convient.

De ces considérations découle une conséquence majeure; c'est qu'en plaçant au devant de l'œil un verre concave on peut diminuer le pouvoir réfringent de cet œil d'une quantité égale au pouvoir de la lentille.

Une lentille concave de 1 D supprimera l'excès de réfringence d'un œil myope de 1 D et le sujet retombera dans les conditions générales de l'emmétrope.

La lentille aura dans ce cas-là corrigé l'amétropie de l'œil et méritera le nom de lentille correctrice.

Cette lentille correctrice est celle qui placée au devant de l'œil a son foyer principal au remotum même de l'œil myope.

Si la myopie est de 3 D, si le R est à 33 cm., il faudra un verre concave de 3 D, de 33 cm. de foyer.

Pourquoi et comment ce verre concave corrige-t-il ce vice de réfraction ? Parce que les rayons lumineux venus de l'infini, arrivés en parallélisme sur cette lentille prennent en sortant de l'autre côté une direction divergente. Cette direction divergente est telle que, prolongés du côté de l'axe, les rayons lumineux la rencontreraient à 33 cm. du verre puisque par définition la lentille a 33 cm. de foyer. Or, cette distance de 33 cm. est le R du myope ; les rayons émanés du R vont à la rétine ; donc les rayons parallèles transformés par le verre concave, devenus divergents comme s'ils venaient de R, vont aussi à la rétine ; c'est ce qu'il fallait démontrer. La fig. 16, p. 31 peut servir à cette démonstration ; pour cela supposez que O C a une longueur de 33 cm. R venu de l'infini est réfracté selon R' et par conséquent va frapper l'œil comme s'il venait de C, remotum du myope de 3 D.

Le même raisonnement peut s'appliquer à l'hypermétropie dont nous allons parler bientôt.

Une myopie de n D sera donc corrigée par un verre concave de n D, mais pour cela, une condition nécessaire s'impose, c'est que le verre correcteur soit assez près de l'œil pour qu'on puisse le considérer comme ne faisant qu'un avec lui. L'idéal serait de placer le verre contre l'œil, mais en pratique la chose est impossible, le verre correcteur est en général placé à 15 mm. du point principal antérieur ; il en résulte que la lentille correctrice doit avoir une valeur négative plus grande que la valeur positive de l'excès de réfringence.

Un exemple fera bien comprendre la réalité du

fait. Soit un œil myope de 4 D, c'est-à-dire par définition dont le remotum est à 25 cm. du premier point principal ; le verre correcteur placé à 1 cm. 1/2 de ce point principal, sera par contre à 23 cm. 1/2 de R il devra donc posséder une puissance réfringente de $\frac{1}{0,23,5}$ et non de $\frac{1}{0,25}$ c'est-à-dire de 4 D 25 et non de 4.

La force du verre correcteur l'emporte donc toujours sur le degré de la myopie. Lorsqu'on connaît le verre correcteur, il faut pour connaître le degré exact du vice de réfraction, ajouter 15 mm. à sa distance focale.

Hypermétropie.

Comme la myopie, l'hypermétropie peut être due à deux causes ; ou bien l'œil est trop court, hypermétropie axile, ou bien l'appareil réfringent est moins puissant qu'à l'état normal, soit par altération des indices de réfraction, soit par aplatissement des surfaces réfringentes.

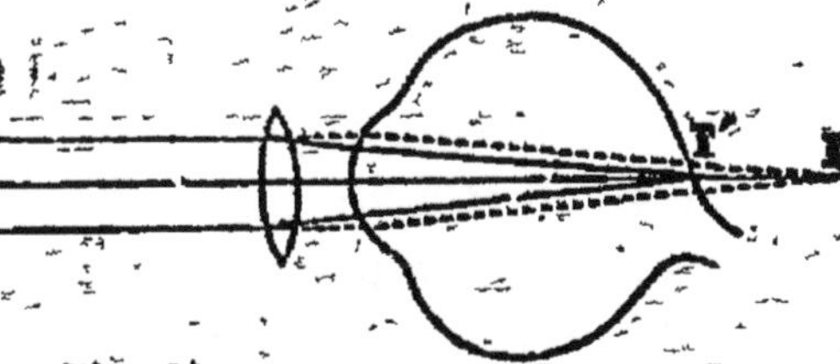

Fig. 24.

L'hypermétrope a son punctum remotum au delà

Nota. — Le premier point principal ou point principal antérieur est à 2 mm. en arrière de la cornée ; en pratique on peut le considérer comme faisant partie de cette membrane et dire qu'un myope de 4 dioptries est celui dont le remotum est à 25 cm. de la cornée.

de l'infini ; au point F par exemple de la fig. 24 ; c'est-à-dire que les rayons qui vont former une image rétinienne viennent en convergence sur l'œil ; il en résulte qu'aucun objet n'est vu nettement parce qu'il n'existe pas d'objet qui envoie des rayons convergents. Il convient donc pour que l'hypermétrope ait une fixation nette qu'il remédie à la convergence des rayons incidents en augmentant la puissance de réfraction de son œil.

Dans la pratique, on arrive à ce résultat en interposant devant l'œil un verre convexe qui réunit les rayons lumineux sur la rétine ; le verre qui donne ce résultat et fait voir à l'hypermétrope nettement les objets placés à l'infini est celui qui mesure son vice de réfraction.

Dans tout ceci, il est entendu que l'œil est à l'état de repos, et que son appareil accommodateur dont nous parlerons bientôt n'entre pas en jeu.

L'hypermétropie est d'autant plus forte que le punctum remotum est plus près de l'œil, et d'autant plus faible qu'il en est plus éloigné.

Ainsi que nous l'avons dit pour la myopie, la valeur de l'hypermétropie peut être évaluée par la formule $\frac{1}{R}$. Si R a 25 cm., l'hypermétropie est de 4 dioptries ; théoriquement, en plaçant une lentille convexe de 4 D au point principal, le vice de réfraction doit être corrigé ; mais nous savons qu'en pratique le verre doit être placé à 15 mm. de ce point principal, soit dans le cas particulier à 26 cm. 1/2 du remotum de l'hypermétrope. Il en résulte que la lentille correctrice de l'hypermétropie aura 26 cm. 1/2 de foyer, soit une valeur de $\frac{1}{26,1/2} = 3$ D 75. Par conséquent, dans l'hypermétropie, le verre correcteur de l'anomalie a toujours une valeur plus faible que le dégré même du vice de réfraction.

Astigmatisme.

L'œil astigmate est celui dans lequel les surfaces réfringentes ne sont pas des surfaces de révolution.

Les surfaces réfringentes d'un œil normal sont engendrées par un ellipsoïde de révolution, et les rayons en traversant ces surfaces, se réunissent en un foyer unique placé sur l'axe optique, qui n'est autre que l'axe même de cet ellipsoïde ; dans l'œil astigmate il en est tout autrement. Le méridien vertical, par exemple, de la cornée sera décrit avec un rayon plus court que le méridien horizontal ; il en résultera que la courbure du méridien vertical sera plus accusée que celle du méridien horizontal ; et par conséquent, la réfringence du premier plus grande que celle du second. Ce fait, cette différence dans les courbures du méridien, constitue à proprement parler l'astigmatisme.

L'astigmatisme est régulier ou irrégulier. Il est régulier lorsque dans un même méridien la force réfringente est la même, irrégulier lorsqu'au contraire pour un même méridien la courbure est différente ; il peut arriver que la cornée soit déformée au point de défier toute analyse, la formation des images n'offre alors plus rien de précis, et souvent il faut renoncer à remédier à ce vice de réfraction par les verres correcteurs.

Dans l'astigmatisme régulier, le méridien vertical ou un méridien qui s'en rapproche est généralement le plus convexe, ce que les auteurs attribuent généralement à la pression exercée par les paupières.

L'astigmatisme contraire à cette règle est cependant très fréquent. C'est la cornée qui en est le siège ; elle peut présenter une véritable déformation congénitale pouvant atteindre de grandes proportions ; il y a souvent plusieurs dioptries de différence entre le pouvoir réfringent du méridien vertical et celui du méridien horizontal.

Un type d'astigmatisme cornéen régulier est celui qui se produit après certaines opérations, l'opération de la cataracte par exemple. Immédiatement après l'intervention chirurgicale, on peut aisément constater par la simple inspection de l'organe ce changement de courbure qui disparait d'ailleurs spontanément après quelques semaines, sous l'influence de la pression régulière des milieux de l'œil.

L'astigmatisme peut encore succéder à une ancienne affection de la cornée. Celle-ci affaiblie par le processus inflammatoire, résiste inégalement à la tension normale de l'œil et cède sur certains points. Dans ce cas l'astigmatisme est irrégulier et d'une correction très difficile, sinon impossible.

Mais cet astigmatisme de cause pathologique est l'exception. Il s'agit d'habitude d'un vice de réfraction congénital dû à un développement asymétrique, non seulement du globle oculaire, mais de la tête toute entière. Wecker a insisté sur ce point à la société d'anatomie en 1868 et depuis, le fait a été vérifié bien souvent.

Le cristallin tient souvent une grande place dans le développement de l'astigmatisme ; ses déformations sont très variables ; tantôt elles augmentent le degré de l'astigmatisme cornéen, tantôt et le plus souvent l'astigmatisme cristallinien est compensateur de l'astigmatisme cornéen.

Cette dernière variété d'astigmatisme cristallinien compensateur est même souvent acquise par l'usage ; elle est due à la contraction inégale du muscle ciliaire qui exerce sur le cristallin une influence irrégulière. Nous pouvons aisément nous convaincre de la possibilité du phénomène en plaçant devant notre œil des verres cylindriques que nous arrivons facilement à neutraliser par des contractions partielles de notre muscle accommodateur.

D'autre part, Hensen et Walker ont prouvé par des expériences sur les animaux, que la lésion d'un rameau isolé des nerfs ciliaires paralyse, et que son excitation fait contracter une partie distincte du sphincter de l'iris et des fibres du muscle ciliaire.

Dobrowolsky a fourni des preuves encore plus concluantes de l'existence de cet astigmatisme cristallinien. Il paralyse l'accommodation par une atropinisation énergique, et constate de l'astigmatisme régulier, là où il n'y en avait pas trace quand l'accommodation était intacte. Il faut évidemment admettre qu'à l'état normal le muscle accommodateur compense l'irrégularité de forme de la cornée. Dans ce cas, l'astigmatisme est latent et reste inaperçu tant que l'accommodation peut suffire à le corriger ; lorsque l'amplitude accommodatrice diminue, il arrive quelquefois que l'astigmatisme n'est plus compensé, de latent qu'il était, il devient réel et augmente avec les années ; mais quelle que soit la réalité de cet astigmatisme cristallinien, celui de la cornée prédomine. Ce que nous venons de dire de la différence des courbures de cette membrane, permet de comprendre comment l'un des méridiens peut pécher par excès, l'autre par défaut de réfringence ; l'un est hypermétrope, l'autre myope ; c'est l'astigmatisme mixte de Donders. Quand les deux méridiens sont hypermétropes à un égal degré, on a l'astigmatisme hypermétropique composé, de même, dans les cas inverses, l'astigmatisme est myopique composé.

Pour corriger ces vices de réfraction, il faut étudier un à un chacun de ces méridiens et leur appliquer les principes généraux dont nous avons parlé au sujet de l'hypermétropie et de la myopie ; mais l'étude des verres correcteurs viendra plus tard avec celle des symptômes de l'astigmatisme ; il nous suffit pour aujourd'hui d'avoir signalé l'existence de ce vice amétropique qui devait trouver sa place dans la définition des anomalies de l'œil à l'état statique.

Ces divers états de l'œil humain, l'emmétropie normale et les vices amétropiques peuvent être reproduits ou mieux, représentés par des appareils schématiques qui sont pour l'étude d'une grande commodité. Perrin, Parent, Landolt ont imaginé des yeux artificiels qui reproduisent à volonté les différents degrés de myopie, d'hypermétropie et d'astigmatisme.

Tous ces excellents instruments rendent de réels services, mais celui du professeur Badal ne leur cède

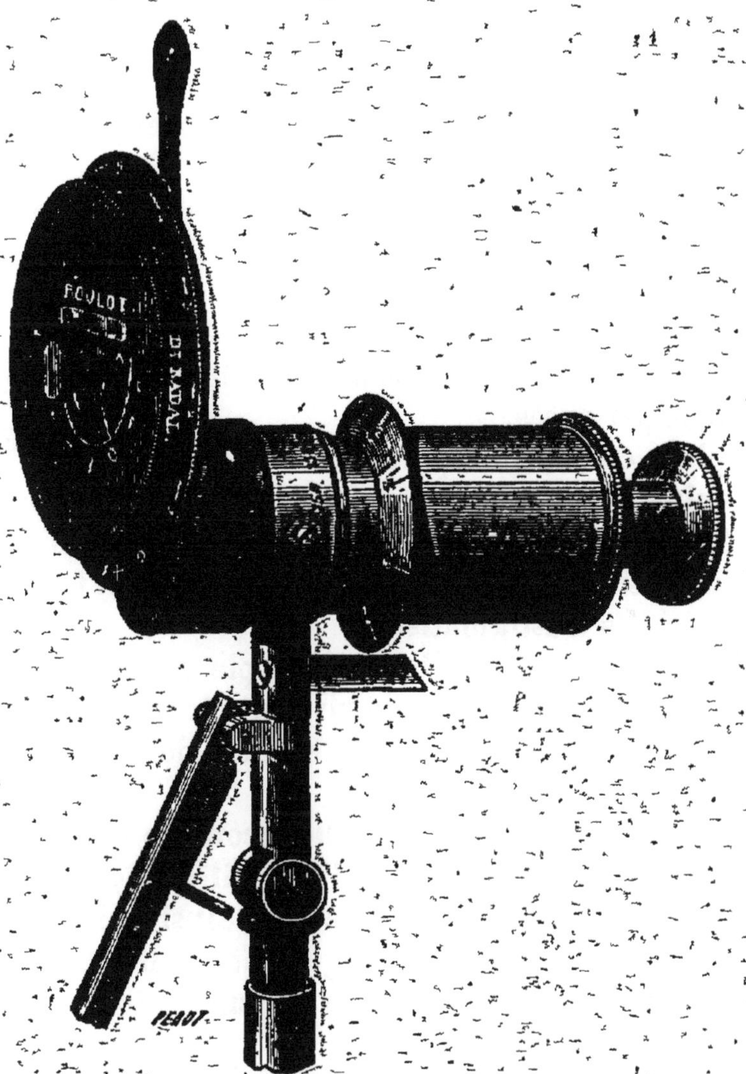

Fig. 25. Œil artificiel de Badal.

en rien par la simplicité du mécanisme et la démonstration complète de toutes les variétés d'amétropie.

L'appareil dioptrique, dans cet œil artificiel, est représenté par une lentille de 17 mm. 1/2 de foyer. Elle est placée à 4 mm. 1/2 d'une cornée fictive, sans action réfringente. Le foyer antérieur de l'œil se trouve donc à 13 mm. de la cornée et le foyer postérieur à 22 mm.

En avant de la lentille principale se trouvent deux disques superposés qui permettent de faire passer devant l'œil toute la série des verres convexes et concaves de manière à obtenir tous les degrés possibles d'hypermétropie par défaut de réfringence ou de myopie par excès.

De plus, ces disques portent des verres cylindriques qui, en se plaçant devant l'œil, peuvent, par un mécanisme particulier, occuper toutes les inclinaisons possibles et reproduire par conséquent toutes les variétés d'astigmatisme.

Enfin, la myopie et l'hypermétropie axiles sont obtenues à l'aide d'un pas de vis qui allonge ou diminue le cylindre constituant le corps de l'instrument.

Ce pas de vis est calculé de telle façon que chaque tiers de rotation déplace le fond de l'œil artificiel de 3 dixièmes de millimètres. Il devient ainsi facile de se rendre compte que ce changement de longueur d'un tiers de millimètre diminue ou augmente d'une dioptrie la réfraction de l'œil.

CHAPITRE IV

ŒIL A L'ÉTAT DYNAMIQUE. — DE L'ACCOMMODATION, PARALYSIE DE L'ACCOMMODATION, PRESBYTIE.

L'œil à l'état de repos, l'œil statique, permet de voir le point le plus éloigné de la vision distincte, le punctum remotum seul vient dans ce cas produire son image sur la rétine ; tous les objets qui sont en deçà du puctum remotum échapperaient à la perception nette si nous n'avions à notre disposition la faculté d'accommoder notre œil pour la distance, de changer le pouvoir réfringent de notre appareil dioptrique. Cette faculté s'appelle l'accommodation. Elle a pour facteurs la contraction du muscle ciliaire et l'élasticité naturelle du cristallin.

Il serait fastidieux de rappeler ici toutes les théories qui ont été imaginées pour expliquer l'accommodation ; mais il est indispensable d'en préciser le mécanisme, car ce phénomène physiologique tient dans l'œil une place prépondérante.

Le phénomène de l'accommodation consiste essentiellement dans un changement de la convexité du cristallin et il est possible de montrer extemporanément ce fait par l'expérience des trois images de Purkinje.

Lorsqu'après avoir donné à l'œil une direction déterminée on place à côté de lui une forte lumière, on aperçoit dans la pupille trois petites images de cette lumière ; ce sont les images de réflexion fournies par la cornée, la surface antérieure et la surface postérieure du cristallin, ou plutôt, la surface antérieure du corps vitré sur lequel repose le cristallin.

Les deux premières images sont droites ; la troisième fournie par une surface concave est renversée.

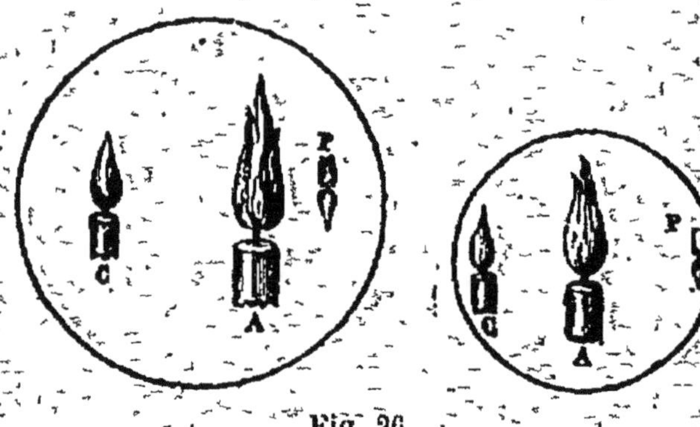

Fig. 26.

La distance qui sépare l'image A des deux autres varie selon l'état statique ou dynamique ; si, pendant qu'on regarde, le malade fait un effort d'accommodation, l'image A change de position, s'approche de P, ainsi que l'indiquent le s figures. La surface antérieure du cristallin est donc placée plus en avant pendant l'accommodation, ce qui revient à dire que le cristallin change de courbure (Fig. 26).

Cette épreuve des trois images est d'autant plus importante à retenir qu'elle est encore d'un grand secours dans les cas où l'on recherche la situation exacte, la présence ou l'absence du cristallin luxé.

Ce changement de forme du cristallin a été invoqué pour expliquer l'accommodation, par un grand nombre d'anciens auteurs, parmi lesquels il convient de citer Descartes et Hunter.

Young (1801) apporta à l'appui de cette opinion des preuves directes qui passèrent généralement inaperçues et malgré les travaux de de Græfe, de Stellwag Van Carion, la théorie était fortement contestée lorsque Purkinje découvrit les trois images mises à profit peu après par Sanson, pour le diagnostic de la cataracte.

Purkinje n'eut pas le mérite d'utiliser sa découverte pour démontrer le changement de courbure du cristallin. La démonstration fut définitivement faite en 1849 par Langenbeck. Plus tard, Helmholtz après avoir fait la même expérience, montra que la surface postérieure du cristallin est aussi modifiée, mais très faiblement.

Il est donc bien certain que le cristallin change de courbure au moment de l'accommodation. Mais comment? par quel mécanisme se produit ce phénomène.

La discussion même superficielle de toutes les expériences qui ont été faites à ce sujet nous entraînerait trop loin; contentons-nous d'en exposer les résultats principaux.

Le muscle ciliaire, en se contractant, attire la choroïde vers le bord cornéen, la zône de Zinn se porte en avant; l'espace compris entre l'équateur du cristallin et la périphérie de la zonule s'élargit. Le bord équatorial du cristallin devient plus arrondi; de plus, pendant l'accommodation, les procès ciliaires avancent et se gonflent. Le gonflement est dû à la compression des veines, conséquence de la contraction du muscle accommodateur, l'avancement résulte de la traction que ce muscle exerce sur le corps ciliaire.

Tous ces phénomènes constatés et vérifiés à maintes reprises confirment la théorie de Helmholtz sur le mécanisme de l'accommodation.

La contraction des muscles ciliaires fait avancer la zône de Zinn et diminue ainsi la traction que celle-ci exerce sur le cristallin. Ce dernier, abandonné à lui-même, prend la forme naturelle qui lui est assignée par l'élasticité de ses fibres, et devient plus convexe, surtout à sa face antérieure.

Lorsque l'innervation cesse, le muscle ciliaire est relâché; les procès ciliaires se retirent et tendent la zonule qui, à son tour, applatit le cristallin en exerçant sur lui une traction dans le sens de son équateur.

Les nerfs de l'accommodation, c'est-à-dire ceux qui vont au muscle ciliaire, viennent du moteur oculaire commun.

A l'état de repos, nous l'avons dit, le système dioptrique de l'œil présente son minimum de force réfringente; cette force acquiert, au contraire, sa puissance maxima pendant l'accommodation totale. L'écart entre ce minimum et ce maximum, mesure l'amplitude de l'accommodation.

La force réfringente de l'œil est inversement proportionnelle à la distance du remotum. Si en effet, l'œil peut voir distinctement un objet très éloigné, c'est que son pouvoir réfringent est relativement très faible. On peut représenter la réfringence de l'œil, à l'état de repos par $\frac{1}{R}$; de même $\frac{1}{P}$, c'est-à-dire l'unité divisée par la distance du proximum, représente en dioptries la réfringence lorsque l'accommodation acquiert sa plus grande puissance.

La différence qui existe entre la réfraction à l'état de repos, et la réfraction maximum est égale à la valeur en dioptries de $\frac{1}{P} - \frac{1}{R}$. La force réfringente due à l'exagération de courbure du cristallin peut donc être représentée par une lentille convexe dont la distance focale sera exactement la différence en dioptries de ces deux valeurs.

Supposons un œil pourvu d'accommodation, son remotum est en R, son proximum en P; plaçons devant cet œil une lentille H qui possède la propriété de diminuer la divergence des rayons partis de R et de leur donner la même direction que s'ils partaient de P, que nous supposons être le proximum de l'œil; cette lentille représente exactement la puissance de l'accommodation de l'œil pris comme exemple.

En appelant A, la distance focale de la lentille, on a $A = P - R$, formule dans laquelle P et R représentent le pouvoir réfringent dioptrique de l'œil à l'état statique et à l'état dynamique. A, représentant la distance focale de la lentille, représente aussi le pouvoir accommodatif de l'œil, puisque cette lentille est exactement égale à l'exagération de courbure que la puissance accommodatrice imprime au cristallin. Donc l'amplitude d'accommodation est exactement évaluée en dioptries par la différence qui existe entre les dioptries qui mesurent la puissance de l'œil à l'état de repos et à l'état d'accommodation.

Accommodation chez les Amétropes.

Le raisonnement qui précède s'applique aux myopes et aux hypermétropes aussi bien qu'aux emmétropes.

Quelques chiffres nous le feront bien comprendre.

Supposons, qu'un myope de 3 dioptries, dont le R est par conséquent à 33 cm. voit nettement jusqu'à 111 mm., soit $\frac{1 \text{ mètre}}{11 \text{ cm. } 1}$, soit 9 dioptries.

Sans accommodation, cet œil a 3 D. de réfraction, après accommodation, il en a 9 ; donc l'accommodation lui ajoute 6 dioptries de réfringence. A, sa puissance accommodatrice $= 9\text{-}3 = 6$ ou $\frac{1}{A} = \frac{1 \text{ mètre}}{111 \text{ millim.}} - \frac{1 \text{ mètre}}{330 \text{ millim.}}$, c'est-à-dire $\frac{1}{A} = \frac{1}{P} - \frac{1}{R}$.

Quand le sujet est emmétrope $\frac{1}{R} = \infty$ il en résulte $\frac{1}{A} = \frac{1}{P}$ ou $A = P$, c'est-à-dire que la puissance réfringente de l'œil est exactement mesurée par la distance du proximum ; supposons ce proximum à 10 cm. $\frac{1}{A} = \frac{1 \text{ mètre}}{10 \text{ cent.}} = 10$ dioptries.

Prenons maintenant un hypermétrope, et déterminons son amplitude d'accommodation. Supposons que son punctum proximum soit à 10 cm. comme chez l'emmétrope dont nous venons de parler. Son amplitude d'accommodation sera évidemment plus grande puisque pour se rendre emmétrope, l'hypermétrope a déjà été obligé de faire un effort d'accommodation; ce premier effort d'accommodation dépend de la distance où se trouve, derrière l'œil, son punctum remotum, on peut le représenter par une lentille dont la longueur focale est $\frac{1}{R}$; c'est donc un effort égal à la lentille déterminée par $\frac{1}{R}$ que l'hypermétrope a dû faire pour se rendre emmétrope.

De plus, une fois arrivé à l'emmétropie, l'œil pour s'adapter à 10 cm., au P, doit encore faire un effort égal à $\frac{1}{P} = \frac{1 \text{ mètre}}{10 \text{ cent.}}$, et cet effort d'accommodation peut encore être mesuré par une lentille dont la longueur focale est $\frac{1}{P}$ ou dans le cas particulier $\frac{1}{10}$. De telle sorte, qu'en somme l'hypermétrope fait deux efforts d'accommodation, l'un égal à $\frac{1}{R}$, l'autre égal à $\frac{1}{P}$ et l'on obtient ainsi la formule $\frac{1}{A} = \frac{1}{P} + \frac{1}{R}$. En supposant que le remotum soit à 0,50 cm. derrière l'œil, $\frac{1}{A} = \frac{1}{0,10} + \frac{1}{0,50} = 10 + 2 = 12$ dioptries.

L'amplitude d'accommodation de cet hypermétrope est de 12 dioptries.

Il convient de distinguer l'amplitude de l'accommodation, du parcours de l'accommodation. Ce parcours est la distance qui sépare le remotum du proximum, c'est une valeur en longueur qu'il ne faut pas confondre avec l'amplitude d'accommodation, valeur réfringente.

Prenons un exemple : Supposons qu'un emmétrope, un myope de 2 dioptries et un hypermétrope de 4 dioptries possèdent, tous les trois, une amplitude d'accommodation de 6 dioptries. Quel sera chez ces trois sujets le parcours de l'accommodation ?

L'emmétrope a son remotum à l'infini ; son proximum est à $\frac{100}{6} = 16$ cm. 6 ; son parcours d'accommodation va de 16 cm. 6 à l'infini.

L'hypermétrope de 4 dioptries a besoin de 4 dioptries d'accommodation sur 6 pour devenir emmétrope, il ne lui en reste plus que 2. De telle sorte que son punctum proximum est de 0,50 ; pour lui, le parcours de l'accommodation est donc beaucoup moindre que chez l'emmétrope ; il va de l'infini à 0 m. 50. L'hypermétrope a dépensé sans profit pour le parcours de l'accommodation une force de 4 dioptries.

D'autre part, le myope de 2 dioptries a son remotum à 0,50 cm. et avec ses 6 dioptries d'accommodation il a son remotum à 12 cm. ; son parcours d'accommodation est de 38 cm. encore plus faible par conséquent que celui de l'hypermétrope.

Donc pour la même amplitude d'accommodation, le parcours de l'accommodation varie avec la réfraction statique de l'œil.

Influence de l'âge sur l'accommodation.

La réfraction statique se maintient normale jusqu'à 55 ans environ ; à cette époque, le pouvoir réfringent de l'œil diminue, l'emmétrope devient hypermétrope, le myope tend à devenir emmétrope et l'hypermétrope voit augmenter son vice de réfraction.

Le schéma de Donders fait bien saisir les conditions dans lesquelles se produit cet affaiblissement du

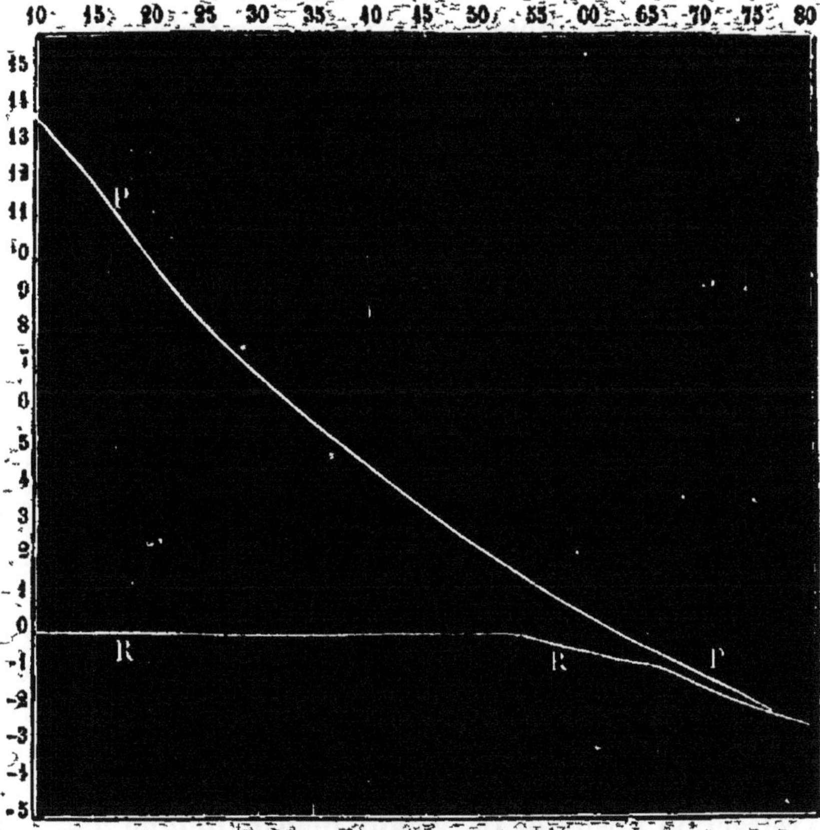

Fig. 27. Schéma de Donders.

pouvoir de réfraction. Ce phénomène est évidemment dû à une diminution dans la force réfringente du cristallin, diminution qui tient au changement qui s'opère sous l'influence de l'âge dans les diverses couches de la lentille.

Mais l'influence de l'âge sur la réfraction statique n'a qu'une importance médiocre ; celle qu'il exerce sur la réfraction dynamique, sur l'accommodation, est beaucoup plus importante.

Le schéma de Donders que nous avons reproduit, nous montre en dioptries le pouvoir réfringent à tous les âges. La ligne PP représente la réfraction de l'œil lorsqu'il est à son maximum d'accommodation, c'est-à-dire adapté pour son punctum proximum, ce qui veut dire qu'un enfant de 10 ans, lorsqu'il fixe son proximum, met en jeu 14 dioptries d'accommodation, à 15 ans 12 dioptries et 3 dioptries à 45 ans. A 70 ans, l'homme a perdu toute sa puissance d'accommodation, et de plus depuis quelques années la réfringence de son milieu transparent diminue. A 73 ans, le punctum proximum et le punctum remotum se confondent ; il sont tous les deux au-delà de l'infini ; le sujet est forcément devenu hypermétrope.

Presbytie.

Les vieillards, les gens d'un certain âge manquent de réfraction positive ; ils voient bien à longue distance et mal de près, de là l'expression de presbytie ou presbyopie, de πρέσϐυς, vieillard. Mais ces deux expressions : *longue distance*, *de près*, n'ont rien de précis. Que faut-il entendre par ces mots ? D'une façon générale, on estime que la vision des objets rapprochés doit s'exercer à la distance de 25 cm. pour avoir lieu dans de bonnes conditions. C'est la bonne distance pour le travail, et un œil bien conformé et pourvu d'une quantité suffisante d'accommodation doit facilement s'adapter pour les objets placés à cette distance. Or, lorsque l'œil n'est plus adapté pour le travail ordinaire, il devinte presbyte ; c'est ainsi qu'avec Donders on dira qu'un œil est presbyte lorsque par suite de l'affaiblissement physiologique de sa fonction, il ne voit plus nettement à 25 cm.

En nous reportant au schéma de Donders, nous voyons que l'emmétrope devient presbyte après 40 ans, puisqu'à cet âge-là il n'a plus que 4 D. 1/2 d'accommodation, chiffre nécessaire ; à 45 ans il n'a plus que 3 D. 1/2, sa presbyopie atteint par conséquent une dioptrie ; à 60 ans où nous n'avons plus qu'une demi-dioptrie, la presbytie est de 4 dioptries, c'est-à-dire que pour ramener l'œil aux conditions ordinaires de la vision de près, il faut un verre correcteur de 4 dioptries.

L'hypermétrope devient presbyte évidemment plus tôt que l'emmétrope, c'est le degré de son hypermétropie qui décide de la plus ou moins grande rapidité avec laquelle survient l'impossibilité de travailler à la distance de 25 cm.

Prenons pour exemple un hypermétrope de 3 dioptries 1/2 ; il sera presbyte à 30 ans, parce qu'à cet âge, il n'aura que 7 dioptries d'accommodation dont 3 1/2 seront employées à corriger son vice de réfraction. Il ne lui en restera que 3 1/2 alors que 4 lui sont nécessaires pour voir à la distance ordinaire de l'adaptation au travail.

Les myopes deviennent presbytes plus tard et quelques-uns ne le deviennent jamais, même à 75 ans, quand la réfraction statique a diminué de 2 dioptries et demie ; ce sont ceux qui ont leur punctum remotum très rapproché, c'est-à-dire qui possèdent une myopie de 7 dioptries ou plus ; en perdant 2 D. 1/2 il en reste encore 4 1/2 qui permettent d'adapter l'œil pour la vision à huit pouces.

Prenons un autre exemple, supposons un myope de 4 dioptries, il deviendra presbyte à 62 ans, lorsque sa réfraction dynamique étant nulle, sa réfraction statique aura diminué d'une demi-dioptrie. Ce myope n'y verra plus nettement à 25 cm. et aura besoin d'un verre correcteur, d'un verre de travail, car c'est ainsi qu'il faut appeler les lentilles qui viennent remédier au défaut de la réfraction et ramener la puissance réfringente de l'œil au chiffre conventionnel de 4 dioptries.

La presbytie se manifeste d'abord par de la fatigue oculaire, des douleurs périorbitaires, du larmoiement. Les images sont encore nettes précisément à cause de l'effort que fait le malade pour voir de près. Si l'objet est placé à 0,25 cm., le muscle fournit un effort de 4 dioptries, mais si l'effort représente le maximum de la puissance du muscle, celui-ci ne tarde pas à se contracturer. Il en résulte de l'asthénopie. Le presbyte voit encore clair, mais il se fatigue.

Il ne faudrait pas croire cependant que le muscle ciliaire soit moins puissant chez les gens âgés que chez les jeunes gens. Les renseignements manquent au point de vue de la force du muscle ciliaire selon l'âge, mais il est évidemment très probable que chez l'enfant les fibres musculaires sont moins développées que chez l'adulte et qu'à cinquante ans, époque à laquelle la presbytie commence d'habitude, le muscle de l'accommodation possède sa puissance maxima.

L'accommodation résulte, on le sait, de deux facteurs, la contraction du muscle ciliaire qui relâche la zône de Zinn, et l'élasticité du cristallin qui augmente spontanément sa courbure. Dès lors, qu'arrive-t-il à l'âge de la presbytie ? Supposons que le cristallin puisse seulement augmenter sa courbure de 3 D., alors que 4 D. et plus sont nécessaires, le muscle de l'accommodation se contracte plus énergiquement pour vaincre l'obstacle, mais ce surcroît de contraction ne fait en aucune façon disparaître le défaut d'élasticité du cristallin, et l'accommodation n'y gagne rien. L'insuccès de cet effort musculaire invite encore le sujet à insister et le muscle développe ainsi, d'ailleurs sans le moindre résultat, toute sa force. La fatigue musculaire, l'asthénopie, révélatrice de la presbytie tient donc aux efforts répétés du muscle, non à son impuissance.

La correction de la presbytie par une verre convexe a pour résultat d'éviter au muscle ciliaire les efforts dont nous parlons, et pour mieux ménager ce muscle il faut toujours se souvenir que le verre correcteur doit être assez réfringent pour permettre au sujet de voir, sans dépenser la totalité de son pouvoir accommodatif. Il convient qu'il possède toujours en réserve un quart, un cinquième au moins de cette puissance accommodatrice.

C'est ainsi par exemple qu'un sujet qui ne possédera plus que 2 dioptries d'accommodation devra porter pour voir à 25 cm., distance du travail, non pas un verre de 2 D, mais de 3 D. Il possédera ainsi 6 D d'accomomdation totale. Son proximum sera à 20 cm. et pour voir à 25, il ne dépensera que 4 D, soit une dioptrie de moins. Cette dioptrie constituera sa réserve, et cette réserve est indispensable.

Il ne faut donc pas se contenter de corriger la presbytie, il faut la corriger au delà du nécessaire, donner un verre convexe un peu plus fort que celui avec lequel le malade se déclare satisfait.

Dans la pratique, souvent le malade est rebelle à cette manière de voir. Le public comprend mal l'avantage de cette hyper-correction, car c'est une opinion communément répandue que celle consistant à croire qu'il faut porter des verres correcteurs le plus tard possible et les plus petits possibles. C'est là une erreur contre laquelle l'oculiste doit réagir. Sans doute il ne faut pas immédiatement prescrire un verre très convexe et faire reposer le muscle ciliaire malgré lui, mais aussitôt que se développent les premiers phénomènes de la presbyopie, il faut recommander le verre convexe nécessaire et bien avertir son malade que la force du verre devra régulièrement augmenter avec l'âge. Il est même possible de prévoir à l'avance les verres qui seront nécessaires et il existe dans beaucoup d'ouvrages des tableaux donnant les verres correcteurs de la presbytie aux diverses périodes de la vie. Mais ces tableaux, variables d'ailleurs selon la distance à laquelle on place le proximum, sont inutiles. Il suffit de faire comprendre au malade qu'à la moindre fatigue musculaire il devra augmenter son verre d'une dioptrie, de façon à toujours se conformer à la loi générale suivante qui résume le traitement de la presbytie. *La lentille correctrice doit être assez forte pour que le presbyte puisse y voir nettement en employant seulement les $\frac{3}{4}$ de son pouvoir d'accommodation.*

CHAPITRE V

DE LA CONVERGENCE. — NOTATION DE LA CONVERGENCE. — MESURE DE L'AMPLITUDE DE CONVERGENCE. — AMPLITUDE RELATIVE DE LA CONVERGENCE ET DE L'ACCOMMODATION.

Dans les chapitres qui précèdent, nous avons étudié l'œil à l'état statique et à l'état dynamique, et tour à tour nous avons montré les positions occupées par le proximum et le remotum, selon que l'œil était au repos ou que l'accommodation entrait en jeu.

La situation du proximum est étroitement liée au pouvoir de l'accommodation ; l'œil statique n'est disposé à recevoir que les rayons lumineux qui viennent de la plus grande distance possible, du remotum ; et lorsque l'accommodation n'existe pas, lorsque par exemple le cristallin est enlevé, le remotum et le proximum se confondent. Il n'y a qu'un point de l'espace où la vision s'exerce distinctement. Ce point est l'infini pour l'œil emmétrope, il est au delà de l'infini pour l'hypermétrope et en deçà de l'infini pour le myope. On exprime ce fait en disant que l'hypermétrope a un R. négatif et le myope un R. positif.

Pour un œil donné dont l'état statique est toujours le même, le remotum est constant ; pour l'œil emmétrope, par exemple, ce remotum est toujours à l'infini ; mais le proximum varie essentiellement selon l'âge et nous avons vu qu'il s'éloigne de plus en plus à mesure que l'élasticité du cristallin diminue.

Plus tard, nous apprendrons à déterminer l'amplitude d'accommodation avec les verres d'essai et avec les optomètres ; aujourd'hui, avant d'aller plus loin dans cette étude de l'œil à l'état dynamique, il est indispensable de nous souvenir que l'œil n'est pas un organe impair, fonctionnant seul dans une direction toujours la même.

Si nous ne regardions qu'avec un œil, nous pourrions toujours regarder au-devant de nous, dans la direction de l'axe optique à l'état de repos ; mais nous devons au contraire voir avec les deux yeux, c'est-à-dire fusionner les deux images rétiniennes.

Il y a convergence toutes les fois que les yeux regardent le même objet ; s'ils regardent l'infini il y a convergence à l'infini, c'est-à-dire que les lignes de regard sont parallèles ; plus l'objet se rapproche, plus les yeux convergent pour le fixer en même temps, ainsi que cela est nécessaire dans la vision binoculaire.

Lorsque l'objet fixé est placé sur la ligne médiane, la convergence est la même pour chaque œil ; le degré de convergence est au contraire différent pour chacun des yeux lorsque l'objet est placé plus à droite ou plus à gauche.

Pour la commodité de l'étude, il était nécessaire de mesurer d'une façon précise cet angle de convergence ; on y est arrivé par le raisonnement suivant :

Un œil qui regarde à l'infini présente un angle de convergence nul ; un œil qui converge à 5 mètres, un angle de $\frac{1}{5}$, à un mètre, de $\frac{1}{1}$ etc. et on a convenu de ceci : que tout œil fixant un objet à 1 mètre a un angle de convergence égal à 1, s'il fixe à 0,50 cm., son angle est double, 2 ; à 0,25 cm. quadruple ; et l'on obtient ainsi les mesures : 1 angle métrique, 2 angles métriques, 4 angles métriques, etc.

Cette manière de mesurer la convergence est d'autant plus heureuse qu'ainsi que nous l'avons vu, les chiffres qui représentent les dioptries d'accommodation sont absolument les mêmes.

Ainsi un œil qui regarde un objet à 20 cm. accommode de 5 dioptries, puisque le nombre de dioptries $= \frac{1 \text{ m.}}{0,20}$ et de même il converge de 5 angles métriques puisque la convergence $= \frac{1}{0,20} = 5$ angles métriques.

Etant donné ce procédé de mensuration, demandons-nous maintenant ce qu'il faut entendre par amplitude de convergence.

L'amplitude de convergence est mesurée par la différence qui sépare l'angle de convergence maximum de l'angle de convergence minimum.

Si nous nous reportons à la figure 28, nous pouvons supposer que le point R représente le point le plus éloigné que les deux yeux O et O' puissent voir ensemble ; dans ce cas-là l'angle O R M représente l'angle de convergence minimum ; cet angle s'appellera R. Si le point P est, d'autre part, le point le plus rapproché possible pour la vision binoculaire, l'angle O P M, désigné par P, sera évidemment l'angle de convergence maximum, et l'amplitude de convergence, c'est-à-dire la différence entre l'angle maximum et l'angle minimum sera P — R. On obtiendra ainsi la formule toujours vraie : $A^c = P - R$.

Le remotum de la convergence, le point R de la figure 28, n'est point toujours d'ailleurs placé à une distance finie ; en général les deux yeux voient très nettement et ensemble à une grande distance, l'angle O R M dans ce cas devient nul ; $R = \infty = O$.

Quelquefois le punctum remotum de la convergence se trouve placé au delà de l'infini ; dans ce cas il y a divergence, ou si l'on aime mieux l'angle de convergence est négatif ; il est possible de mesurer cette partie négative de la convergence en se servant de prisme à arête tournée vers la tempe ; ces prismes font dévier vers leur base les rayons lumineux parallèles, de façon que les rayons qui traversent l'œil prennent une direction telle que le sujet est obligé de mettre en évidence toute sa puis-

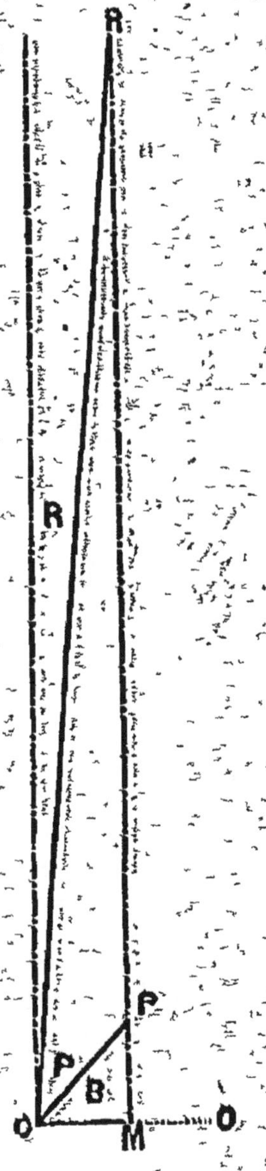

Fig. 28.

sance de divergence pour les réunir sur la macula.

Pour mesurer cette puissance de divergence, il est nécessaire de se servir des verres prismatiques et il n'est pas possible d'aller plus loin sans exposer les propriétés qu'ils possèdent à l'égard de la réfraction de la lumière.

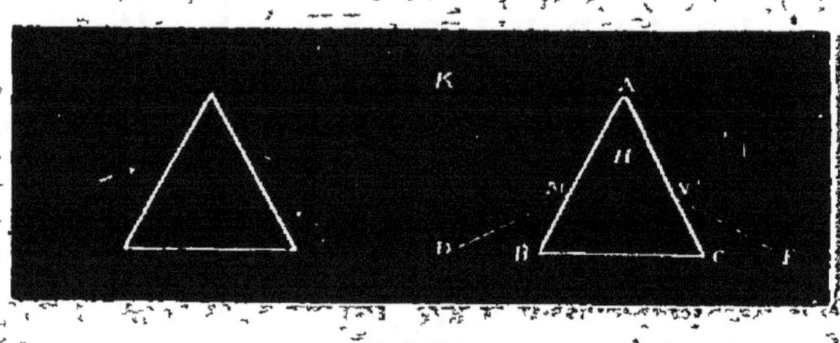

Fig. 29.

La marche générale des rayons lumineux est représentée sur la figure 29. Si un rayon lumineux D M rencontre un prisme A B C au point M, il est immédiatement dévié vers la base du prisme et prend la direction M N ; son émergence se fait en N ; au point N, en arrivant dans l'air, le rayon subit une déviation nouvelle de telle sorte qu'un observateur placé en E reçoit le rayon absolument comme s'il venait de K. L'angle K H D s'appelle l'*angle de déviation* ; il égale la moitié de l'*angle principal* formé par les deux côtés du prisme (Fig. 29).

Il va maintenant nous être facile de mesurer la puissance de divergence dont nous disposons. Si nous plaçons devant l'œil (Fig. 30) un prisme P à base en dedans, l'objet L pour produire son image en G, sur la macula aura besoin d'une contraction exagérée du droit externe ; il sera nécessaire pour lutter contre l'action du prisme que l'œil se place en divergence.

Si le prisme P est très puissant l'œil devra diverger beaucoup, s'il est faible il suffira que l'œil diverge peu. La puissance de divergence sera donc mesurée par la valeur du prisme qui, placé devant l'œil, la

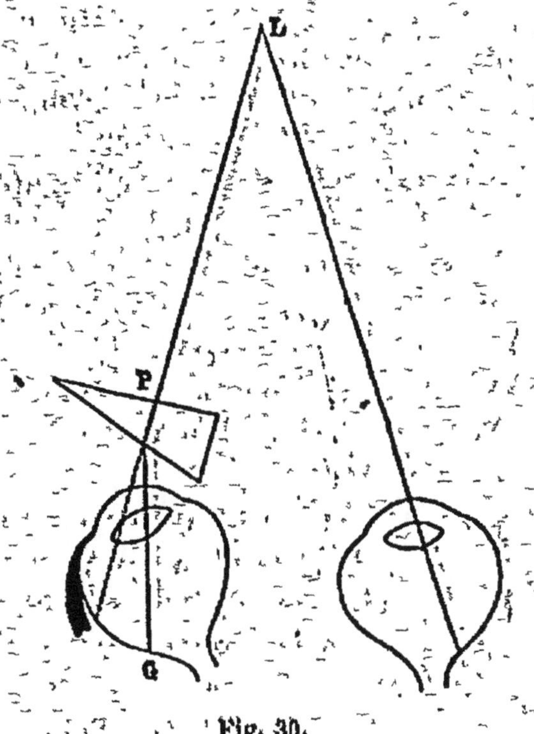

Fig. 30.

base en dedans, dirigera encore ses rayons réfractés sur la macula et laissera persister la vision binoculaire.

Il faut, en d'autres termes considérer que la déviation du rayon L P, déviation produite par le prisme, ne peut être compensée que par une déviation égale de l'œil produite par la contraction des abducteurs, droit externe, et autres muscles de la divergence.

Or, on sait que la déviation produite par un prisme est égale à la moitié de l'angle du sommet du prisme ; comme la valeur de ce dernier angle est inscrite sur chaque prisme, il est toujours facile d'en tirer la valeur de l'angle de divergence de l'œil observé.

Supposons par exemple que le prisme P corresponde au numéro 4, l'angle de déviation sera de deux degrés et le sujet qui fusionnera encore les images rétiniennes en regardant à travers les deux prismes dont nous parlons aura deux degrés de *divergence ou de convergence négative*.

En pratique il est inutile de mesurer la convergence négative ; il est même permis de toujours considérer l'angle de convergence minimum comme nul, bien qu'il soit rare que les deux axes optiques soient en parallélisme.

Il est beaucoup plus important de bien mesurer l'angle de convergence maximum ; pour cela, il suffit de placer un objet sur la ligne médiane et de le rapprocher le plus possible des yeux ; on reconnaîtra ainsi que l'angle de convergence maximum équivaut à 11 ou 12 a. m., c'est-à-dire que l'objet peut être très rapproché de l'œil.

Ce que nous venons de dire de l'amplitude de convergence et de l'amplitude d'accommodation montre que les deux fonctions sont absolument synergiques ; qu'à 3 dioptries d'accommodation correspondent 3 angles métriques de convergence et vice versa ; notons cependant que le point le plus rapproché de l'accommodation est généralement plus éloigné que celui de la convergence maximum. Il en est de même pour le punctum remotum, celui de l'accommodation est à l'infini, tandis qu'il existe toujours au delà une convergence négative. La convergence et l'accommodation ont une marche parallèle sauf aux deux extrémités, la première dépassant toujours la seconde.

Rien d'ailleurs n'est plus naturel que cette union des deux fonctions. L'anatomie et la physiologie faisaient déjà prévoir ce résultat. La convergence est sous la dépendance du muscle droit interne innervé par le moteur oculaire commun et le muscle de l'accommodation tire ses filets de la même origine par l'intermédiaire de la racine grosse et courte du ganglion ophtalmique. Le nerf de la troisième paire tient les deux fonctions sous sa dépendance.

Il ne faudrait pourtant pas croire qu'il existe un parallélisme *absolu* entre l'accommodation et la convergence. Si vous donnez à un emmétrope jeune, pourvu d'un pouvoir accommodatif considérable, des verres concaves de 2 dioptries, il pourra très bien fixer l'objet et le voir nettement ; c'est-à-dire qu'il utilisera 2 dioptries d'accommodation de plus sans pour cela faire varier l'angle métrique de sa convergence.

Les deux fonctions sont donc dissociables ; de même, à l'aide des prismes, Donders a prouvé qu'on pouvait augmenter la convergence sans faire varier l'accommodation.

Mais cette dissociation de la convergence et de l'accommodation ne va pas très loin ; l'écart ne peut être que de quelques dioptries, c'est ainsi que pour un degré de convergence toujours le même, l'accommodation ne peut osciller en deçà ou au delà de quelques degrés ; il existe pour chaque angle métrique un maximum et un minimum d'accommodation, c'est ce que Donders appelle : amplitude d'accommodation relative.

Cette amplitude d'accommodation relative, n'est pas la même dans l'emmétropie et dans l'amétropie.

Dans l'amétropie, en effet, les deux fonctions sont pour ainsi dire en désaccord constant à cause même du vice de réfraction ; ainsi par exemple, un myope de 8 dioptries fixe à 12 cm. 1/2 un objet sans dépenser à aucun degré la force accommodatrice qu'il possède, tandis qu'il dépense pour voir binoculairement 8 a. m. de convergence. Lorsque le même sujet, atteint de 8 D. de myopie voudra voir à 10 cm., il n'aura à faire qu'un effort accommodateur de 2 dioptries, tandis qu'il verra l'objet avec une convergence de 10 a. m. Ainsi chez le myope, la convergence l'emporte toujours de beaucoup sur l'accommodation.

Chez l'hypermétrope on observe des faits inverses ; l'accommodation est toujours plus élevée que la convergence et ceci s'explique parce qu'avant de converger, l'hypermétrope est d'abord tenu de corriger son hypermétropie. Supposons par exemple un hypermétrope de 3 dioptries qui fixe un objet placé à 50 cm., il doit d'abord accommoder de 3 dioptries pour corriger son vice de réfraction, ensuite de

2 dioptries pour voir l'objet à 50 cm, soit 5 dioptries d'accommodation, tandis qu'avec deux angles métriques, il dispose de la convergence voulue.

Donc le myope converge plus qu'il n'accommode, et l'hypermétrope accommode plus qu'il ne converge ; ces données trouveront leur importance lorsque nous étudierons les phénomènes cliniques des vices de réfraction et que nous aurons à expliquer le strabisme fonctionnel qui les accompagne si fréquemment.

CHAPITRE VI

ACUITÉ VISUELLE. — ÉCHELLES POUR LA MESURER ; PRÉCAUTIONS A PRENDRE POUR UNE MENSURATION EXACTE. — DIMINUTION DE L'ACUITÉ AVEC L'AGE.

L'acuité visuelle est le pouvoir isolateur de l'œil, la faculté que nous avons de distinguer un objet du milieu qui l'environne.

Il ne faut pas la confondre avec la portée de la vue, la sensibilité lumineuse, la sensibilité chromatique, qui sont autant de phénomènes différents.

Cette acuité visuelle dépend de facteurs nombreux :

1° De la sensibilité rétinienne ;

2° De l'éclairage général ;

3° De la netteté de l'image rétinienne et de son intensité lumineuse ;

4° De l'adaptation de l'œil à l'éclairage ambiant.

L'importance de la sensibilité rétinienne n'a pas besoin d'être démontrée ; c'est elle qui décide surtout de la puissance de l'acuité ; l'éclairage général augmente cette acuité mais seulement à la condition qu'il ne dépasse pas un certain degré ; en présence d'une surface éclairée par une lumière blanche très vive, le pouvoir isolateur de l'œil diminue.

La netteté de l'image rétinienne et son intensité

lumineuse dépendent de la transparence des milieux de l'œil et aussi de la nature de l'objet. Enfin, il importe, pour bien apprécier l'acuité visuelle, que l'œil soit adapté au milieu dans lequel on l'examine. En passant d'un espace très éclairé dans une pièce un peu obscure, l'acuité visuelle diminue et il faut toujours attendre un certain temps pour que les fonctions de la rétine reprennent leur valeur régulière.

Il faut donc autant que possible, quand on étudie l'acuité visuelle d'un sujet, se placer dans des conditions favorables, avoir un éclairage uniforme, des objets toujours également lumineux, attendre que l'œil soit habitué à la lumière ambiante, etc., etc.

L'acuité de la vision est mesurée théoriquement :

1° Par le plus petit angle sous lequel un objet, de grandeur déterminée et constante, peut être distingué d'objets de même grandeur, placés à côté.

2° Par la détermination de la plus petite image dont l'œil peut percevoir la forme, à condition qu'il ne s'agisse ni d'un point ni d'une ligne (Landolt).

3° Par l'angle minimum sous lequel l'intervalle qui sépare les objets devient appréciable. Cet angle minimum est le minimum visibile, minimum separabile de Giraud Teulon.

On appelle angle visuel, l'angle sous lequel nous voyons les objets ; c'est-à-dire l'angle formé par les deux droites qui, parties des extrémités de l'objet, se croisent au point nodal de l'œil (Fig. 31).

L'angle A K B est l'angle visuel de A B. Cet angle est égal comme opposé par le sommet à a K b, qui est l'angle rétinien. Il en résulte que l'angle soustendu par l'image faite sur la rétine est forcément celui-là même sous lequel est vu l'objet.

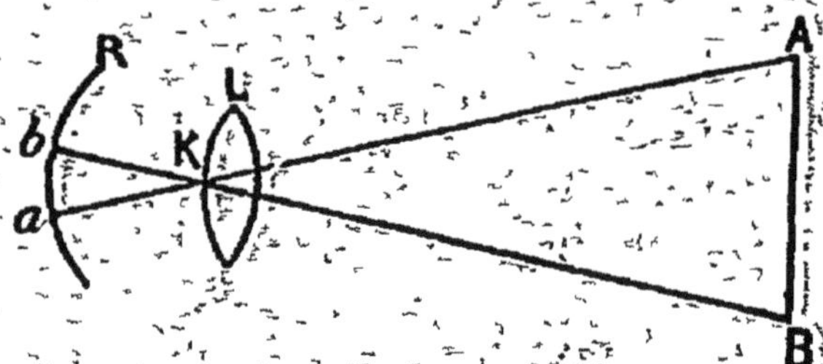

Fig. 31. — A K B, angle visuel. — a K b, angle rétinien.

L'angle visuel jouit des propriétés suivantes : 1° pour un objet de grandeur constante, il est en raison inverse de la distance de cet objet à l'œil ; 2° pour une distance constante, il est en raison directe de la grandeur de l'objet.

Pour être absolument rigoureux, il faudrait dans la pratique mesurer l'angle lui-même ; mais il est beaucoup plus facile de mesurer sa corde et le résultat de cette mensuration est assez exact pour qu'on puisse s'en contenter.

Pratiquement donc, l'acuité visuelle est déterminée par le plus petit objet que l'œil peut, à une distance constante, distinguer d'objets de même grandeur, séparés eux-mêmes par des intervalles d'une grandeur égale à celle des objets.

L'acuité normale permet de percevoir nettement un objet de 1/10 de millimètre placé à 33 cm ; le calcul montre qu'à cette distance l'image rétinienne a une largeur de 0,0043, dimension qui correspond à peu près à la base d'un cône ou d'un bâtonnet ; ce qui, comme nous l'avons exposé dans la première leçon, permet de comprendre le mécanisme de la vision.

Si un œil voit, à un pied, un dixième de millimètre, à deux pieds il ne verra que les objets deux fois plus gros, à six pieds, six fois plus gros, etc., et de même, un œil qui à un pied ne distinguera que les objets gros de 2/10 de millimètres, aura une acuité deux fois moindre, etc., etc.

Plus, la distance restant la même, il faudra grossir l'objet pour qu'il soit vu, plus l'acuité visuelle sera faible. C'est sur ce système très simple que reposent les échelles métriques de Snellen, de Perrin, de Wecker, etc., etc.

La distance d'un pied pourrait être prise comme unité pour mesurer l'acuité visuelle ; mais cette distance aurait un grand inconvénient dans les cas de vice de réfraction. Un myope, par exemple, de 2 dioptries, a une vision parfaite à un pied et l'examen de son acuité ne révèlera pas du tout l'imperfection de son appareil réfringent. Au contraire, un hypermétrope dont l'acuité sera excellente pourra ne distinguer rien à un pied. Dans la pratique, on recherche en même temps que l'acuité visuelle, l'état de la réfraction ; et pour cela il est indispensable de se placer à une certaine distance. On a choisi la distance de 5 mètres, en supposant que tous les objets placés à 5 mètres envoient sur la cornée des rayons parallèles. A ce degré d'éloignement, on pourra se rendre compte non seulement du degré d'acuité de l'œil observé, mais encore des vices de réfraction (myopie, hypermétropie, astigmatisme), dont il pourra être atteint. Il suffit en effet, de placer devant l'œil observé le verre qui lui donne la meilleure vision, pour apprécier à la fois la finesse de cette vision et la valeur en dioptries positives ou négatives de la lentille qui donne le maximum d'acuité visuelle. Le choix de ce verre constitue toute une méthode d'examen sur laquelle nous reviendrons. Pour le moment, qu'il nous suffise de bien comprendre comment avec une échelle placée à 5 mètres, on mesure à la fois et l'acuité visuelle et le pouvoir réfringent de l'œil.

L'échelle métrique type est celle de Snellen. Cet auteur a pris pour base un objet qui, vu à 6 mètres, apparaît sous un angle de cinq minutes. Cette distance de 6 mètres a été remplacée par celle de 5 mètres en pratique, plus commode et suffisamment exacte.

Au lieu de placer sur les échelles des objets visibles sous l'angle de 5 minutes à 6, 9, 12, 18, 24, 36 et 60 mètres, les auteurs ont choisi des lettres visibles sous le même angle à 5, 7 $\frac{1}{2}$, 10, 20, 30, 40, 50 mètres mais ce changement n'importe pas beaucoup ; dans tous les cas le principe de Snellen est en vigueur.

Dans les échelles les plus usitées, celles de Wecker, de Monoyer, de Parinaud, l'objet type est une lettre, F, par exemple, faite de telle façon que les lignes visuelles partant de l'une et l'autre extrémités de la lettre sous-tendent cet angle de cinq minutes, tandis que chaque partie de la lettre représente en largeur le cinquième de la hauteur totale; chaque trait de la lettre, ascendant ou horizontal, sous-tend par conséquent un angle de 1 minute, c'est-à-dire, présente à 5 mètres les dimensions d'un dixième de millimètre vu à un pied, puisque cet objet de 1 dixième de millimètre, vu à cette courte distance se présente sous un angle de 1 minute.

Par conséquent, un objet sous-tendant un angle de 1 minute, qu'il soit placé à 1 pied ou à 5 mètres, ayant 1/10 de millimètre dans le premier cas, quinze fois plus large dans le second, tel est l'objet type qui a été pris comme point de repère conventionnel pour mesurer l'acuité visuelle.

Puisque cet objet limite est, à 5 mètres, quinze fois plus considérable qu'un dixième de millimètre, il aura 1 mm. 1/2.

Les diverses parties des plus petites lettres qui constituent les échelles de Snellen, etc., etc., ont donc exactement cette dimension, ce qui fait pour la lettre totale une étendue de 7 mm. 1/2.

Ce caractère de 7 mm. 1/2 correspond sensiblement à un angle de 5 minutes, et pourvu que ses diverses parties constitutives soient séparées par un intervalle de 1 mm. 5, correspondant à un angle de 1 minute, il réalisera les conditions demandées. Prenons comme exemple le G qui se distingue de l'O par l'interruption de la circonférence; il faudra que la partie interrompue mesure le cinquième de la hauteur de la lettre et sous-tende un angle de 1'; le sujet, qui dans ces conditions, à 5 mètres distinguera les deux lettres, verra évidemment les objets assez petits pour sous-tendre cet angle minimum.

Pour les personnes qui ne savent pas lire, Snellen a donné des figures ressemblant à des E, construites d'après les mêmes principes que les lettres dont nous venons de parler. Ce ne sont autre chose que des carrés incomplets. Le sujet doit indiquer de quel côté la lettre est ouverte, quelle est la partie du carré qui manque. Dans ces figures, comme dans la lettre C, il est facile d'obtenir que le côté vide corresponde à l'angle pris comme unité.

Échelles pour mesurer l'acuité visuelle.

Il est donc convenu que lorsqu'une lettre vue dans son ensemble sous un angle de 5 minutes et dont chaque partie (branches verticales, horizontales), sous-tend un angle de 1 minute, est nettement vue à 5 mètres, l'acuité égale 1. C'est l'acuité normale de l'adulte. Si, à 5 mètres, l'œil ne peut voir que des lettres correspondant à des angles de 10, 15, 20 minutes, l'acuité est de 1/2, 1/3, 1/4.

On a ainsi placé sur un tableau des lettres dont les dimensions sont calculées selon ces différences d'angle et qui portent toutes un numéro proportionnel.

Posons d'abord sur un carton une lettre vue à 5 mètres sous un angle de 5 minutes, et au-dessus, des lettres qui apparaissent sous un angle de 5,55, de 6,25, 7,13, 8,33, de 10 minutes etc., etc., nous aurons des lettres qui exprimeront des dimensions d'unité $\frac{9}{10}$ $\frac{8}{10}$ $\frac{7}{10}$ $\frac{6}{10}$ $\frac{5}{10}$ etc. —; en demandant au sujet quelle est la lettre qu'il voit le mieux, nous aurons en dixièmes la valeur de son acuité visuelle.

Il est à remarquer que dans les échelles qui prennent pour base l'angle de 5 minutes pour la totalité de la lettre et pour distance la distance de 5 mètres, les dimensions des lettres progressent dans les mêmes proportions que la distance à laquelle il faut les placer pour que le sujet continue à les voir sous l'angle de 5 minutes.

Ainsi la lettre qui exprime une acuité de $\frac{9}{10}$ à 5 mètres apparaît sous l'angle de 5 minutes 55 et réciproquement à 5 mètres 55 apparaît sous l'angle de 5 minutes. De même la lettre qui exprime l'acuité $\frac{7}{10}$ apparaît sous un angle de 7,14 et placée au contraire à 7 mètres 14 est visible sous un angle de 5 minutes ; la lettre, pour prendre un dernier exemple, qui représente une acuité $\frac{1}{2}$ ou $\frac{5}{10}$ apparaît à 5 mètres sous l'angle de 10 minutes ou à 10 mètres sous l'angle de 5 minutes.

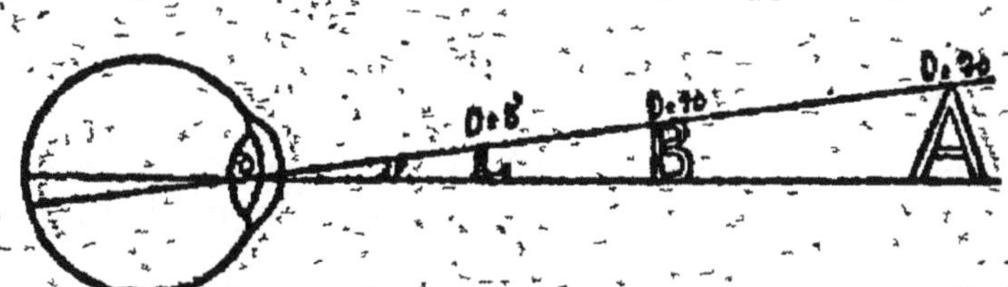

Fig. 32.

La figure 32 mieux que tous les raisonnements montre la vérité de ces propositions ; en effet supposons, que la lettre L placée à 5 mètres soit visible sous un angle de 5 minutes, les triangles limités à leur base par L et par A donnent les équations suivantes :

$\frac{OL}{OA} = \frac{L}{A}$ (1) ou bien : $\frac{5\,m}{OA} = \frac{5}{A}$; il en résulte que OA et les dimensions de A doivent toujours être exprimées par le même chiffre.

De même, en appliquant la formule $V = \frac{d}{n}$ V représentant l'acuité, d la distance constante et convenue de 5 mètres, n le nombre de mètres auquel il faudrait placer la lettre pour la voir sous l'angle de 5 minutes, on arrive au résultat suivant : quand la lettre est vue sous l'angle de 5 minutes, le sujet étant à 5 mètres, on a $V = \frac{5}{5} = 1$; si la lettre vue par le sujet à 5 mètres est plus large de telle sorte, pour prendre un exemple, qu'il faille se placer à 10 mètres pour la voir sous un angle de 5 minutes on aura $V = \frac{5}{10} = \frac{1}{2}$ etc., etc. — On pourra ainsi graduer empiriquement des échelles qui serviront à mesurer l'acuité. Il suffira de placer à côté de la lettre le chiffre représentant la distance à laquelle cette lettre apparaît sous un angle de 5 minutes. Ce chiffre prendra dans l'équation $V = \frac{d}{n}$ la place de n, le chiffre petit d étant constamment à 5 mètres, il sera facile d'avoir l'acuité visuelle cherchée.

Les échelles de Wecker, de Perrin, celle plus récente de Parinaud sont construites d'après cette règle générale.

Cette mesure de l'acuité, d'ailleurs très suffisante

(1) Par L et par A nous entendons ici le jambage de la lettre qui limite la base du triangle (fig. 32).

en pratique, est toute conventionnelle. Javal a fait remarquer avec beaucoup de raison qu'on ne tenait compte que de la différence des images en hauteur et nullement en surface, tandis que c'est surtout la surface impressionnant la rétine qui importe. Pour obvier à cette cause d'erreur, Javal et Green ont figuré des échelles qui tiennent compte du carré des surfaces et qui vont en progression géométrique. Ces échelles sont certainement plus exactes, plus conformes aux lois scientifiques de la réfraction; mais quand on mesure l'acuité visuelle, il est inutile de chercher le chiffre mathématique de cette acuité. Il suffit d'adopter le même principe et d'y ramener toutes les évaluations. On se rendra toujours exactement compte de l'augmentation ou de la diminution de la fonction, si pour l'apprécier on adopte toujours les mêmes règles. Les calculs de tous les ophtalmologistes deviennent ainsi comparables entre eux et la clinique, dont beaucoup de physiciens oculistes font trop bon marché, y trouve amplement son compte.

Manière de déterminer l'acuité visuelle.

Tout d'abord, en plaçant son malade devant l'échelle, il faut s'enquérir de l'état de sa réfraction, et, s'il y a lieu, corriger son amétropie en faisant passer devant l'œil la série des verres concaves, convexes, cylindriques qui sont dans les boîtes d'essai.

Une épreuve préliminaire excellente consiste à faire regarder le malade dans un trou d'épingle.

L'étroitesse de cette ouverture supprime l'amétropie en annihilant l'importance de la courbure du cristallin et de la cornée.

Toutefois l'image est moins distincte parce que l'éclairage est toujours moins intense par le trou d'épingle ; il se passe là ce qui arrive dans les pupilles punctiformes qui donnent toujours une image plus nette, quoique moins éclairée, que celle qui se produit lorsque la pupille est dilatée. La chose s'explique très bien par ce fait que la dilatation de la pupille tient une grande place dans les cercles de diffusion (Badal), et qu'à une pupille large et bien éclairée correspondent toujours des cercles qui diminuent la netteté de l'image.

L'épreuve du trou d'épingle montre si les milieux dioptriques sont transparents ou non et permet déjà d'apprécier, d'une façon assez exacte, l'acuité du malade ; mais il vaut mieux ensuite procéder à œil découvert, parce qu'il faut se mettre avant tout dans les conditions de la vision ordinaire.

Le trou sténopéique permet aux astigmates, aux myopes, aux hypermétropes, de voir plus distinctement les objets (sans verre correcteur), mais l'acuité visuelle n'augmente pas, bien au contraire ; elle diminue, ainsi que l'a démontré Giraud-Teulon, dans des proportions considérables.

Le trou sténopéique est placé environ à 30 mm. de la rétine, c'est-à-dire comme les lunettes en général, à 15 mm. de l'œil. Dans ces conditions, ce petit orifice peut être considéré comme le sommet commun du cône qui embrasse l'objet extérieur et du cône inverse qui enveloppe son image sur la rétine. Or, ce cône qui s'étend de la rétine au trou sténopéique a 30 mm. environ, au lieu des 15 mm. qu'il aurait s'il partait du point nodal de l'œil, ainsi que cela se produit dans la vision ordinaire.

Le cône étant deux fois plus long, l'image qui est à sa base est évidemment deux fois plus grande ; le même objet vu par le trou sténopéique couvre une surface rétinienne deux fois plus étendue que lorsqu'il est vu à l'œil nu. Il paraît donc rationnel que la rétine puisse distinguer à l'aide du trou d'épingle les objets deux fois plus petits que l'objet limité (1/10 de mm. à un pied). En réalité, le contraire a lieu ; l'expérience montre que la vision par le trou d'épingle $= \frac{1}{1,5} = \frac{2}{3}$.

Le phénomène s'explique par les conditions dans lesquelles se pratique l'éclairage. En effet, le trou sténopéique a 1 mm. de diamètre, en moyenne la pupille en a 3. Dans ces conditions, la quantité de lumière qui pénètre dans l'œil en raison inverse du carré des ouvertures est neuf fois moins considérable par le trou d'épingle que par la pupille normale.

L'image vue par la fente sténopéique est donc deux fois plus grande, mais elle est neuf fois moins éclairée ; au total, elle est beaucoup moins sensible à l'œil.

Cette considération a une grande importance, elle vous montre que le trou sténopéique, très propre à signaler l'existence d'un vice de réfraction, ne permet pas d'apprécier l'acuité visuelle normale.

Il faudra donc toujours, avant de chercher l'acuité visuelle, avoir recours aux verres correcteurs, si le sujet est amétrope. Nous exposerons très prochainement quels principes doivent nous guider dans la recherche du verre correcteur. Nous terminerons aujourd'hui par les variations de l'acuité visuelle selon l'éclairage, l'âge, les dimensions de la pupille, l'état dioptrique de l'œil, les lunettes dont on a dû se servir et enfin les lésions pathologiques dont l'organe peut être atteint.

L'intensité de l'éclairage joue un grand rôle ; l'acuité croît en raison directe de cette intensité jusqu'à un certain point. Si la lumière devient trop vive, l'acuité diminue. Il faut prendre comme moyenne un appartement clair, recevant indirectement d'abondants rayons solaires.

L'âge des sujets est loin d'être indifférent. Les enfants ont, toutes choses égales d'ailleurs, une acuité plus grande que l'unité, les vieillards voient au contraire leur acuité décroître dans de grandes proportions sans lésions du fond de l'œil.

Il existe donc dans l'acuité visuelle des variations physiologiques qui tiennent au seul progrès de l'âge. Monoyer a fait sur ces variations d'intéressants travaux qui lui ont montré qu'en prenant comme type l'angle de 1' à 10, 20, 30, 40, 50 ans, l'acuité normale est successivement égale à 1,18 ; 1,15 ; 1,03 ; 0,94, etc.

La formule $V = 1,19 - 0,0001\, x^2$ représente le résultat des recherches de Monoyer ; dans cette formule, V représente l'acuité et x l'âge de l'individu.

On voit que l'acuité ne devient qu'assez tard inférieure à l'unité ; au milieu de la vie, à 33 ans, elle est supérieure dans l'immense majorité des cas. Il n'est pas douteux que les échelles prises comme type ne soient légèrement à côté de la vérité. Les caractères sont trop gros en général et il n'est pas nécessaire d'avoir une acuité absolument normale pour les lire à la distance réglementaire.

Un jour viendra, qui n'est peut-être pas éloigné, où l'on révisera les échelles qui servent aujourd'hui à la mesure de l'acuité visuelle.

L'angle visuel de 5 minutes pour la totalité de la lettre, de 1 minute pour chaque jambage de cette lettre sera remplacé par un autre angle qui reposera sur une meilleure observation. Cette opinion, partagée par beaucoup d'ophtalmologistes, est en particulier celle de notre maître Badal.

Badal qui a d'ailleurs fait sur ce sujet des travaux très considérables a montré l'influence des dimensions de la pupille sur la grandeur des cercles de diffusion formant les images rétiniennes.

Il a montré que lorsque la pupille est très large, l'acuité visuelle décroît à cause même du trouble que jettent sur l'image rétinienne les cercles de diffusion. Après avoir paralysé l'accommodation et dilaté largement la pupille, Badal a remarqué que l'acuité d'un œil emmétrope, privé d'accommodation, croît en raison directe de la distance de l'objet.

En éloignant l'objet de son œil, le sujet diminue évidemment la grandeur des images rétiniennes; mais ces images décroissent moins vite que les cercles de diffusion et elles gagnent en netteté ce qu'elles perdent en étendue.

Cette question des cercles de diffusion mériterait d'être traitée ici très longuement à cause du grand rôle qu'ils jouent dans l'acuité visuelle, d'autant plus que, chez les amétropes, les cercles de diffusion qui entourent l'image se comportent différemment selon les cas.

Chez l'hypermétrope, la grandeur des images, à mesure que l'objet se rapproche, croît proportionnellement plus que celle des cercles de diffusion et d'autant plus vite que l'hypermétropie est plus élevée.

Il en résulte que l'hypermétrope (sans correction) possède de près une acuité visuelle meilleure, parce qu'il obtient ainsi une image rétinienne plus grande, *dont les cercles de diffusion n'ont pas augmenté en proportion* (Badal).

Pour l'œil myope, les cercles de diffusion décroissent à mesure que l'objet se transporte de l'infini au remotum où ils se réduisent à 0 ; du remotum au proximum ils sont nuls; puis ils réapparaissent à partir de ce point et croissent alors proportionnellement plus vite que les images et d'autant plus vite que la myopie est plus élevée (Badal).

Ces relations entre les images et les cercles de diffusion chez les hypermétropes et chez les myopes rendent compte de certaines particularités touchant l'acuité visuelle des sujets atteints de ces vices amétropiques. C'est ainsi que l'acuité de l'hypermétrope privé d'accommodation est d'autant plus mauvaise que la distance est plus grande, à cause des cercles de diffusion, plus accusés si l'objet est plus éloigné de l'œil; au contraire les cercles de diffusion étant plus petits quand l'objet est placé auprès de l'œil, on voit les hypermétropes d'un degré élevé, dont l'accommodation est insuffisante, placer les objets au voisinage du foyer antérieur de l'œil. La vision devient alors souvent monoculaire.

Le myope au contraire, lorsque, pour une raison quelconque, il ne peut corriger sa myopie, éloigne les objets de façon à avoir les cercles de diffusion les plus petits possibles, et les rapproche de son remotum, au contraire de l'hypermétrope qui les place au foyer antérieur de l'œil.

Mais ce ne sont pas seulement les amétropies non corrigées qui influencent l'acuité visuelle; après la correction la mieux appropriée, la myopie et l'hypermétropie ont une acuité visuelle modifiée par la seule présence du verre correcteur.

Jusqu'aux verres de 3 dioptries cette influence est peu sensible, mais pour des lunettes fortes, l'influence du verre devient très appréciable.

Il faut se rappeler en effet que les verres convexes grossissent les images et par conséquent les rendent, l'objet étant égal, plus sensibles pour la rétine; au contraire les verres concaves toujours rapetissent l'image et par conséquent diminuent l'acuité.

Enfin les états pathologiques de l'œil, kératite, inflammation des membranes profondes, opacité du cristallin, etc., etc. diminuent évidemment ou suppriment même l'acuité visuelle.

Au point de vue du service militaire, qui doit tous nous intéresser, il faut tout d'abord en commençant l'examen rechercher si l'acuité visuelle n'est pas inférieure à 1/4, degré fixé par les instructions du conseil de santé.

On fera donc viser au malade la ligne de l'échelle qui correspond à 1/5 et, s'il est de bonne foi, on saura immédiatement si son acuité le rend propre ou impropre au service.

Mais ces épreuves sont absolument subjectives et subordonnées à la volonté du sujet ; lorsqu'on redoute la simulation et que d'ailleurs, pour une raison quelconque, il n'est pas possible d'avoir recours aux procédés objectifs, on peut employer l'artifice suivant imaginé par Stilling.

Au lieu de se servir de l'échelle ordinaire, on place le malade devant un tableau portant sur fond noir des caractères typographiques rouges. Le sujet étant placé à 5 mètres, on fait passer devant l'œil sain des verres de couleur verte ; le vert étant le complément du rouge, le malade ne verra rien sur le fond noir du tableau avec cet œil sain ; si donc il aperçoit les lettres, c'est qu'il les voit avec l'autre œil (œil malade) et les conditions dans lesquelles il les aperçoit montrent l'acuité véritable de l'œil incriminé.

Après avoir mesuré l'acuité visuelle de loin, on pourra s'occuper de l'acuité visuelle de près ; mais pour cela il faut que l'accommodation du sujet soit intacte ; un sujet qui n'accommode pas ne peut pas voir de près, à moins qu'il ne soit myope, c'est-à-dire que son *punctum remotum* soit au voisinage de l'œil.

De près, le myope voit quelquefois très clairement, alors que de loin son acuité visuelle est inférieure ou nulle.

Aussi après avoir cherché à mesurer l'acuité visuelle de loin et constaté qu'elle est nulle, ou très réduite, convient-il d'inviter le malade à lire de près. Si dans ce cas l'acuité visuelle est bonne, vous en concluez qu'il est myope et par la distance plus ou moins grande à laquelle il tient son livre vous concluez que la myopie est plus ou moins forte.

CHAPITRE VII

DÉTERMINATION DE LA RÉFRACTION STATIQUE ; NUMÉROTAGE DES VERRES D'ESSAI.

Dans ce qui va suivre il n'est question que de myopie et d'hypermétropie. L'étude de l'astigmatisme régulier ou irrégulier formera un chapitre spécial.

Dans la détermination des anomalies de la réfraction il ne faut jamais perdre de vue les principes suivants :

1° La réfraction et l'accommodation sont deux choses absolument distinctes ;

2° L'acuité visuelle doit être déterminée en même temps que la réfraction.

Personne mieux que Donders n'a posé ces principes : « Il doit y avoir, dit-il, entre les anomalies de la réfraction et de l'accommodation une distinction bien tranchée, attendu que, dans leur essence, les idées de réfraction et d'accommodation sont tout à fait différentes. La réfraction oculaire proprement dite est la réfraction de l'œil à l'état de repos ; c'est une propriété de l'appareil dioptrique, qui tient à la forme même de cet appareil, mais elle est indépendante de toute action musculaire, par conséquent, indépendante de l'accommodation. L'accommodation de l'œil repose au contraire sur les variations de réfraction que peut déterminer une intervention musculaire volontaire ».

Ces deux états distincts, la réfraction et l'accommodation, peuvent être étudiés séparément ; il suffit pour cela de provoquer une détente complète du muscle accommodateur avec les mydriatiques ; mais en pratique il vaut mieux mesurer l'acuité visuelle en conservant à l'accommodation sa puissance ordinaire.

Les résultats qu'on obtient ainsi sont assez précis si on sait les interpréter judicieusement.

En présence d'un œil atteint de myopie ou d'hypermétropie, comment convient-il donc de s'y prendre pour se rendre compte de l'existence de l'un de ces vices de réfraction ?

Tout d'abord, l'aspect général du malade fournit des indications ; le myope a souvent les yeux saillants, volumineux, lorsqu'il regarde loin devant lui, ses yeux paraissent être en divergence ; de plus il n'est pas rare de lui voir fermer à demi les paupières comme pour diminuer l'intensité de l'éclairage, et obtenir ce qu'on obtient avec le trou d'épingle ou la fente sténopéique.

L'hypermétrope, au contraire, a souvent les yeux petits, très mobiles, enfoncés dans l'orbite.

La conformation de la tête peut encore fournir des renseignements précieux et il n'est pas douteux que les myopes soient plus souvent dolychocéphales que les hypermétropes, dont la tête est généralement construite sur le type de la brachycéphalie.

De plus, le malade donne des renseignements d'un grand intérêt. Il accuse la plupart du temps l'état de sa réfraction, en disant qu'il a la vue basse ou la vue longue et nous savons ainsi immédiatement s'il lui faut des verres concaves ou des verres convexes.

Il convient néanmoins de ne pas accorder un trop grand crédit aux affirmations du malade non plus qu'à sa conformation physique, afin de rechercher sans parti pris l'état de sa vision à l'aide des verres correcteurs, des verres d'essai.

Mais ici nous devons ouvrir une longue parenthèse et dire ce que sont ces verres d'essai et comment on les gradue.

Des verres d'essai. — Leur numérotage.

L'ancien système de numérotage des lentilles reposait sur la longueur du *rayon de courbure* qui était évalué en pouces ; c'est-à-dire qu'une lentille du n° 36, 30 ou 25 avait 36, 30 ou 25 pouces de longueur focale.

Ce système aujourd'hui complètement abandonné avait beaucoup d'inconvénients. Ainsi l'on admettait que le numéro de la lentille indiquait à la fois sa valeur réfringente et son rayon de courbure et pour cela on supposait que l'indice de réfraction du verre est de 1,50 (voir chapitre II) alors qu'il est de 1,534.

De plus, l'unité de ce système était forcément la lentille de 1 pouce de longueur focale ; cette unité était beaucoup trop forte. Il est inutile d'avoir cette lentille 1 dans les boîtes d'essai, parce qu'on ne s'en sert jamais dans la pratique. Il en résulte que toutes les lentilles en usage d'après l'ancien système ne représentent que des fractions d'unité et c'est là un inconvénient parce que tous les calculs qu'il faut faire au sujet de la valeur des lentilles se compliquent d'additions, de soustractions de fractions qui les rendent très longs.

Enfin, et ceci est encore une objection importante, le pouce n'est point une mesure uniforme correspondant à une grandeur universellement adoptée ; c'est une mesure arbitrairement choisie, inégale selon chaque pays ; le pouce de Paris, le pouce anglais, le pouce prussien, diffèrent notablement.

Pouce de Paris.......	27 mm. 07
— anglais........	25 mm. 40
— prussien	26 mm. 15

On a donc fabriqué, d'après ces diverses mesures, des verres de lunettes qui ne concordent pas entre eux.

Ces divers inconvénients avaient été remarqués par beaucoup d'ophtalmologistes, notamment par Donders, qui s'est servi dans ses études d'une lentille type égale à $\frac{1}{24''}$ (1) de l'ancien système.

Giraud-Teulon, en 1865, montra combien il était

(1) N.-B. — Dans l'ancien système le pied était représenté par le signe', le pouce par'', la ligne par'''.

7

commode d'exprimer par des nombres entiers, non la distance focale des lentilles, mais leur force réfringente. Il adopta, dès cette époque, pour unité de force réfringente $\frac{1}{216''}$ et simplifia ainsi considérablement les calculs.

Enfin, en 1867, au Congrès périodique international d'ophtalmologie, Javal proposa de numéroter les verres de lunettes suivant leur distance focale et de se servir, comme mesure de cette distance focale, du mètre et non plus du pouce.

Dans le même Congrès, Nagel proposa le système nouveau, celui dont nous nous servons aujourd'hui, c'est-à-dire le mètre comme mesure, non pas du rayon de courbure mais de la force réfringente. Cette proposition ne fut définitivement adoptée qu'en 1875 sur les instances de Donders, au Congrès de Bruxelles ; alors furent posés clairement les principes du nouveau numérotage des verres de lunettes tels que pendant longtemps Nagel les avait exposés.

Ces principes sont les suivants :

1. — Numérotage des verres de lunettes selon leur force réfringente.

2. — Choix d'une unité assez faible pour que les numéros des lentilles généralement en usage soient des nombres entiers et non des fractions.

3. — Substitution du mètre au pouce dans la mensuration des distances focales des lentilles.

4. — Progression croissante et régulière des intervalles entre les différents numéros.

L'unité du nouveau système, le n° 1 de la série des verres est une lentille de 1 mètre de distance focale.

Monoyer lui a donné le nom de dioptrie. Sa force réfringente est représentée par $\frac{1}{1 \text{ m.}}$. La lentille de 2 dioptries a une réfringence deux fois plus forte, c'est-à-dire une distance focale deux fois plus petite, soit 0,50 cm., sa valeur est représentée par $\frac{1}{0.50} = 2$. Celle de 3 D. a une longueur focale de 0,33 cm., et la formule $\frac{1}{0.33} = 3$ exprime sa réfringence.

Dans la pratique on a quelquefois besoin de lentilles plus faibles qu'une dioptrie, c'est pourquoi on a admis des fractions dans la dioptrie : soit 3/4 D. (0.75), 1/2 D. (0.5).

On a également intercalé des quarts de dioptrie entre les numéros faibles de la série jusqu'au 2 D. 5, et des demi-dioptries de 2.25 à 6.

Dans les numéros élevés de la série, au contraire, l'intervalle d'une dioptrie a paru trop petit et l'on a pu supprimer le n° 19.

L'intervalle qui sépare les numéros de la série est, comme on le voit, un quart ou une demi-dioptrie pour les numéros faibles, une dioptrie pour les numéros moyens. Une simple soustraction de deux nombres sans fractions suffit pour apprécier la différence qui sépare la valeur des verres.

La distance focale des verres ainsi gradués est facile à trouver quand on se rappelle que cette distance focale est l'inverse de la force réfringente. Étant donné, par exemple, une lentille de 4 dioptries, pour avoir sa distance focale, il n'y a qu'à diviser $\frac{1 \text{ m.}}{4} = 0,25$. Cinq dioptries correspondent à $\frac{1 \text{ m.}}{5} = 0,20$.

De même, quand on connaît la distance focale on arrive facilement à déterminer le numéro de la lentille en divisant 1 mètre ou 100 cm. par la mesure de cette distance focale.

Pour trouver, par exemple, le nombre de dioptries correspondant à une longueur focale de 40 cm., on aura : D. $= \frac{100}{40} = 2$ D. 5.

Il arrive souvent, dans la pratique, qu'on a besoin de convertir des lentilles numérotées suivant l'ancien système en lentilles numérotées suivant le système nouveau, aussi faut-il bien connaître les rapports qui existent entre ces deux modes de numérotage.

On obtient facilement cette conversion par le calcul suivant :

Le mètre vaut 36 pouces. Une lentille d'une dioptrie correspond donc au numéro 36 de l'ancien système. Une lentille de deux dioptries a 18 pouces ou 0,50 cm. de longueur focale ; trois dioptries avec 33 cm. ou 12 pouces de foyer correspondent à l'ancien numéro 12 ; une dioptrie égale donc $\frac{36}{1} = 36$; 2 dioptries $\frac{36}{2} = 18$; 3 dioptries $\frac{36}{3} = 12$ — etc. etc.

Il faut diviser le chiffre 36 *par le numéro en dioptries pour avoir la valeur en pouces.*

De même si on connaît la valeur en pouces, il suffira de diviser 36 par ce nombre pour avoir la valeur en dioptries. Exemple : une lentille de 36 pouces vaut $\frac{36}{36} = 1$ dioptrie, de 9 pouces elle vaut $\frac{36}{9} = 4$ dioptries, etc., etc.

Rien n'est donc plus facile que cette conversion, il suffit pour passer de l'ancien système au nouveau de diviser 36 par le numéro de la lentille (numéro représentant le nombre de pouces de la longueur focale) et pour passer du nouveau système à l'ancien, il suffit de diviser le même chiffre 36 par le chiffre exprimant la valeur de la lentille en dioptries.

Dans tout ceci nous supposons que l'indice de réfraction est égal à 1,50, c'est-à-dire (voir 2e chapitre), que le rayon de courbure égale la distance focale; en réalité il n'en est pas ainsi et tous ces calculs sont entachés d'erreur puisque l'indice de réfraction du verre est de 1,534. Mais dans la pratique cette erreur est parfaitement négligeable; elle ne gêne nullement la recherche du verre correcteur et permet le meilleur traitement possible du vice de réfraction.

Le tableau ci-après indique les équivalences des deux systèmes.

Lorsqu'on se trouve en présence d'un verre sphérique indéterminé, on désire souvent en connaître la valeur dioptrique. Pour cela, il suffit, lorsqu'on peut se contenter d'une approximation relative, de chercher dans la boîte des verres d'essai quel est le verre qui neutralise celui dont on veut connaître la réfringence. Soit, par exemple, un verre sphérique concave, par le toucher on peut apprécier à peu près sa distance focale; on lui superpose un verre convexe positif correspondant et on regarde au loin un objet quelconque. Le verre positif ainsi placé contre le verre négatif et neutralisant exactement ce verre, donne la distance focale demandée du verre négatif.

DIOPTRIES MÉTRIQUES	LONGUEUR focale EN MÈTRES	LONGUEUR focale EN POUCES
0.25	4.00	144
0.50	2.00	72
0.75	1.33	48
1.00	1.00	36
1.25	0.80	30
1.50	0.66	24
1.75	0.57	20
2.00	0.50	18
2.25	0.44	16
2.50	0.40	14
3.00	0.33	12
3.50	0.285	10 1/2
4.00	0.25	9
4.50	0.222	8
5.00	0.20	7
5.50	0.18	6 1/2
6.00	0.166	6
7.00	0.143	5 1/2
8.00	0.125	4 3/4
9.00	0.111	4
10.00	0.100	3 3/4
11.00	0.090	3 1/2
12.00	0.083	3 1/4
13.00	0.077	3
14.00	0.071	2 3/4
15.00	0.066	2 1/2
16.00	0.062	2 1/4
18.00	0.055	2
20.00	0.050	1 3/4
22.00	0.045	1 1/4

N. B. — Dans ce tableau il est convenu que le mètre compte 36 pouces.

Cet examen nécessite une certaine habitude. Pour le conduire rapidement à bonne fin il faut se souvenir que les déviations parallactiques du verre qu'on examine, c'est-à-dire que les déplacements à droite, à gauche, en haut et en bas varient selon qu'on a affaire à un verre convexe ou concave. *Si c'est un verre convexe l'image fuit en sens inverse du verre, si c'est un verre concave elle se déplace dans le même sens.*

Par conséquent, si l'on examine un verre concave en plaçant au-devant un verre convexe, la neutralisation du premier par le second ne sera pas complète tant que le déplacement se fera dans le même sens. Si au contraire l'image marche en sens contraire, c'est que le verre convexe, pris comme *juge*, est plus fort que le concave examiné. Assez rapidement on arrivera ainsi à trouver un verre qui neutralisera exactement celui dont on cherche la valeur.

Mais ce procédé est lent à cause des tâtonnements qu'il nécessite ; c'est pour obtenir plus rapidement et plus simplement un résultat précis que Badal a imaginé son phakomètre.

Cet instrument (voir fig. 33), se compose de deux tubes invaginés l'un dans l'autre et glissant à frottement doux. Le premier tube porte une lentille biconvexe séparée de l'extrémité de l'instrument par une distance égale à sa longueur focale.

A l'extrémité de ce premier tube se trouve un ressort spécial dans lequel on fixe le verre à examiner, de telle sorte que le verre dont on ignore la distance focale et la lentille de l'appareil sont placés à une distance fixe qui est précisément la longueur focale de la lentille de l'instrument.

Le 2e tube porte à l'extrémité interne (celle qui est cachée dans le premier tube), un écran qui grâce au mouvement de glissement s'approche ou s'éloigne de la lentille. Cet écran semblable à celui des appa-

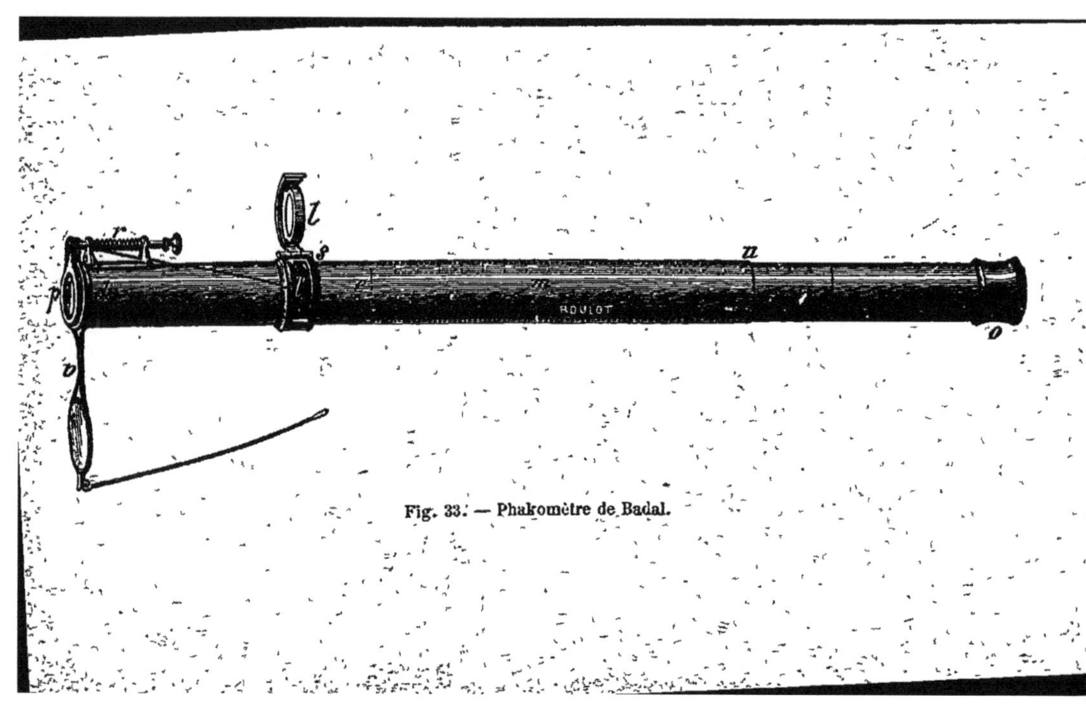

Fig. 33. — Phakomètre de Badal.

reils photographiques est chargé de recevoir l'image de l'objet extérieur dont les rayons viennent traverser au préalable la lentille dont on cherche la longueur focale et celle du phakomètre.

La lentille l' a 10 dioptries de réfringence ; (v. fig. 33) son foyer est par conséquent à 10 cm. ; si, après avoir placé le verre à examiner, on constate que l'image des objets extérieurs va se produire sur l'écran ainsi placé au foyer à 10 cm., on peut affirmer que le verre est neutre. Au contraire un verre convexe vous oblige à rapprocher l'écran de la lentille l' parce que celle-ci recevant des rayons convergents les réunit en deçà de son foyer. Plus le verre convexe est considérable plus il faut rapprocher l'écran de la lentille de l'instrument.

Comme l' est à 10 cm. de p, si le verre convexe à examiner a plus de 10 dioptries, vous devez, pour rapprocher l'écran suffisamment, faire sortir la lentille de l'appareil par le mécanisme représenté en l. L'écran peut alors s'approcher davantage de la lentille examinée et le point où il reçoit une image nette, indique le foyer de la lentille et sa valeur.

Pour les verres concaves au lieu de rapprocher l'écran de la lentille il faut l'éloigner d'autant plus que la lentille est plus concave.

Mais l'écran ne peut recevoir d'image que si la lentille n'a pas plus de 10 D. ; pour les verres plus divergents, il faut leur juxtaposer une lentille positive de 10 dioptries qui supprimera 10 D. négatives.

Si on trouve ensuite 2 dioptries négatives, on saura qu'il faut ajouter le chiffre 10.

Pour que l'épreuve soit bonne, il faut fixer de préférence des objets offrant d'assez fins détails afin de bien mettre au point. On fixe par la fenêtre une branche d'arbre, une grille, les affiches d'une rue. Dans la pratique, il suffit de lire sur le deuxième tube la longueur de laquelle il a fallu le faire glisser pour le mettre au point. La longueur focale de la lentille examinée y est exprimée en dioptries.

CHAPITRE VIII

APPLICATION DES VERRES D'ESSAI. — DIAGNOSTIC PAR L'EXAMEN SUBJECTIF DE L'EMMÉTROPIE, DE L'HYPERMÉTROPIE ET DE LA MYOPIE. — DÉTERMINATION DE L'AMPLITUDE D'ACCOMMODATION.

Dans l'un des chapitres précédents nous nous sommes familiarisés avec les échelles qui servent à mesurer l'acuité visuelle, d'autre part, nous venons de parler des verres d'essai ; nous allons maintenant utiliser les données ainsi posées pour arriver au diagnostic dont il est question.

Prenons par exemple l'échelle pour l'acuité visuelle de Monoyer ; lorsque cette échelle est placée à 5 mètres, le malade doit lire les lettres de la dernière ligne, s'il est emmétrope et si son acuité visuelle est normale.

Supposons que l'acuité visuelle de notre malade soit connue, que dans certains cas, à certaines distances et pour certains travaux sa vision soit très bonne. Il s'agira évidemment d'un vice de réfraction auquel on pourra remédier en faisant passer devant l'œil des verres convexes ou concaves qui augmenteront ou diminueront d'autant le pouvoir réfringent de l'œil.

Dans ces conditions, après avoir fait asseoir le malade à cinq mètres de l'échelle suffisamment éclairée, on procède de la façon suivante.

Un œil, l'œil gauche par exemple, est masqué, soit par la main de l'observé, soit par celle de l'observateur ou mieux à l'aide d'un verre opaque qu'on introduit dans la lunette. On procède alors à l'examen de l'œil droit.

Tout d'abord on commence cet examen par un verre convexe de 1 dioptrie. Ou la vision est troublée, ou elle reste normale ; supposons que le malade continue à lire toutes les lettres de l'échelle, on peut dans ce cas en conclure hardiment qu'il est hypermétrope, c'est-à-dire qu'il possède un déficit de réfraction.

Au moment où l'on place devant l'œil un verre convexe d'une dioptrie, le malade diminue d'une dioptrie son effort d'accommodation et la vision reste la même.

Ceci ne peut avoir lieu que chez un hypermétrope, l'emmétrope parfait ne pourra supporter un verre convexe de 1 D. pour voir de loin, et ceci s'explique bien puisqu'un œil emmétrope voyant par une lunette d'une dioptrie est dans la position d'un œil normal qui accommode pour un mètre. Les objets qui lui paraissent nets sont placés à un mètre de distance. Ceux qui sont placés à cinq mètres forment sur la rétine un cercle de diffusion.

Donc, pour reprendre notre exemple, supposons que l'œil de notre malade conserve son acuité avec une lentille convexe de 1 dioptrie ; on fait passer successivement des lentilles de 1,50, de 2, de 2,50 de 3 D. jusqu'au moment où l'acuité diminue ; le verre le plus fort qui laisse au malade son acuité la plus grande, mesure exactement son hypermétropie.

Mais ici, il convient d'ouvrir une parenthèse ; pour que l'examen donne ce résultat précis, il est absolument nécessaire que l'accommodation soit relâchée ; c'est-à-dire que l'appareil dioptrique de l'œil soit à son minimum de réfringence. Or, chez l'hypermétrope il n'en est pas toujours ainsi ; souvent les efforts d'accommodation auquel le malade s'est livré produisent une contracture, un spasme du muscle qui ne permet pas le relâchement de l'accommodation, et dans ce cas, avec le verre correcteur, on n'aura que la valeur de l'hypermétropie manifeste, non celle de l'hypermétropie latente,

Il peut même arriver que la contracture soit assez considérable pour placer l'hypermétrope dans des conditions telles qu'il ne puisse supporter les verres convexes. Lorsque, par exemple, l'hypermétropie est de 4 dioptries, et que le patient, encore assez jeune, affligé d'une contracture du muscle ciliaire, accommode de 5 dioptries, notre sujet aura son punctum remotum à un mètre, c'est-à-dire qu'il sera myope, que les verres convexes diminueront encore sa vision et que le verre concave approprié rétablira l'équilibre ; ce fait est loin d'être rare et déroute beaucoup de commençants. Aussi importe-t-il extrêmement de retenir la proposition suivante.

Lorsqu'un vice de réfraction est amélioré par un verre concave faible, et aggravé par un verre convexe ou par un concave de moyenne force, il faut toujours songer à la contracture, à l'asthénopie accommodatrice et la rechercher.

S'il s'agit d'un sujet jeune, amélioré par un concave de 1 Dioptrie ou 2 D. et ne pouvant en aucune façon voir avec un concave plus fort, il s'agira évidemment d'un hypermétrope avec contracture car, un myope de 2, 3 Dioptries, pourrait, s'il avait à sa disposition toute son accommodation, compenser le déficit artificiel apporté à sa réfraction par un verre un peu plus fort que sa myopie.

On recherchera alors les symptômes qui accompagnent d'habitude la contracture ; on constatera du myosis plus ou moins accusé ; le malade souffrira ou aura souffert de névralgies frontales plus ou moins vives ; parfois même une injection périkératique ou conjonctivale sera le résultat du spasme accommodateur; mais tous ces signes peuvent être faibles ou faire absolument défaut et le meilleur moyen pour relâcher l'accommodation et mesurer par la méthode de Donders l'hypermétropie totale, consiste à paralyser complètement le muscle de Brücke à l'aide des mydriatiques. Vous savez qu'on entend par mydriatiques des agents qui suppriment la puissance du muscle ciliaire : ce sont l'atropine, l'homatropine, etc.

Les physiologistes qui ont étudié le mode d'action des mydriatiques ont remarqué que la pupille commence à se dilater au bout de 12 minutes et qu'en 24 heures la mydriase atteint son maximum qu'elle conserve pendant plus d'une journée. Elle ne revient que lentement et graduellement au diamètre normal et à la mobilité physiologique qu'elle recouvre seulement au bout de plusieurs jours.

D'après Donders, la diminution de l'accommodation commence à se faire sentir quelque peu après l'influence de l'atropine sur la pupille, mais c'est surtout le maximum d'effet sur le muscle ciliaire, la paralysie totale de l'accommodation qui vient plus tard. Il faut 2 heures environ pour la supprimer absolument.

La plus faible solution capable de paralyser l'accommodation est de $\frac{1}{1200}$. La durée de son action sur le muscle ciliaire est à peu près de 24 heures, tandis qu'elle dure beaucoup plus longtemps sur la pupille.

La dissociation qui existe entre l'action des mydriatiques en général et de l'atropine en particulier, d'une part sur la pupille, d'autre part sur le muscle accommodateur, nous montre qu'il ne faut pas croire à la paralysie de l'accommodation toutes les fois que la pupille est dilatée. Il faut, pour obtenir la suppression du pouvoir accommodateur, placer le collyre plusieurs heures avant l'examen.

Mais ce procédé, très facile d'ailleurs à mettre en usage, a dans la pratique beaucoup d'inconvénients. D'abord la paralysie du muscle dure plusieurs jours au détriment d'un grand nombre de malades ; de plus, lorsque le sujet a dépassé la quarantaine, l'instillation de l'atropine peut présenter chez lui quelques dangers, augmenter, par exemple, la tension de l'œil jusqu'à produire du glaucome aigu.

Aussi dans la pratique a-t-on plus volontiers recours aux procédés objectifs dont nous parlerons plus tard, procédés qui permettent, sans l'aide des mydriatiques, de mesurer exactement l'hypermétropie.

Revenons à notre malade et à son œil droit, l'œil gauche étant toujours recouvert ; le verre convexe diminue sa vision ; on choisit alors un verre concave ; si l'individu est emmétrope et possède encore une certaine quantité d'accommodation, les premiers verres concaves n'améliorent pas sa vision, mais lui laissent une acuité visuelle maxima, parce qu'à l'aide de son accommodation le malade lutte contre la réfringence négative du verre ; mais il est possible d'assister en quelque sorte à l'effort d'accommodation fait par le malade ; quand on lui présente le verre sa vue se trouble, ce n'est que lorsqu'il regarde avec attention, qu'il cherche à fixer, que les lettres de l'échelle lui apparaissent de nouveau, un peu amoindries dans leurs dimensions par le verre négatif, mais toujours nettes. On comprend qu'un emmétrope de 30 ans puisse ainsi compenser la réfringence négative d'un verre de 7 dioptries, celui de 45 ans d'un verre de 2 dioptries, etc.

Il ne faudra donc pas conclure de la possibilité de la vision par un verre concave, que le sujet est myope ; il pourra être emmétrope et accommoder.

Il n'en est pas ainsi lorsqu'au préalable on aura paralysé l'accommodation ; il est évident qu'alors, cette force n'intervenant pas, le verre concave troublera immédiatement la vision à distance de l'emmétrope.

Mais il sera presque toujours inutile d'avoir recours à cet artifice, la paralysie de l'accommodation, artifice dont nous avons d'ailleurs signalé les inconvénients plus haut, car il est facile de discerner immédiatement si, oui ou non, on a affaire à un myope.

Si la myopie existe, de deux choses l'une, ou elle est faible ou bien elle est moyenne ou élevée.

1° *Myopie faible.* — Lorsque le malade atteint de myopie faible regarde l'échelle à 5 mètres, il ne voit que les 5 ou 6 premières lignes et nullement la dernière ou les deux dernières ; le verre concave lui donne immédiatement une vision meilleure, et il lira sur votre demande une ligne de plus ou toutes les lignes. En augmentant ou en diminuant le verre employé, on arrive ainsi à trouver le maximum d'acuité visuelle, c'est-à-dire le verre qui corrige la myopie totale, verre qu'il faut d'ailleurs bien rarement prescrire ainsi que nous le dirons quand nous ferons l'étude clinique de la myopie.

2° *La myopie est assez forte ou très forte.* — Donnez au malade un livre et faites-le lire ; vous verrez qu'il approche immédiatement ce livre de l'œil jusqu'à 20, 15, 10 cm. de la cornée ; il vous donne du même coup approximativement son punctum remotum. Guidé par le renseignement que fournit ainsi la vision de près, on invite de nouveau le malade à regarder les échelles placées à 5 mètres, en mettant devant son œil le verre correspondant au remotum approximatif ; un verre de 6 D. s'il a lu à 15 cm., de 10 D. s'il a lu à 10 cm., etc., etc. Immédiatement le sujet accuse une

8

amélioration très grande de son acuité visuelle. En tâtonnant on recherche le verre qui lui permettra de voir le plus grand nombre de lettres et les plus petites ; on obtiendra ainsi la mesure exacte de son acuité après correction de sa réfraction.

Toutefois il est bien certain que malgré la meilleure volonté beaucoup de myopes ne relâchent pas leur accommodation complètement lorsqu'on les examine selon la méthode de Donders. Ils augmentent leur myopie de toute la contraction involontaire de leur muscle ciliaire, de là très souvent, toujours même chez les sujets jeunes, une erreur en plus dans l'appréciation du degré de la myopie. Si l'on tient à posséder une mensuration très précise, on aura recours à l'atropine qui ne laissera plus paraître que la réfraction statique de l'œil.

Détermination de la réfraction dynamique, de l'amplitude d'accommodation.

Par la méthode de Donders que nous venons d'analyser on apprécie la réfraction statique ; il convient ensuite, lorsqu'on veut faire un examen approfondi, de mesurer la réfraction dynamique, l'amplitude d'accommodation.

Pour cela il suffit de rechercher la situation du proximum.

On l'obtient en se servant de très petits caractères d'imprimerie ou de groupes de points noirs sur un fond clair, ou encore de fils noirs sur un fond blanc tendus dans un cadre.

Ces objets sont rapprochés de l'œil jusqu'au moment où ils commencent à devenir indistincts. Ils se trouvent alors au punctum proximum et, ce point connu, il est bien facile de savoir la puissance de l'accommodation.

Si le sujet est emmétrope il suffira de diviser 1 par la distance du proximum pour savoir combien il possède de dioptries d'accommodation. Ex. : un sujet emmétrope a son proximum à 10 cm., il aura $\frac{1}{0.10} =$ 10 dioptries d'amplitude d'accommodation.

Si le sujet est hypermétrope ou myope, il faudra dans ce calcul tenir compte de son vice de réfraction. Un hypermétrope de 3 d. qui a son proximum à 10 cm. aura évidemment 10 d. + 3 d. de puissance accommodatrice, au contraire un myope de 3 d. qui aura son proximum à 10 cm. n'aura que 10 — 3 = 7 dioptries d'accommodation.

En pratique, la détermination du proximum présente quelquefois des difficultés.

Lorsque l'acuité visuelle est faible, on peut malgré une bonne amplitude d'accommodation ne pas voir les petits caractères d'imprimerie, il faut alors se servir d'objets plus volumineux et bien colorés.

Landolt détermine la réfraction statique en employant le procédé suivant :

Il se sert d'un ruban divisé d'un côté en centimètres, de l'autre en distances focales, portant les numéros des dioptries correspondantes. L'extrémité zéro de ce ruban est attachée au manche d'un cadre dans lequel on peut introduire un diaphragme avec des ouvertures, ou un papier avec des objets types quelconques. Ce cadre est rapproché de l'œil jusqu'à ce que les objets commencent à devenir indistincts. Le ruban indique d'un côté la distance du punctum proximum, de l'autre les dioptries correspondantes.

Dans tous les cas le principe est le même ; la solution du problème consiste dans la recherche du remotum et du proximum et dans l'application de la formule précédemment établie (4e chapitre) $A = P - R$.

Lorsque le sujet est emmétrope $R = \infty = O$ et l'amplitude d'accommodation égale le punctum proximum, puisque $A = P$.

En d'autres termes *l'amplitude d'accommodation chez un emmétrope est égale à une lentille convexe d'un foyer équivalent à la distance du proximum.*

Pour apporter dans ce calcul une rigueur absolue il faudrait mesurer le proximum à partir d'un point correspondant au point nodal de l'œil, situé en chiffres ronds à 5 mm. en arrière de la cornée, mais cette extrême précision est bien rarement nécessaire pour ne pas dire tout à fait inutile en pratique.

Lorsque le sujet est myope ou hypermétrope, avant de rechercher son amplitude d'accommodation il faudra connaître très exactement le degré de son vice de réfraction, c'est-à-dire connaître la valeur de R avant de rechercher celle de P.

L'hypermétrope ayant un remotum négatif et le malade devant faire une première dépense d'accommodation pour le reporter à l'infini, la formule pour lui devient $A = P + R$.

Pour le myope, au contraire, l'amplitude d'accommodation est d'autant plus faible (pour un même proximum) que R est plus rapproché ; elle sera toujours exprimée par la différence des deux lentilles, dont la longueur focale sera mesurée par la distance respective du proximum et du remotum. On appliquera la formule A = P — R.

Un bon moyen d'obtenir l'amplitude d'accommodation consiste encore à présenter au sujet emmétrope, placé à 5 mètres de l'échelle, une série de lentilles concaves jusqu'à celle qui commence à troubler la vision. Les verres concaves seront neutralisés par l'effort accommodatif, tant que le pouvoir négatif des premiers ne dépassera pas le pouvoir positif du second. Un enfant de 10 ans pourra ainsi voir à travers un verre concave de 14 dioptries ; le verre 15 commencera à troubler la netteté de sa vision ; il est dès lors évident que le changement de courbure de son cristallin équivaut à une lentille positive de 14 dioptries.

La mesure de l'amplitude d'accommodation à l'aide des optomètres que nous ne tarderons pas à connaître est basée sur cet artifice.

CHAPITRE IX

DE L'ASTIGMATISME.

L'étude de l'astigmatisme est de date assez récente ; il n'y a que quelque vingt années que cette question est définitivement entrée dans la pratique ordinaire de l'ophtalmologie. La plus ancienne observation est due à Young (1800) qui étudia sur lui-même cette anomalie de la réfraction. Ce physicien éminent constata que la distance la plus éloignée de la vision distincte était pour lui de 7 ou 10 pouces anglais, selon que sa vision s'effectuait dans un plan horizontal ou vertical.

Young remarqua que cette anomalie était due à l'état de son cristallin, car en plongeant sa cornée dans l'eau de manière à supprimer presque complètement son effet réfringent, la différence de réfraction des deux méridiens vertical et horizontal restait la même.

La découverte mémorable de Young fut d'abord inaperçue et l'histoire de l'astigmatisme ne se composa pendant longtemps que d'observations isolées. Toutefois il convient de citer Fischer qui sans connaître les travaux de Young mesura à cette époque un certain nombre de cornées et signala de fréquentes anomalies dans leurs courbures. Signalons de même, qu'un horloger, nommé Chamblant, se servit utilement des verres cylindriques sans d'ailleurs se rendre compte de leur action.

En 1817, Brewster s'attacha à démontrer que les irrégularités de la vision des astigmates étaient dues au liquide qui mouille la cornée, démonstration d'ailleurs facilement réfutée par ses contemporains.

Les verres cylindriques et leur mode d'action furent étudiés scientifiquement par Airy en 1827. Comme Young, cet auteur remarqua qu'il avait deux punctum remotum, selon qu'il adaptait les objets à son méridien vertical ou horizontal.

Sturm donna en 1845 une théorie complète de l'astigmatisme et à partir de cette époque les travaux deviennent plus nombreux. Hamilton, Goode publient d'intéressantes observations. Stokes imagine sa double lentille cylindrique depuis modifiée par Javal ; enfin, en 1852, le commandant du génie Goulier, professeur à l'Ecole d'application de Metz, corrige de nombreux cas d'astigmatisme avec les verres cylindriques.

Mais quelle que soit la valeur des travaux que nous venons de citer, la détermination de l'astigmatisme ne rentrait pas dans la pratique courante. Les oculistes connaissaient très insuffisamment ce vice de réfraction lorsque Helmoltz imagina son ophtalmomètre. Cet instrument permettait de mesurer les courbures de la cornée et par conséquent de déterminer la valeur différente des différents méridiens. Knapp en 1859 et 1862 en montra toute l'importance pratique. C'est dans la même année (1862) que parut le travail immortel de Donders, *Astigmatisme en cylindrische glaser* et dès cette époque l'astigmatisme fut définitivement connu.

Les travaux intéressants qui ont été publiés depuis sont très nombreux et il est bien inutile de les citer ici. Il est juste cependant de rappeler les remarquables études de notre compatriote Javal, qui en 1865 décrivit dans les *Annales d'oculistique* l'astigmomètre binoculaire et en 1881 imagina avec son élève Schiötz l'ophtalmomètre qui est maintenant classique.

Vision des astigmates.

L'astigmatisme est caractérisé par ce fait que les rayons venus d'un même point ne vont pas après leur réfraction dans l'œil se réunir au même point. En termes scientifiques on peut dire que le faisceau incident homocentrique ne forme pas un faisceau réfracté également homocentrique.

Puisque, comme Knapp l'a le premier bien montré, la cornée présente toujours une forme plus ou moins irrégulière, les astigmates sont extrêmement nombreux, mais en pratique ce vice de réfraction n'est sensible que lorsque la différence dans la valeur réfringente des méridiens est assez considérable pour troubler manifestement la vision.

Lorsque la cornée est absolument régulière sa forme est celle du solide géométrique auquel on a donné le nom d'ellipsoïde à trois axes inégaux. Dans ce cas les méridiens présentent la même réfringence.

Lorsque les méridiens sont différents le vertical est d'habitude le plus courbe et l'horizontal le moins courbe, l'astigmatisme est alors *conforme à la règle.* Mais il n'en est pas forcément ainsi et l'on dit l'astigmatisme contraire à la règle lorsque le méridien vertical est moins courbe, moins réfringent que l'horizontal.

Les méridiens qui présentent le minimum et le maximum de réfringence de la cornée sont perpendiculaires l'un à l'autre. Ils portent le nom de méridiens principaux.

L'œil astigmate, qui présente ainsi deux méridiens principaux, différents dans leur courbure et perpendiculaires entre eux, est atteint d'astigmatisme régulier, expression qu'il ne faut pas confondre avec celle d'astigmatisme conforme à la règle. Cette dernière expression indique que le méridien vertical est plus courbe que l'horizontal. Le mot régulier signifie simplement que les méridiens principaux sont réciproquement perpendiculaires.

Dans l'astigmatisme irrégulier, la cornée est le siège de déformations multiples qui résultent de kératites chroniques, de taies plus ou moins anciennes, etc., etc.

Cette variété d'astigmatisme n'est guère améliorée que par le trou sténopéique, et ce n'est que par le tâtonnement qu'on arrivera à connaître ce vice de réfraction, qu'on ne pourra d'ailleurs bien étudier qu'à la faveur des notions que nous allons acquérir touchant l'astigmatisme régulier.

Pour bien nous rendre compte de la façon dont la

vision s'exerce dans le cas d'astigmatisme régulier, il importe de bien étudier la figure schématique ci-

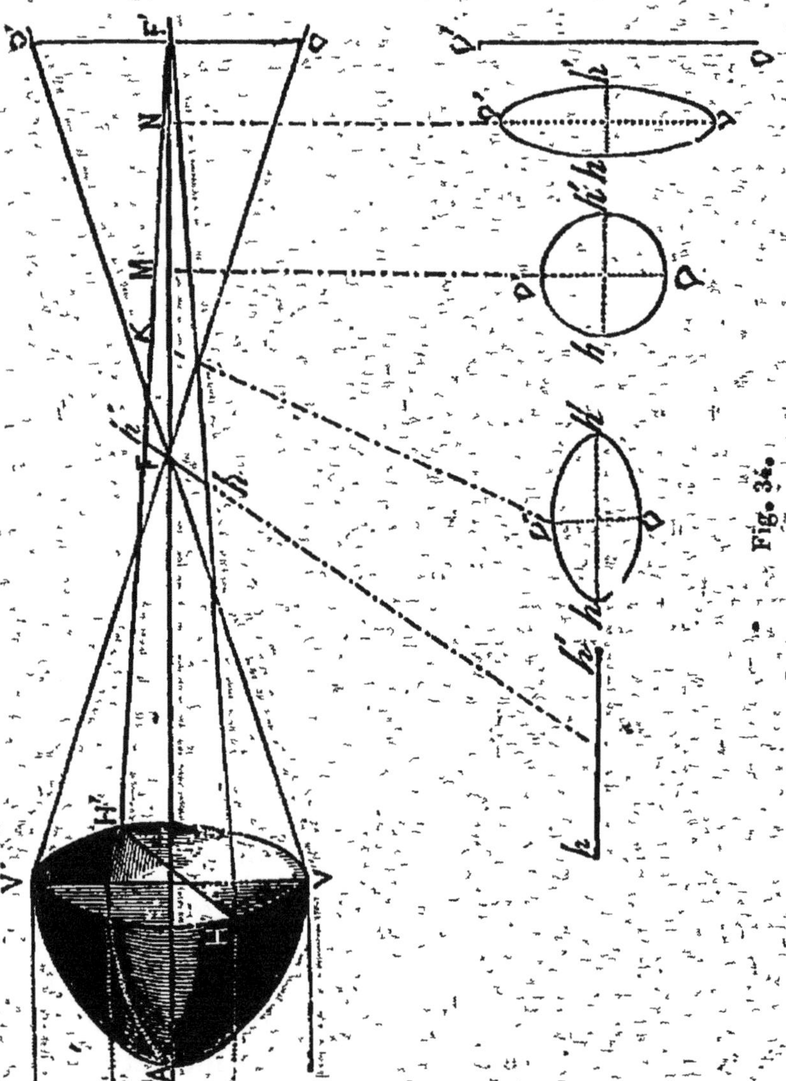

Fig. 34.

jointe, que nous empruntons à l'excellente thèse d'agrégation d'Imbert (Fig. 34).

Le solide placé à gauche de la figure représente une cornée dont le méridien vertical V' A V est plus courbe que le méridien horizontal H' A H. Il en résulte que les rayons incidents arrivés en parallélisme se réunissent en F lorsqu'ils se réfractent selon le méridien vertical, et en F' lorsqu'ils passent par le méridien horizontal.

Supposons que la rétine soit placée en F, le méridien vertical sera adapté pour les rayons parallèles ; il sera emmétrope. Tous les rayons lumineux émanés d'un point placé au delà de 5 mètres formeront un point en se réfractant selon ce méridien adapté, mais les autres rayons réfractés par le méridien horizontal formeront sur la rétine une ligne horizontale. Un raisonnement analogue fait comprendre ce qui se passe si la rétine est au contraire placée en F'.

Ainsi, le point lumineux extérieur se peint par une ligne lorsqu'il est vu à l'aide du méridien non adapté. Au lieu d'un point lumineux, supposons une ligne lumineuse adaptée pour le méridien vertical.

Cette ligne doit être considérée comme une série de points. Chaque point vu par le méridien horizontal de l'œil astigmate fournit une ligne qui se continue avec les lignes voisines. La série des points .... donnera l'image suivante : ------------------------- et comme dans chaque ligne les points se touchent, la ligne sera continue. Elle différera simplement de la ligne lumineuse extérieure par sa plus grande longueur, due à la transformation en ligne de ses deux points terminaux.

Mais, chose capitale, cette ligne, vue à travers le

méridien non adapté, sera nette, noire. De là, cette première conclusion d'une importance majeure, savoir que toute ligne vue clairement par un astigmate est parallèle au méridien non adapté, c'est-à-dire perpendiculaire au méridien adapté pour la distance où se trouve cette ligne.

En continuant notre démonstration, prenons un point lumineux, adapté pour le méridien horizontal. Le méridien horizontal ne lui fera subir aucune déviation, mais le méridien vertical transformera ce point en une ligne et on aura au lieu d'un point arrondi le trait suivant |. Prenons une ligne horizontale composée de plusieurs points. . . . . Ces points donneront ceci ı ı ı ı ı ou ||||||, si nous supposons que tous les points se touchent. La ligne adaptée pour le méridien horizontal sera donc vue confusément dans le sens de ce méridien.

Ce fait domine l'histoire de l'astigmatisme ; il faut, après l'avoir bien compris, ne pas le perdre un seul instant de vue.

On peut se rendre expérimentalement très bien compte de ce que nous venons d'exposer en plaçant devant son œil reconnu emmétrope un verre cylindrique concave ou convexe et en regardant une croix formée des points représentés sur la fig. 35. En plaçant le verre verticalement les points verticaux forment chacun une traînée horizontale plus ou moins effacée et étalée suivant la force du cylindre (Fig. 36).

Les points placés horizontalement subissent naturellement le même phénomène, mais le résultat est tout différent parce que tous les points de la ligne horizontale allongés transversalement se recouvrent mutuellement : il en résulte une ligne nette d'un noir accusé, diffuse seulement à ses deux extrémités.

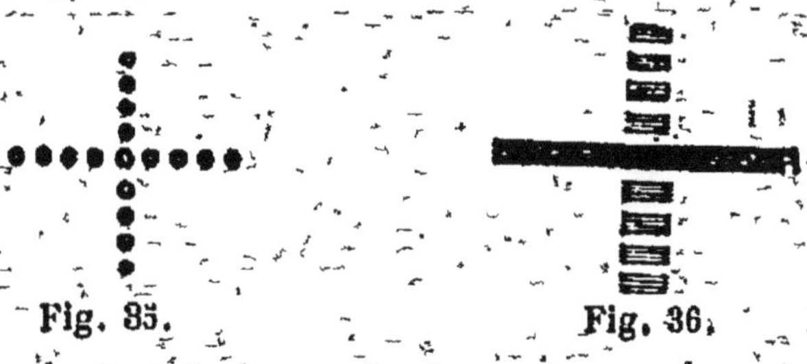

Fig. 35. Fig. 36.

Le verre cylindrique vertical a modifié le méridien horizontal de la cornée de l'observateur et le méridien vertical est seul resté adapté. Or, nous le disions tout à l'heure, la ligne vue nettement est toujours perpendiculaire au méridien adapté.

Pourquoi les choses se passent-elles ainsi ? Comment agit le verre cylindrique ? Qu'est-ce qu'un verre cylindrique ?

Des verres cylindriques.

On appelle lentilles cylindriques des verres obtenus par la section d'un cylindre creux ou plein, suivant un de ses diamètres ou suivant un plan parallèle à l'un de ses plans diamétraux.

Les cylindres sont convexes ou concaves.

La lentille cylindrique convexe est limitée d'un côté par une surface plane, de l'autre par une surface cylindrique à convexité extérieure. Si vous faites passer un plan parallèle à l'axe du cylindre, vous aurez deux surfaces de séparation parallèles. Si, au contraire, le plan coupe le cylindre convexe perpendiculairement à son axe, ce plan est limité par une surface sphérique extérieure. Dans le premier cas, on obtient la fig. 37, dans le second la fig. 38.

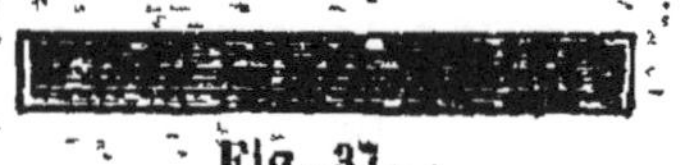

Fig. 37.

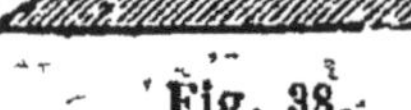

Fig. 38.

Le cylindre concave se comporte de la même façon selon que le plan par lequel on le coupe est perpendiculaire à l'axe ou parallèle. Dans le second cas, on obtient deux faces parallèles, dans le premier l'une des faces est sphérique concave.

Propriétés de ces lentilles. — On conçoit que ces lentilles cylindriques réfractent différemment les rayons incidents selon la direction que ces derniers affectent par rapport à l'axe du cylindre ; de telle sorte que tout rayon lumineux compris dans un plan parallèle à l'axe n'est pas dévié puisqu'il traverse une lame de verre à faces parallèles ; au contraire tout rayon incident compris dans un plan perpendiculaire à l'axe subit la même déviation que s'il traversait une lentille sphérique.

La formule que nous connaissons $\frac{1}{P} + \frac{1}{P'} = \frac{n-1}{R} + \frac{n-1}{R'}$ s'applique aux cylindres comme aux lentilles sphériques, mais avec cette différence que l'une des faces étant plane $\frac{n-1}{R'} = \frac{n-1}{\infty} = 0$, d'où $\frac{1}{P} + \frac{1}{P'} = \frac{n-1}{R}$; si, comme nous l'avons fait pour les lentilles sphériques, nous supposons l'objet à l'infini, $\frac{1}{P} = 0$ et P' devient F.

Par conséquent on a, $\frac{1}{F} = \frac{n-1}{R}$ ou $F = \frac{R}{N-1}$ et comme

N, indice de réfraction du verre vaut 1,50 $F = \frac{R}{1,50-1} = \frac{R}{0,50} = 2 R.$

De telle sorte, que dans les verres cylindriques la distance focale égale deux fois le rayon de courbure, tandis que dans les lentilles biconvexes ou biconcaves, rayon de courbure et distance focale se confondent.

Dans les verres cylindriques comme dans les verres sphériques les images se forment d'une façon variable selon la situation de l'objet par rapport au foyer principal et les règles que nous connaissons déjà ne subissent aucune modification.

En somme les verres cylindriques sont à la fois neutres et sphériques, il est donc possible avec eux de corriger l'un des méridiens de la cornée en laissant l'autre intact.

C'est là tout le secret de leur efficacité puissante.

Avant d'apprendre à nous en servir étudions plus complètement l'astigmatisme dans ses variétés, ses symptômes et son diagnostic.

Astigmatisme régulier simple, composé et mixte.

Par définition même l'astigmate présente, à l'état statique, lorsque son accommodation est complètement relâchée, des milieux dioptriques tels, que l'un des méridiens de la cornée (si celle-ci est seule en cause) possède un foyer F qui ne coïncide pas avec le foyer F' du méridien perpendiculaire.

Il peut arriver que le foyer F du méridien vertical soit sur la rétine ; ce méridien est alors emmétrope, tandis que l'autre est myope ou hypermétrope selon que F' tombe en deçà ou au delà de la rétine. *Dans ce cas, l'astigmatisme est simple.*

Si les deux foyers F et F' sont ailleurs que sur la rétine, tous les deux en avant ou tous les deux en arrière : *l'astigmatisme est composé.* Les méridiens sont tous les deux myopes ou tous les deux hypermétropes.

Si enfin l'un des foyers est en avant et l'autre en arrière, l'un des méridiens est myope, l'autre est hypermétrope : *l'astigmatisme est mixte.*

Quelle que soit la variété de l'astigmatisme chaque méridien a son punctum remotum R et R'. La différence en dioptries de ces deux valeurs mesure le degré du vice de réfraction et l'on peut écrire As = R — R'. Si, par exemple, le méridien vertical est myope de 3 dioptries, l'horizontal de 2 dioptries, on aura As = 3 D — 2 D = 1 dioptrie.

Lorsque l'astigmatisme est conforme à la règle le méridien vertical présente toujours une courbure plus forte que l'horizontal. Ainsi lorsque ce dernier est emmétrope, le premier est myope ; s'ils sont myopes tous les deux, l'excès de courbure est toujours plus considérable dans le diamètre vertical.

Souvent l'astigmatisme affecte les deux yeux et dans ce cas Javal a remarqué que lorsque les degrés d'astigmatisme ne sont pas les mêmes pour l'œil droit et pour l'œil gauche, les rayons de courbure des méridiens principaux de l'œil le moins astigmate ont des valeurs comprises entre celles des rayons de courbure des méridiens principaux de l'œil le plus astigmate.

Une ingénieuse comparaison fait bien comprendre sa pensée. Il prend une sphère en caoutchouc, gonflée et reposant sur un plan horizontal. En pressant verticalement sur cette sphère, la courbure du méridien vertical augmente tandis que celle du méridien horizontal diminue, et ces changements de courbure s'accuseront par un écart d'autant plus grand que la pression aura été plus forte. Si à côté de cette première sphère fortement pressée vous en placez une autre supportant une pression moins énergique, le méridien vertical de cette seconde sphère sera moins incurvé que celui de la première, et son méridien horizontal aura également subi une modification moins accusée que dans le premier cas. Les méridiens vertical et horizontal de cette seconde sphère auront évidemment des valeurs comprises entre celles des mêmes méridiens de la première.

Il résulte de ces faits des considérations pratiques qui ne sont pas sans importance. Si, par exemple, l'œil droit, plus astigmate que le gauche, a deux méridiens myopes, le vertical de 5 dioptries, l'horizontal de 2 dioptries, on doit s'attendre à trouver dans l'œil gauche des méridiens de 4 et de 3 D ou environ, et le choix des verres peut devenir plus rapide, à la faveur de ces notions préliminaires.

Nous avons supposé jusqu'ici que la différence dans la valeur réfringente des divers méridiens était exclusivement due à des irrégularités de courbure de la cornée. En réalité, ces irrégularités de courbure sont très fréquentes, mais elles ne représentent qu'une des formes de l'astigmatisme, l'astigmatisme cornéen. Il convient de lui opposer une autre variété : l'astigmatisme cristallinien.

Astigmatisme cristallinien.

Nous avons déjà vu que Young, qui le premier signala le vice de réfraction qui nous occupe, devait sa vision anormale à la lentille cristallinienne. Dans son cas, le cristallin était incliné sur son axe.

Quelquefois les contractions irrégulières du muscle ciliaire impriment à la lentille des formes anormales qui augmentent ou diminuent la valeur réfringente du méridien correspondant.

D'après Tscherning, d'ailleurs, l'axe du cristallin ne coïncide généralement pas avec l'axe visuel et la position oblique de la lentille oculaire entraînerait presque constamment un astigmatisme assimilable à l'astigmatisme cornéen contraire à la règle.

Mais, en pratique, il est bien rare que l'astigmatisme cristallinien doive être envisagé seul et il est surtout intéressant à connaître dans ses rapports avec l'astigmatisme cornéen.

La cornée humaine présente rarement des méridiens absolument égaux et cependant la vision s'exerce dans les meilleures conditions. Ceci tient évidemment au phénomène compensateur qui se passe du côté du cristallin.

Alors même que l'astigmatisme cornéen est élevé, l'astigmate, s'il est jeune encore, peut y remédier par une contraction irrégulière de son muscle ciliaire et voir parfaitement toutes les lignes du cadran. Il moule en quelque sorte son cristallin sur la cornée de telle façon qu'à l'excès de courbure de celle-ci corresponde le minimum de courbure de celui-là.

On se rend bien compte de la réalité des contractions irrégulières du muscle ciliaire en paralysant l'accommodation par l'atropine. Tel sujet qui, sans atropine, ne présente aucun trouble dans la vision, devient astigmate parce que le cristallin ne vient plus corriger l'irrégularité cornéenne.

On s'explique ainsi très bien pourquoi l'astigmatisme passe inaperçu pendant un certain nombre d'années pour apparaître ensuite lorsque, avec l'affaiblissement de l'accommodation, la souplesse du cristallin vient faire défaut.

Lorsque l'astigmatisme latent devient ainsi réel, le sujet fait d'habitude des efforts d'accommodation qui le conduisent à l'asthénopie. Il contracte ou cherche à contracter irrégulièrement son muscle ciliaire de façon à changer quand même la courbure du cristallin et à continuer le rôle compensateur de la lentille. Cette lutte, inutile d'ailleurs, se traduit par des migraines, des douleurs périorbitaires qui, bientôt, rendent tout travail impossible.

La déformation irrégulière du cristallin est donc, en général, une tentative de la nature pour remédier à la déformation de la cornée, mais il n'en est pas forcément ainsi. Parfois, la contraction du muscle ciliaire entraîne une hypercorrection qui se traduit par un astigmatisme de sens contraire et plus souvent la correction est insuffisante, de telle sorte que les effets de la déformation cornéenne subsistent en entier ou sont atténués dans une faible mesure.

Cet astigmatisme cristallinien, malgré sa grande importance, ne mérite cependant qu'une place secondaire, c'est l'astigmatisme cornéen qui domine ; c'est lui qu'il faut savoir bien reconnaître et mesurer.

CHAPITRE X

DE L'ASTIGMATISME (SUITE).

Diagnostic de l'astigmatisme. — Sa notation.

L'astigmatisme peut être apprécié par des moyens subjectifs et par des moyens objectifs.

DÉTERMINATION SUBJECTIVE DE L'ASTIGMATISME.

Cette détermination peut se faire selon que l'œil a été ou n'a pas été atropinisé ; dans le premier cas on mesure l'astigmatisme cornéen seul, dans le second cas, l'astigmatisme total, d'habitude assez différent.

C'est en somme cet astigmatisme total qu'il importe de connaître et nous allons supposer que le sujet n'a pas été atropinisé.

Avant de rechercher l'astigmatisme il faut soumettre chaque œil à l'examen des verres convexes et concaves afin de corriger préalablement l'hypermétropie et la myopie en se conformant aux règles posées dans la huitième leçon.

Ceci étant établi on place devant l'œil du sujet pourvu ou non d'un verre sphérique concave ou convexe, selon les cas, le cadran représenté ci-contre (Fig. 39).

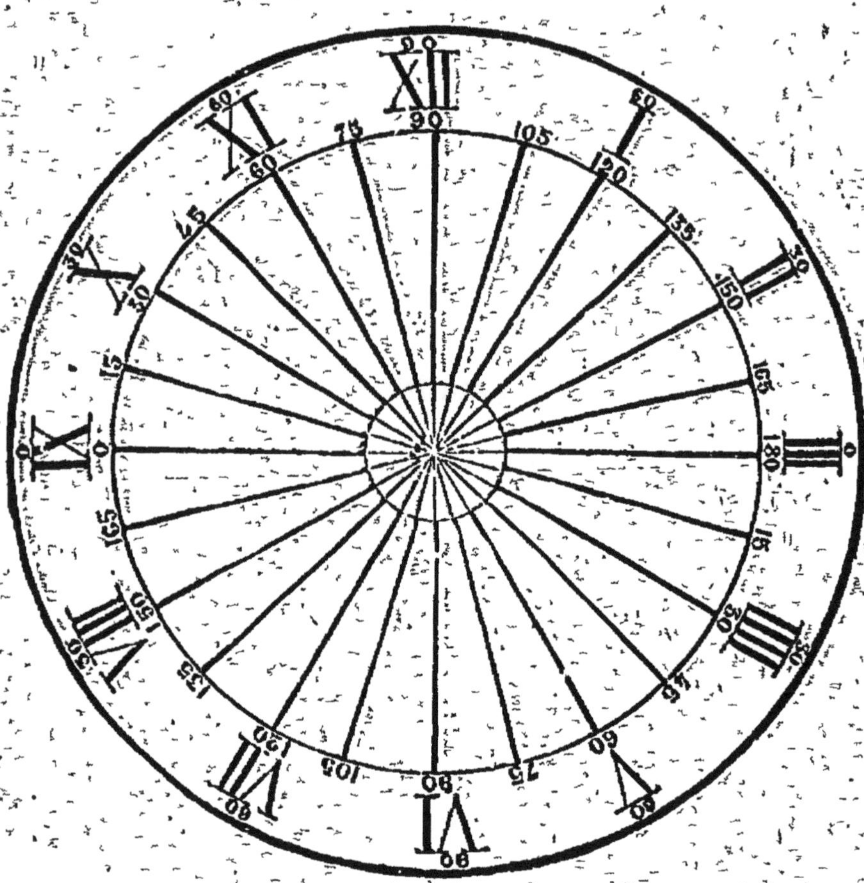

Fig. 39.

Si les rayons du cadran sont vus avec une égale intensité, il faut chercher ailleurs la cause du trouble visuel ; si, au contraire, une ligne paraît plus noire que les autres, ou si le malade ne voit nettement qu'un groupe de lignes on peut affirmer qu'il est astigmate.

Il importe alors que le sujet indique très exactement la ligne qu'il voit le mieux. Il semble *à priori* que rien ne soit plus facile à découvrir, malheureusement les indications inexactes ne sont pas rares, même de la part de malades adultes et intelligents. Les lignes vues claires et noires sont plus petites, plus étroites que les autres qui sont larges, diffuses et quelques sujets sont tentés d'indiquer comme la plus nette la ligne la plus grosse. Les enfants notamment font souvent des réponses erronées qui peuvent éloigner du diagnostic.

Supposons qu'après avoir bien pris toutes les précautions voulues pour avoir une réponse certaine, on apprenne que la ligne vue clairement est la ligne horizontale, celle qui va de 9 heures à 3 heures. On en concluera que le méridien vertical est adapté (V. page 124) et par conséquent que le verre cylindrique devra faire sentir son influence sur le méridien horizontal. Or, pour agir sur le méridien horizontal, l'axe du verre devra tout naturellement être perpendiculaire à ce méridien, et par suite perpendiculaire à la ligne vue clairement.

De là cette conclusion majeure que le verre cylindrique devra dans la lunette occuper une situation telle que son axe soit perpendiculaire à la ligne du cadran désignée par le malade.

On connaît ainsi *la position du cylindre correcteur*, mais il reste à savoir si ce verre doit être convexe ou concave. On ne peut guère trancher cette difficulté que par le tâtonnement. On essayera deux ou trois de ces verres cylindriques en les superposant au verre sphérique primitivement trouvé ou en les mettant isolément dans la lunette si le sujet se comporte comme un emmétrope. Le malade dira rapidement quels sont les verres les meilleurs ; les uns amélioreront la vue, les autres la troubleront et on sera fixé sur la série convexe ou concave qui contient le verre définitif.

On prend alors successivement le cylindre de chaque série et l'on s'arrête à celui qui fait voir également noires toutes les lignes du cadran. En même temps on invitera le malade à lire l'échelle pour l'acuité visuelle et on appréciera de ce côté une amélioration toujours très sensible.

Il convient de ne pas pratiquer cet examen trop rapidement, de donner aux verres cylindriques des positions différentes afin de découvrir la meilleure qui n'est pas toujours absolument celle qu'indique la théorie. De plus lorsque le verre cylindrique doit être associé à un sphérique, il est toujours bon après avoir déterminé l'astigmatisme de laisser le verre cylindrique en place et de chercher si le sphérique convient bien, si avec un numéro voisin on n'améliorerait pas encore l'acuité ou si un verre sphérique autre que celui primitivement choisi ne donnerait pas une acuité suffisante.

La détermination de l'astigmatisme paraît donc très simple, malheureusement en pratique il n'en est pas toujours ainsi, même lorsqu'on a affaire à des malades parfaitement intelligents. La cause d'erreur la plus fréquente tient à la contraction irrégulière du muscle ciliaire dont nous avons précédemment parlé. Les malades font souvent des efforts d'accommodation intempestifs qui leur font voir plus clair tantôt une ligne, tantôt une autre et déroutent les indications les plus autorisées sur le choix du verre. Dans ce cas, il faut se débarrasser de l'accommodation par l'atropine, ensuite on peut mesurer à l'aise l'astigmatisme cornéen et donner un verre correcteur de cet astigmatisme, mais ce n'est là qu'une indication. On essayera de nouveau ce verre, lorsque le pouvoir accommodateur sera revenu, et souvent il faudra le modifier pour tenir compte de l'astigmatisme cristallinien, auquel le malade ne peut en effet se soustraire.

DÉTERMINATION OBJECTIVE DE L'ASTIGMATISME.

Dans la pratique journalière le procédé subjectif que nous venons d'exposer peut suffire, toutefois nous serions bien incomplet si nous n'y ajoutions immédiatement les procédés objectifs qui fournissent sur les courbures de la cornée des renseignements très précis permettant d'arriver beaucoup plus sûrement au diagnostic.

Plus tard, en parlant de l'examen à l'image renversée et à l'image droite, nous verrons que l'ophtalmoscope à réfraction peut conduire à la détermination de l'astigmatisme comme à celle de la myopie ou de l'hypermétropie.

De même nous verrons que l'éclairage direct de l'œil selon la méthode de Cuignet, la kératoscopie, permet de reconnaître l'astigmatisme et même jusqu'à un certain point de le mesurer; aujourd'hui, il doit nous suffire d'apprendre à diagnostiquer l'astigmatisme cornéen à l'aide des images qui se produisent sur la cornée dans certaines conditions déterminées.

La surface polie de la cornée donne une image de tous les objets brillants, bien éclairés qui sont en face d'elle et viennent s'y réfléchir. On peut voir ainsi très aisément sur la cornée de l'observé l'image d'une fenêtre voisine placée dans une situation convenable. De même un rectangle lumineux, une circonférence viennent s'y dessiner très exactement.

Or, il est évident que de la forme de la cornée, de ses courbures plus ou moins prononcées, dépend la forme de l'image. Une cornée très régulière donnera d'une circonférence une image plus petite, mais également régulière et bien arrondie, d'un rectangle à côtés égaux une image sous forme de carré parfait.

Le meilleur instrument de ce genre dont on puisse se servir est celui que Placido a fait connaître en 1880. Cet instrument se compose d'un disque en carton ou en zinc de 23 cm. de diamètre. Sur l'une des faces sont tracés des cercles concentriques alternativement blancs et noirs. Au centre du disque se trouve une ouverture circulaire d'un cent. de diamètre, au niveau de laquelle on peut introduire un tube armé d'un verre convexe destiné à grossir l'image.

L'instrument, manié à l'aide d'un manche, est placé de telle façon que l'œil du malade regarde dans le tube central situé exactement au milieu du disque.

L'œil examiné est dans l'ombre pendant que le disque de Placido est bien éclairé. On voit alors tous les cercles du disque sur la cornée. Ces cercles sont réguliers ou irréguliers, selon les courbures normales ou anormales de cette membrane. On obtient ainsi les figures suivantes :

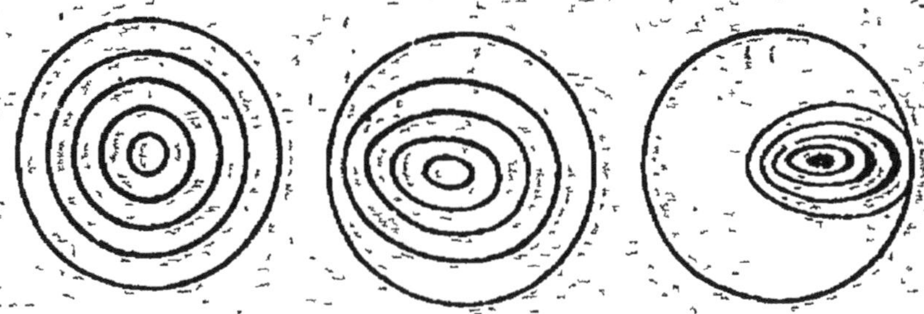

Fig. 40. Fig. 41. Fig. 42.

Wecker et Masselon ont proposé de déterminer l'astigmatisme cornéen à l'aide d'un instrument qui consiste essentiellement en une plaque noircie portant un carré blanc luisant destiné à se refléter sur la cornée. Les côtés du carré peuvent se rapprocher à l'aide d'une petite vis.

On utilise cet instrument, représenté ci-contre (Fig. 43), en le manœuvrant de la façon suivante :

Il faut le présenter devant l'œil à explorer à une distance d'environ 20 cm., de telle façon que son plan soit sensiblement parallèle à un plan qui passerait par la base de la cornée. Le manche sera vertical et l'observé placé contre une fenêtre en lui tournant le dos.

L'opérateur observe sur la cornée, par le trou central, le reflet de la bandelette qui limite les quatre côtés de l'instrument.

Si ce reflet présente un carré parfait, il n'existe pas d'astigmatisme.

Si le reflet est losangique, ou forme un quadrilatère allongé, il existe un astigmatisme dont il faut rechercher les méridiens principaux et le degré.

On déterminera les méridiens principaux en faisant

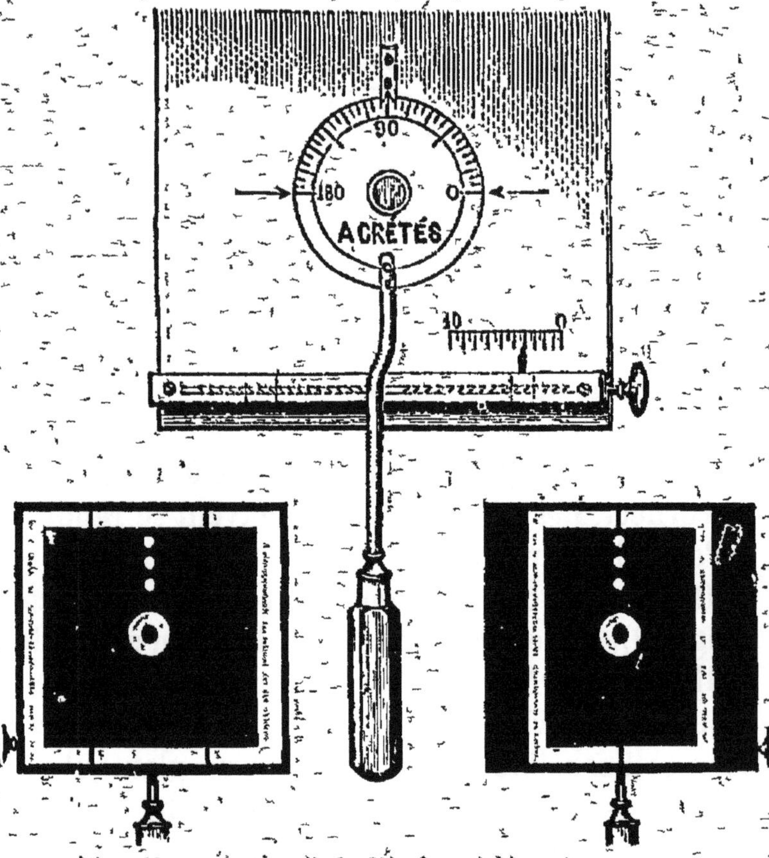

Fig. 43. — Appareil de Wecker et Masselon.

sant tourner le kératoscope jusqu'à ce qu'on obtienne un reflet exactement rectangulaire. L'instrument ainsi orienté, on trouve inscrit derrière, sur le cadran gradué, la direction du grand et du petit côté du rectangle correspondant aux deux méridiens principaux de l'astigmatisme.

Pour obtenir le degré du vice de réfraction, il suffira, après l'orientation, de tourner la vis jusqu'à ce que le reflet soit ramené au carré parfait.

Cet instrument, qui permet assez bien de reconnaître l'astigmatisme cornéen et la direction des méridiens principaux, n'en donne pas aisément le degré.

Pour obtenir ce résultat, il convient de recourir à l'ophtalmomètre pratique de Javal et Schiotz, qui réalise véritablement un très grand progrès.

Il se compose essentiellement d'une lunette formée de deux objectifs de même distance focale et d'un oculaire. Entre les deux objectifs est fixé un prisme biréfringent qui donne deux images de tout objet regardé à travers la lunette.

L'œil à examiner est placé au foyer du premier objectif, derrière un cadre qui sert à tenir la tête immobile. L'image fournie par cet œil vient former au foyer du deuxième objectif une image égale à l'objet et renversée, vue à travers l'oculaire de la lunette. On observe ainsi ce qui se passe sur la cornée, de telle sorte qu'on y voit très nettement l'image de deux mires blanches placées de chaque côté de la lunette sur un axe tournant.

Ces mires en émail blanc sont formées l'une d'un rectangle, l'autre d'un triangle, moitié du rectangle précédent, et l'hypothénuse est taillée de façon à présenter des marches d'escalier.

Ces mires font sur la cornée chacune une image, et chaque image est dédoublée par l'action du prisme biréfringent, de telle sorte que l'on obtient la figure suivante (Fig. 44).

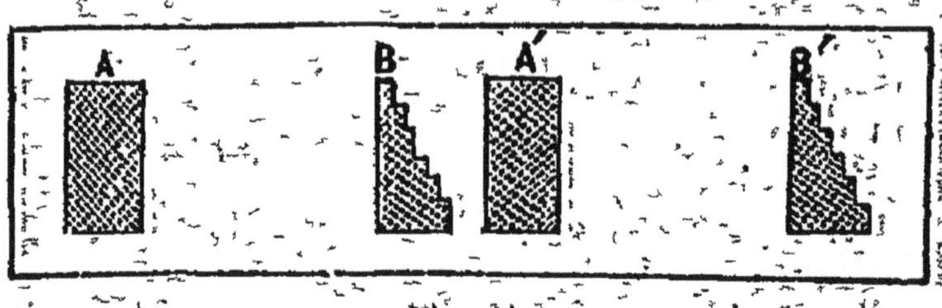

Fig. 44.

Pour faire une détermination, on cherche quelle est la situation la plus voisine de l'horizontale dans laquelle les petits côtés de la mire rectangle sont le prolongement des lignes correspondantes de la mire en escalier. Alors on déplace l'une des mires jusqu'à ce que A' et B se touchent, et on ne s'occupe plus que de ces deux images, qui sont placées comme dans la figure 38.

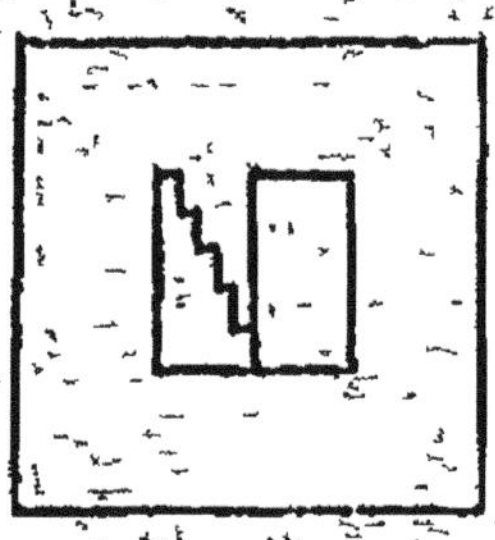

Fig. 45.

On tourne ensuite l'arc qui porte les mires, de façon à le placer dans le plan du second méridien principal. S'il n'y a pas d'astigmatisme, les images ne se déplacent pas. Si, au contraire, la courbure de ce nouveau méridien est plus forte, les deux images empiètent l'une sur l'autre, comme dans la figure 47.

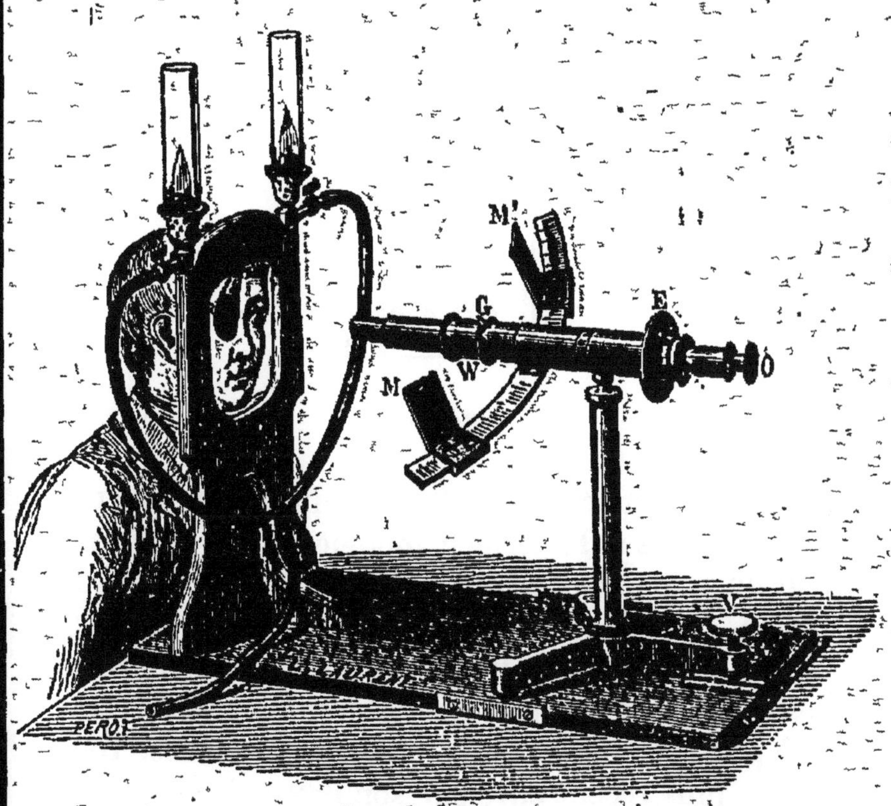

Fig. 46. — Ophtalmomètre pratique de JAVAL et SCHIOTZ.

Légende. — G. O. Lunette formée de deux objectifs de même distance focale et d'un oculaire O.

W. Point où se trouve placé, entre les deux objectifs, un prisme biréfringent donnant deux images de tout objet vu à travers la lunette.

V. Vis destinée à abaisser ou élever l'instrument à trépied mobile.

MM. Mires pouvant courir le long d'un arc gradué, mobile autour de l'axe de la lunette. Le rapprochement ou l'éloignement de ces mires permet de placer les images dans les positions occupées dans les figures 44 et 45.

Le nombre des marches d'escaliers comprises dans l'empiètement exprime, en dioptries, la valeur de l'astigmatisme.

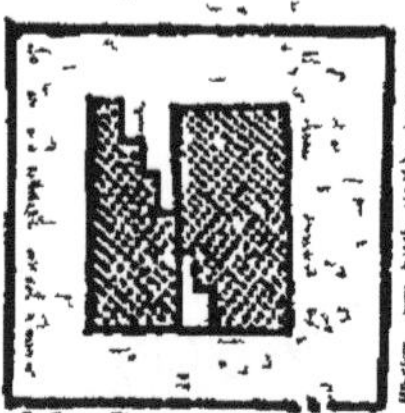

Fig. 47.

Ce dernier instrument a été récemment modifié par ses inventeurs et le dernier modèle diffère suffisamment du premier pour que nous le placions à côté de l'ancien.

Nous avons manié les deux instruments et nous n'hésitons pas à affirmer que le premier en date remplit à peu près toutes les conditions désirables. Toutefois le plus récent offre sur son devancier les quelques avantages suivants.

1° L'ouverture a pu être augmentée ; il y a près de deux fois plus de lumière que dans l'ancien modèle ;

2° Les mires ont été modifiées de façon à plus aisément trouver les méridiens par la dénivellation ;

3° Le grand disque permet de lire les angles sans retirer l'œil de l'oculaire et la grande aiguille montre sans calcul si les méridiens principaux sont perpendiculaires entre eux.

Ce grand disque qui constitue la modification la plus importante de l'ancien instrument porte une graduation régulière de 0° à 180°, écrite en chiffres renversés, de telle façon qu'en se reflétant sur la cornée

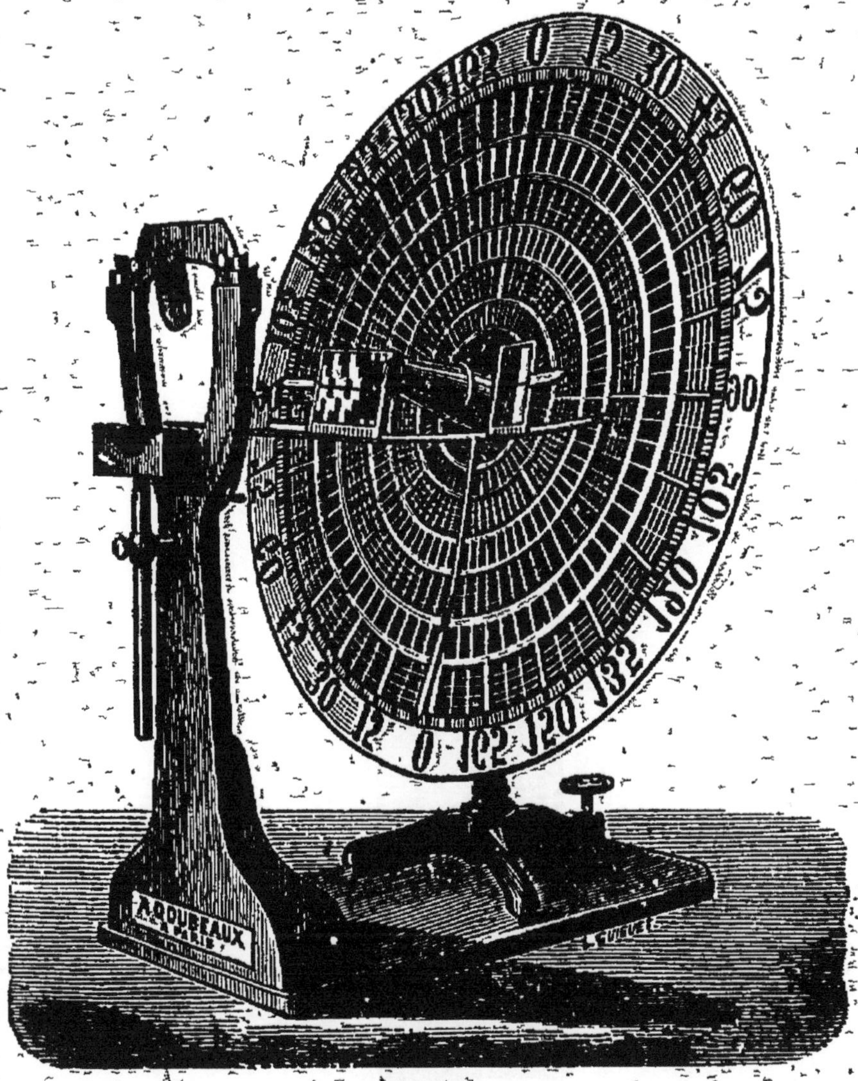

Fig. 48.

ces chiffres redressés permettent à l'observateur de lire la direction exacte des méridiens principaux. Un simple examen de la fig. 48 en dit d'ailleurs davantage que toutes les descriptions.

Les mires du nouvel instrument ont été tout récemment modifiées dans le sens représenté sur les

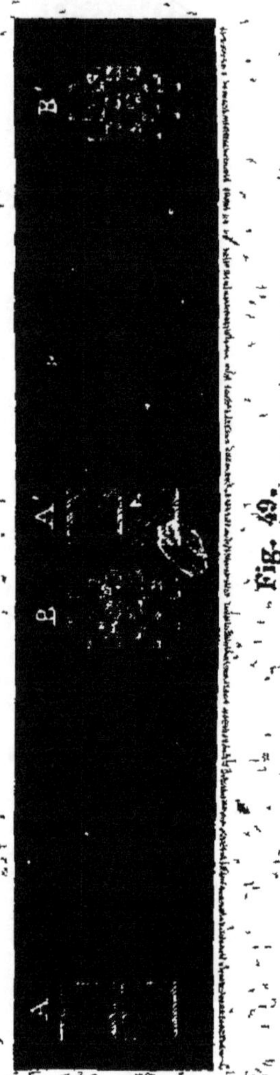

Fig. 49.

figures 49, 50 et 51 ; mais le dispositif général reste le même.

Pour le manœuvrer convenablement, il faut se

bien pénétrer de ce principe, savoir : que les mires font sur l'œil une image rectangulaire lorsque les côtés sont parallèles aux plans des méridiens de courbure maxima et minima. Il faudra donc faire tourner l'arc qui porte les mires jusqu'au moment où l'on aura des images rectangulaires comme A et A' (Fig. 49). Si les méridiens de courbure maxima et minima concordaient toujours avec la verticale et l'horizontale, ces images rectangulaires auraient aussi toujours une direction verticale. Mais si les méridiens principaux sont obliques, c'est dans cette position qu'on obtiendra des rectangles. Il faudra tâtonner quelque temps et toujours les obtenir. *Cette précaution préliminaire est tout à fait capitale.*

Ceci fait, on rapproche les mires de façon à mettre en contact A' et B, ainsi que nous l'avons exposé

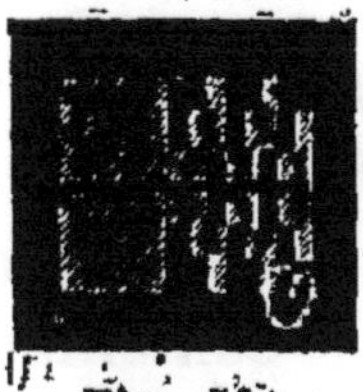

Fig. 50.

plus haut. Il convient d'établir ce contact tel qu'il est représenté (fig. 50) pour le méridien le moins réfringent, c'est-à-dire que généralement on commencera par le méridien horizontal. On fait ensuite tourner la lunette de 90° autour de son axe ; s'il n'y a pas d'astigmatisme, la figure tournera sans se modifier. Si, au contraire, l'œil observé est astigmate, on obtiendra un aspect analogue à celui représenté sur la figure 51 et qui correspond à une dioptrie et demie d'astigmatisme.

En même temps qu'on lit le degré de l'astigmatisme, on lit son angle sur le disque et on note la direction de l'axe et le degré.

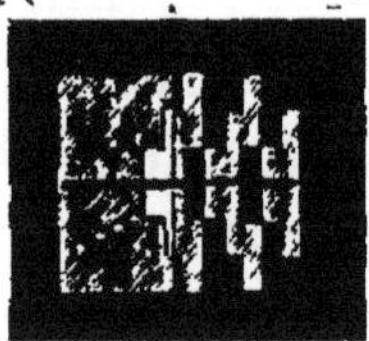

Fig. 51.

On obtient donc ainsi très complètement et très fidèlement la valeur de l'astigmatisme cornéen, et il est facile d'arriver rapidement à un résultat définitif par l'examen subjectif avec les verres d'essai.

Notation de l'astigmatisme.

On discute actuellement la question de la notation de l'astigmatisme et les ophtalmologistes sont loin d'être d'accord. En attendant que le différend soit tranché, nous nous contenterons de la méthode usuelle, qui consiste à mesurer les degrés de 0° à 180° en allant de la gauche à la droite de l'observateur. Mais ici il faut bien s'entendre; nous supposons que la lunette est placée sur le nez du malade et qu'elle est graduée sur le demi-cercle inférieur. Dans ce cas pour l'œil droit le 0 est placé du côté de la tempe, 180° du côté du nez, pour l'œil gauche le 0 est du côté du nez et 180° du côté de la tempe. Pour l'observateur la graduation va de gauche à droite, pour l'observé au contraire de droite à gauche, c'est-à-dire que pour ce dernier cette graduation a lieu dans le *sens direct*.

Du reste, pour être très clairs, nous conseillons de dessiner sur l'ordonnance les demi-cercles de la lunette et d'indiquer par une ligne l'axe du cylindre adopté.

Au-dessous du dessin on inscrit ensuite le nom de l'œil, puis l'inclinaison du cylindre, le signe et le numéro en dioptries de ce cylindre ; enfin, on termine par l'indication du verre sphérique, s'il en faut un.

Ainsi OD 45° + 3 + 3,50 signifie que le cylindre destiné à l'œil droit doit être incliné à 45°, qu'il est convexe de 3 dioptries et qu'il doit être combiné avec un verre sphérique de 3 D 1/2.

Il arrive souvent que le verre cylindrique trouvé, par son signe vient en déficit sur le verre sphérique. Par exemple le résultat obtenu pourra être OD 45° — 3 + 3,50, dans ce cas on simplifiera la formule en donnant au cylindre une direction perpendiculaire à la première (135°), en en changeant le signe (+ 3,) et en retranchant le verre cylindrique du verre sphérique (3,50 — 3 = 0, 50). La formule deviendra celle-ci : OD 135° + 3 + 0,50.

On peut se rendre compte de la justesse de cette transformation en considérant que tout verre sphérique représente deux cylindres d'un numéro égal et de même signe, placés à angle droit. Ainsi un verre sphérique + 3, équivaut à deux cylindres + 3, inclinés à angle droit.

D'autre part, la formule 45° — 3 + 3,50 peut s'écrire ainsi : 45° — 3 + 3 + 0,50.

Or, le verre sphérique + 3 vaut les deux cylindres 45° + 3, 135° + 3, et l'on peut remplacer la première valeur par la seconde.

On aura 45° — 3 + (45° + 3, 135° + 3) + 0,50 ; 45° — 3 et 45° + 3 se détruisant, il reste 135° + 3 + 0,50, ce qu'il fallait démontrer.

Astigmatisme irrégulier.

Ce que nous venons de dire se rapporte surtout à l'astigmatisme régulier mais suffit à nous faire bien comprendre l'état de la vision dans les cas d'astigmatisme irrégulier ainsi que la difficulté de remédier à ce vice de réfraction.

Chez les sujets atteints de cette imperfection optique, la réfraction ne présente plus aucune uniformité. Les différentes parties d'un même méridien peuvent varier et les images rétiniennes atteindre un degré de déformation qui défie toute analyse.

Dans ce cas le seul moyen de remédier à cette affection consiste à conseiller au malade l'usage du trou d'épingle. Cette ouverture délimite une partie très restreinte de l'appareil dioptrique qui n'imprime pas trop de dispersion aux rayons lumineux.

La cause de cet astigmatisme siège d'habitude dans la cornée qui peut devenir conique (kératocône), s'aplatir irrégulièrement ou se distendre sous l'influence d'une inflammation chronique ne lui permettant pas de résister également dans tous ses points à la pression intra-oculaire.

Mais ce serait une grande erreur de croire que l'astigmatisme irrégulier siège exclusivement dans la cornée. Le cristallin est souvent en cause. Les divers secteurs qui composent cet organe peuvent ne pas être exactement agencés ensemble et chacun d'eux réfractant la lumière séparément fournira une image à part. Si la différence entre les diverses parties cristalliniennes est grande, le sujet voit plusieurs objets au lieu d'un. Il y a polyopie.

Lorsque cette inégalité dans les secteurs du cristallin n'est pas très prononcée, on considère la vue comme normale, car en poussant les choses à l'extrême on arriverait théoriquement à reconnaître que tout le monde est astigmate.

Il n'est pas de cornée qui soit absolument régulière et surtout il n'est pas d'œil dont les surfaces soient régulièrement centrées ; mais cette imperfection commune à l'humanité n'a rien de pathologique et il faut que les images des objets soient déformées au point d'en rendre la netteté insuffisante pour que l'astigmatisme irrégulier mérite d'être étudié.

La détermination de l'astigmatisme irrégulier, peut se faire par les procédés subjectifs et objectifs et nous n'avons rien à changer à ce que nous avons dit touchant l'astigmatisme régulier. On s'inspirera des règles que nous venons d'établir ; les tâtonnements, l'habitude feront le reste. Enfin on n'oubliera pas que souvent dans les cas graves le trou ou la fente sténopéiques restent le seul remède.

CHAPITRE XI

DES OPTOMÈTRES. — DÉTERMINATION DE LA RÉFRACTION STATIQUE ET DYNAMIQUE PAR LES OPTOMÈTRES.

Les optomètres ont sur les verres d'essai deux avantages principaux qui rendent leur usage assez commun et même indispensable dans un certain nombre de cas. En premier lieu, en plaçant son œil dans la lunette, le malade relâche son accommodation plus complètement et plus facilement que lorsqu'on lui fait lire l'échelle placée à 5 mètres et, deuxièmement, lorsqu'on craint d'avoir à déjouer une supercherie, on peut, en manœuvrant rapidement l'instrument et en exigeant des réponses immédiates, arriver à reconnaître la simulation plus facilement que par la méthode subjective de Donders, que nous avons précédemment étudiée.

L'usage des optomètres était il y a quelques années plus répandu et plus nécessaire qu'aujourd'hui ; l'examen à l'image droite et la kératoscopie tendent de plus en plus à prendre la place de cet instrument dans les examens cliniques. C'est la raison pour laquelle nous serons relativement bref dans les développements de ce chapitre.

Les optomètres qui ont été imaginés sont très nombreux, et il est impossible de les décrire tous en détail.

Nous nous bornerons à parler de ceux qui sont basés :

1° Sur l'expérience de Scheiner.

2° Sur le principe de la lunette astronomique et sur les lois assignées par le physicien Bravais aux lentilles convexes centrées et associées.

1° MÉTHODE DE SCHEINER.

L'expérience sur laquelle repose la méthode de Scheiner consiste à faire dans un diaphragme quelconque deux petits trous placés de telle façon que la distance qui les sépare soit moins grande que la largeur de la pupille. Par ces deux trous O et O' le patient regarde un objet éclairé par une petite flamme placée à 5 mètres, c'est-à-dire envoyant sur l'œil des rayons parallèles.

Si l'accommodation est au repos, les deux pinceaux lumineux vont se réunir sur la rétine et font une image unique, dans le cas où l'œil est emmétrope, cas dans lequel la rétine est placée au foyer des rayons parallèles. Cette rétine est alors en E.

Dans le cas où l'œil est hypermétrope le sujet voit deux images parce que les rayons lumineux coupent la rétine H en deux points ; le sujet verra les deux images tant que son hypermétropie ne sera pas corrigée par le verre convexe qui lui convient.

Le sujet myope reçoit également deux faisceaux lumineux qui font deux images et il voit ces deux images jusqu'au moment où un verre concave approprié vient ramener l'œil aux conditions de l'emmétropie.

Ce qui complète la valeur de cette expérience c'est que, tandis que le myope perçoit des images homonymes, l'hypermétrope voit des images croisées. La fig. 52 montre à la fois la réalité de ces phénomènes et le parti que Parent en a su tirer.

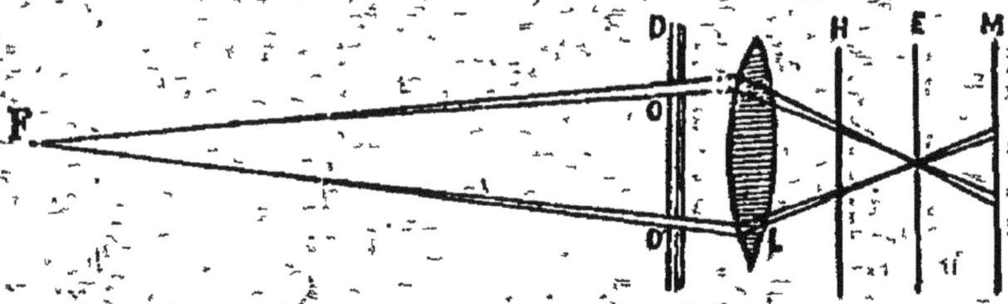

Fig. 52. — Dans cette figure on suppose que le point F est à cinq mètres, c'est-à-dire à l'infini.

Les deux petits trous creusés dans une plaque de bois noirci, sont munis, l'un d'un verre rouge, le second d'un verre vert. On obtient les images en faisant fixer une bougie placée à 5 mètres de l'œil. Le myope voit des images doubles homonymes, c'est-à-dire de même couleur que le verre placé du même côté, l'hypermétrope voit des images croisées. Il suffira d'examiner avec quelque attention la figure 54 pour se rendre compte de ces phénomènes. Supposons qu'en A soit un verre vert, en B un verre rouge. L'hypermétrope reçoit en *a* les rayons passés par A et projettent l'image selon A'. Il se forme donc chez lui des images croisées. Au contraire, le myope projette son image dans la direction de A et voit des images homonymes. La couleur du verre a pour avantage de rendre facile la constatation de l'homonyme ou du croisement des images.

Ce qui précède doit être entendu des cas dans lesquels l'accommodation est suspendue ; d'autre part, il importe de savoir que la même expérience permet d'apprécier la puissance de l'accommodation. En effet, en approchant la bougie primitivement placée à 5 mètres et en accommodant, la flamme sera simple tant que cette bougie sera placée au delà du proximum et jusqu'au proximum inclusivement. Arrivée au point E entre le proximum et l'œil, la bougie donnera deux images *a b* sur la rétine (V, Fig. 53).

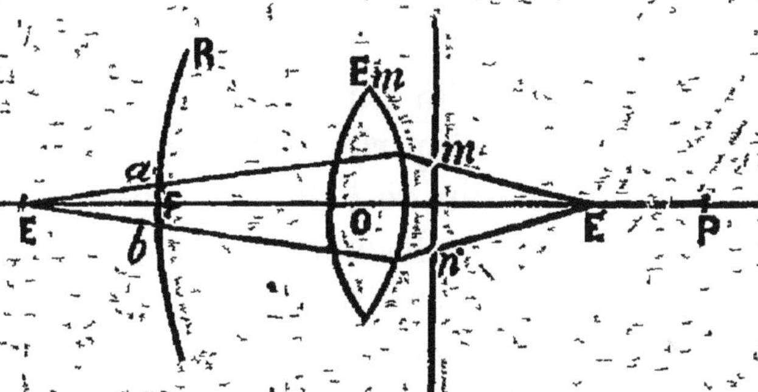

Fig. 53. — Expérience de Scheiner. — Enmétropie. Objet en deçà du proximum.

Un emmétrope peut donc très facilement mesurer sa puissance accommodatrice par l'expérience de Scheiner.

En approchant l'objet cilaire de l'œil le myope peut aussi connaître son proximum, mais il lui est également facile de connaître son remotum. Nous avons dit plus haut que le myope voit deux images quand la bougie est à 5 mètres, mais en approchant la bougie il arrive un moment où elle se trouve au remotum, alors elle paraît simple ; si on l'approche encore et que le sujet accommode, elle paraîtra simple tant qu'elle sera placée entre le remotum et le proximum.

L'excursion fournie ainsi par la bougie donnant une image unique indique le parcours de l'accommodation, le siège du remotum montre le degré de la myopie, celui du proximum la puissance accommodatrice.

Exemple : un myope, à travers les deux trous du diaphragme, voit à 5 mètres la bougie double ; la bougie est lentement approchée ; à 1 mètre elle paraît simple, approchée encore elle reste simple jusqu'à 25 cm. puis reparaît double. La myopie est de 1 dioptrie puisque le remotum est à un mètre ; le parcours de l'accommodation a 75 cm. ; la puissance d'accommodation est de 3 dioptries puisque pour voir à 25 cm. le sujet a besoin de 4 dioptries dont une est fournie par la myopie elle-même.

Ce procédé n'est pas suffisamment utilisé ; il peut donner certainement des résultats aussi exacts que ceux qu'on obtient à l'aide des meilleurs instruments d'optométrie.

2° OPTOMÈTRES BASÉS SUR LE PRINCIPE DE LA LUNETTE ASTRONOMIQUE ET SUR LES LOIS DE BRAVAIS.

On sait que la lunette astronomique se compose essentiellement de deux lentilles convexes. La lentille objective forme à son foyer une image renversée des objets éloignés. Cette image renversée est observée à travers l'oculaire qui la grossit comme une loupe.

Dans la lunette astronomique l'objet visé étant très éloigné, l'image renversée va se produire exactement

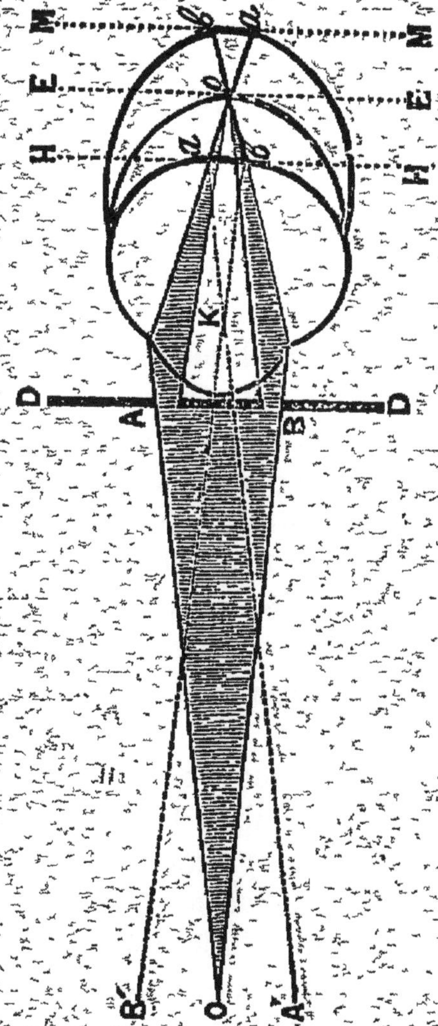

Fig. 54. — (D'après Landolt).

au foyer de la lentille. Cette position de l'image est constante, et en rapprochant ou éloignant la lentille objective, on rapproche ou l'on éloigne, d'une quantité toujours égale, l'image renversée que la lentille entraîne toujours avec elle.

Remarquons en outre que cette image fournie par la lentille objective peut occuper par rapport à la lentille oculaire trois situations différentes :

1º Elle peut être placée au foyer de la lentille oculaire ;

2º Elle peut être placée au delà du foyer ;

3º Elle peut être placée en deçà, entre le foyer et la lentille.

Dans le premier cas, l'œil placé en face de la lentille oculaire reçoit des rayons parallèles ; dans le second cas, les rayons sont convergents ; dans le troisième cas, ils sont divergents. Dans ces conditions on comprend qu'il soit possible de mesurer l'état de la réfraction de l'œil en étudiant comment il se comporte à l'égard de ces trois variétés de rayons lumineux.

C'est sur ce principe que repose l'optomètre de Parent.

Le tube optométrique contient comme oculaire une première lentille fixe, biconvexe de 10 cm. de foyer. Cette lentille est placée de telle façon que son foyer postérieur coïncide avec le foyer antérieur de l'œil. Dans le même tube est une autre lentille biconvexe qui, comme la première, a 10 dioptries de réfringence. Cette deuxième lentille est l'objectif, elle fournit à son foyer F' une image que l'œil de l'observé regarde à travers la lentille oculaire.

La lentille objective L' peut, dans l'optomètre de

Parent, se rapprocher de l'oculaire et s'en éloigner de façon à fournir des rayons convergents ou divergents permettant de mesurer la myopie et l'hypermétropie jusqu'à 10 dioptries. Pour agrandir ce champ de l'examen, l'œilleton est pourvu d'une roue munie des verres sphériques + 10 et — 10 D., qui

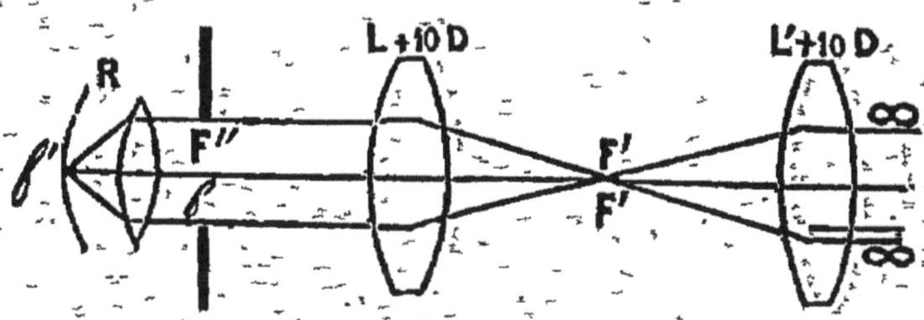

Fig. 55. — Principe de l'optomètre de Parent. — Emmetropie. -- L' en se déplaçant entraîne F' qui ainsi s'éloigne ou se rapproche de L. F' étant à 10 cent. de L. donne du côté de l'œil R des rayons parallèles. F' plus rapproché de L envoie sur l'œil des rayons divergents. F' plus éloigné de L envoie au contraire sur cet œil des convergents.

permettent de donner à l'instrument une excursion totale de 40 D.

Dans cet instrument la lentille L + 10 D. est placée de telle façon que le foyer principal de gauche coïncide avec le foyer antérieur de l'œil et cela par application du principe dont Bravais a le premier montré l'exactitude : savoir que si deux systèmes lenticulaires centrés sont associés dans des rapports tels que le foyer principal postérieur du premier système coïncide avec le foyer principal antérieur du second, les rayons parallèles dans le premier milieu sont encore parallèles dans le second.

La lentille L + 10 ayant 100 mm. de distance focale doit être par conséquent placée à 113 mm. de la cornée, puisque le foyer antérieur de l'œil est à 13 mm. de cette membrane. Les objets vus à travers ce système fournissent à l'emmétrope et à l'amétrope axile des images rétiniennes d'égale grandeur.

De même que l'optomètre de Parent dont il est ici question, celui de Sous satisfait à cette condition essentielle.

L'optomètre de Parent a des avantages nombreux, l'un des principaux tient à ce que le malade relâche facilement son accommodation parce qu'il regarde un objet placé à une longue distance ; l'objet qui va fournir une image renversée au foyer de la lentille objective, doit être placé au moins à 5 mètres. Cet objet visé peut être l'échelle ordinaire dont nous nous servons pour mesurer l'acuité à distance. Ces qualités pourraient donner à l'instrument de Parent le premier rang s'il n'était plus compliqué et plus coûteux que l'optomètre dont nous allons maintenant parler, l'optomètre du professeur Badal.

L'optomètre de Badal a sur celui de Parent le mérite de lui *être antérieur* et d'être moins compliqué; il se compose d'une simple lentille convexe associée avec le système dioptrique de l'œil. Parent pour la construction de son instrument a emprunté au professeur de Bordeaux le principe fondamental de son optomètre ; il y a ajouté une lentille objective destinée à fournir une image renversée des objets éloignés tandis que Badal au lieu d'employer l'image d'un objet se sert de l'objet lui-même, qui, mobile dans un tube, vient se placer à des distances variables de la lentille.

De plus, ainsi que Burckardt, Badal fait coïncider le foyer principal postérieur de la lentille non pas avec le foyer antérieur mais avec K, le point nodal, le centre de réfraction de l'œil.

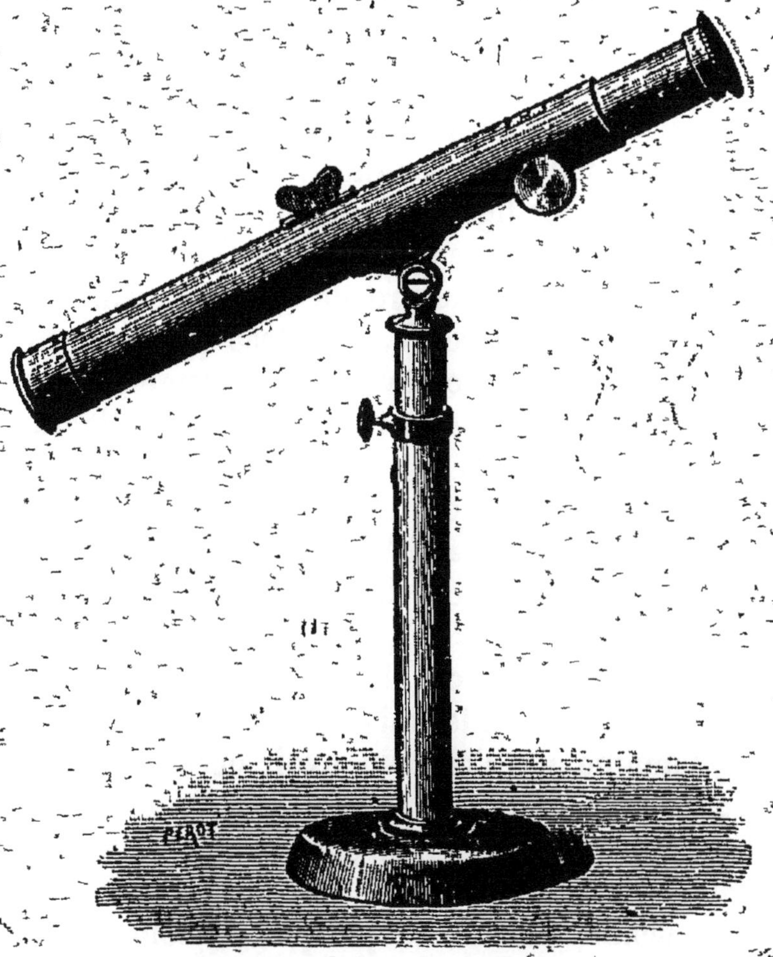

Fig. 56. — Optomètre de Badal.

L'optomètre de Badal se compose d'un tube cylindrique en cuivre, de 30 cm. de longueur; ce tube peut être, à volonté, élevé, abaissé, incliné dans tous les sens. Voici d'ailleurs la description qu'a donné de son instrument cet éminent ophtalmologiste :

« Une lentille convergente de 63 mm. de foyer est » placée dans le tube à une distance de l'œilleton, » précisément égale à sa distance focale.

» En arrière de la lentille se meut, à l'aide d'un » pignon et d'une crémaillère, une plaque de verre » dépoli portant, à gauche, une réduction photogra- » phique des nouvelles échelles métriques de Snel- » len, à droite, des figures de cartes à jouer pour les » illettrés, et, entre les deux, un système de lignes » parallèles pour la mesure de l'astigmatisme ; le » tout vu par transparence. La pièce qui renferme » la plaque d'épreuve s'enlève aussi facilement qu'un » objectif de microscope, et rien n'est plus facile que » de changer la plaque.

» Cette plaque peut occuper toutes les positions » possibles, depuis la lentille jusqu'à l'extrémité du » tube. Selon sa position, les rayons lumineux ré- » fractés *en arrivant à l'œil*, présentent tous les de- » grés de convergence ou de divergence qui corres- » pondent aux différents états de réfraction statique » ou dynamique que l'on peut avoir occasion d'ob- » server.

» La graduation de l'instrument, tracée sur la » longueur du tube, est conforme au système mé- » trique, définitivement adopté par le congrès de » Bruxelles, et part de + 16 (+ 2 1/2 ancien), pour » aboutir à — 20 (— 2 ancien), en passant par zéro.

» Cette graduation reproduit donc les numéros des
» nouvelles boîtes, à l'exception des cinq derniers
» numéros positifs, que l'on a bien rarement occasion
» d'utiliser dans la pratique ; les cinq derniers nu-
» méros négatifs, au contraire, étaient nécessaires
» pour la mesure de la réfraction dans l'aphakie.

» Pour l'astigmatisme, la graduation est faite sur
» la circonférence de l'ouverture postérieure du
» tube.

» La construction de l'instrument repose sur les
» propositions suivantes :

» 1° Une lentille de distance focale f, étant séparée
» du centre de réfraction de l'œil (point nodal) par
» une distance égale à f, un objet, quelle que soit sa
» position, est vu à travers cette lentille sous un an-
» gle visuel invariable, le même que si cet objet oc-
» cupait la place de la lentille.

» La démonstration mathématique de cette propo-
» sition serait sans intérêt pour la plupart des lec-
» teurs ; une figure géométrique suffira.

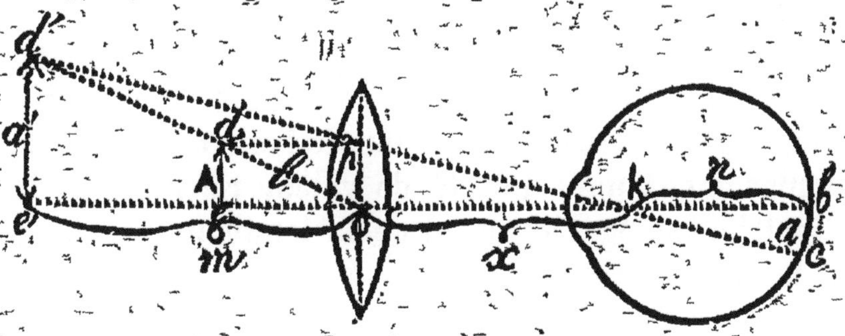

Fig. 57.

» Soit $x = f$ (fig. 57). L'image rétinienne a n'est
» autre chose que l'image de l'objet a' qui est elle-

» même l'image de l'objet A. Pour avoir cette pre-
» mière image *a'*, donnée par la lentille optométri-
» que, un procédé connu est le suivant :

» Joindre le point *d* au centre de réfraction *o* de la
» lentille.

» Par le même point *d* mener une parallèle à l'axe
» jusqu'à la rencontre de la lentille en *p* ; joindre le
» point *p* au point *k*, foyer principal de la lentille.
» Le point *d'*, où les deux lignes *o d* et *k p* prolon-
» gées se rencontrent, est l'image du point *d*. L'i-
» mage du point *e* devant se trouver quelque part
» sur l'axe, et aussi sur la perpendiculaire à cet axe
» menée par le point *d'* sera donc en *e'*. On voit par
» là que si la grandeur de la première image *a'* varie
» avec la distance de l'objet à la lentille, l'angle
» *d' k e'*, lui, reste invariable. Or le point *k*, foyer prin-
» cipal de la lentille, étant aussi le centre de réfrac-
» tion de l'œil, l'angle *d' k e'* = *b k c*, n'est autre
» que l'angle visuel sous lequel est vue l'image *a'*.
» Sa seconde image, l'image rétinienne *a*, a donc
» une grandeur constante ».

De plus, le calcul et l'expérience démontrent qu'à des déplacements égaux correspondent des variations égales dans la réfraction de l'œil examiné. Ce déplacement pour l'unité de valeur réfringente, la dioptrie, est égal au carré de la longueur focale de la lentille convexe.

L'optomètre de Badal est celui dont on se sert tous les jours à la Clinique de la Faculté et dans notre policlinique personnelle. Il convient donc qu'après l'avoir décrit nous apprenions à le manœuvrer et à reconnaître avec lui l'état de la réfraction et de l'acuité visuelle.

Pour apprécier les divers états de la réfraction, il suffit de rechercher le point le plus éloigné de la plaque auquel le sujet lit les plus fins caractères possibles de l'échelle. En lisant sur le tube le point où s'arrête l'index indicateur, on a le degré du vice de réfraction exprimé en dioptries. Le résultat obtenu est toujours précis à condition de faire mouvoir lentement la plaque d'épreuve.

Après avoir ainsi déterminé le point le plus éloigné pour lequel le sujet lit les caractères les plus fins possibles, c'est-à-dire après avoir ainsi obtenu le remotum, on rapproche peu à peu ces caractères du sujet observé en l'invitant à faire des efforts d'accommodation. Lorsque, avec le plus grand effort d'accommodation que puisse faire le sujet, les mêmes caractères lus au remotum cessent d'être nets, on a obtenu le proximum et par conséquent l'amplitude d'accommodation puisqu'il est facile d'avoir la valeur de p — r.

La mesure de l'acuité se fait en même temps que celle de la réfraction statique. La dernière ligne de la réduction photographique de l'échelle correspond à l'acuité 1, l'avant-dernière à l'acuité 2/3 et ainsi de suite.

Pour obtenir avec cet instrument le meilleur résultat possible, il faut avoir bien soin d'éclairer convenablement l'écran qui porte l'échelle d'acuité, en orientant le tube vers une fenêtre laissant passer d'abondants rayons lumineux. On fait d'abord former l'image au delà du *punctum remotum* du sujet en éloignant suffisamment l'écran de la lentille, puis on fait progressivement rentrer le tube mobile jusqu'au moment où on obtient le maximum d'acuité.

On tourne lentement en divers sens le bouton extérieur de façon à déterminer par le tâtonnement le point où l'acuité visuelle commence à diminuer lorsqu'on éloigne l'échelle.

Il est évidemment indispensable que l'accommodation du sujet soit aussi relâchée que possible pendant cet examen. Aussi, lorsque le sujet n'a pas été atropinisé, faut-il lui recommander de maintenir les deux yeux ouverts. S'il éprouve quelque difficulté à ne pas fermer l'œil libre, on l'invitera à le couvrir avec sa main comme d'un écran, sans exercer sur lui la moindre pression. On obtient ainsi un relâchement plus complet de l'accommodation.

Nous pourrions maintenant nous demander quelle est la meilleure méthode, celle de Donders ou celle de l'optomètre.

Elles ont toutes les deux des avantages et gagnent beaucoup à se contrôler mutuellement.

Ces procédés ont également besoin du relâchement du muscle ciliaire, mais le sollicitent d'une façon un peu différente.

Dans la méthode de Donders, on fait passer, devant l'œil, des verres dont le pouvoir dioptrique change brusquement et nécessite par conséquent un relâchement brusque du muscle dont les fibres lisses sont mal habituées à tant de précipitation. Avec l'optomètre, au contraire, si l'on fait lentement mouvoir la vis, l'objet se déplace avec la même lenteur et l'action du muscle ciliaire disparaît un peu plus aisément.

L'optomètre de Badal donne plus exactement la mesure du vice de réfraction que la méthode de Donders. En effet le foyer principal de la lentille de l'instrument coïncide avec le point nodal de l'œil, de telle sorte qu'on connaît ainsi l'hypermétropie ou la myopie réelles, tandis que par la méthode de Donders la lentille correctrice est toujours placée à une certaine distance de l'œil.

Lorsque cette lentille rétablit la vision pour l'infini ou plus exactement pour une distance de 5 mètres, la distance du punctum remotum est comptée à partir de la lentille. En se reportant à l'explication exposée à la page 43 on comprendra que dans ces conditions la méthode de Donders donne pour l'hypermétropie un chiffre constamment au-dessous de la vérité et pour la myopie au contraire un chiffre trop fort ; c'est là, en pratique, un inconvénient insignifiant puisque, en somme, le sujet examiné ne demande pas la mensuration exacte de son amétropie, mais sa correction aussi complète que possible. Le malade portera ses verres à la même distance de l'œil que les lentilles qui auront servi à l'examen et celles-ci donnent, par conséquent, des renseignements très utilisables.

Au total l'optomètre mesure plus exactement le vice de réfraction, permet le relâchement plus complet du muscle ciliaire, rend plus facile la découverte d'une supercherie.

D'autre part, la méthode de Donders, d'un emploi très commode, permet de choisir le verre dans les conditions mêmes où il en sera fait usage. Ces deux méthodes rendent donc toutes les deux de grands services et, loin d'être rivales, se complètent mutuellement.

L'optomètre de Badal peut encore être utilisé comme phakomètre ; pour cela il suffit de connaître exactement l'état de sa propre réfraction statique et d'appliquer contre l'œilleton le verre à examiner, puis de chercher à nouveau son remotum. La différence entre la réfraction statique de l'observateur et le chiffre obtenu donnera le numéro cherché. Si, par exemple, un emmétrope, après avoir placé un verre qu'il ne connaît pas en face de l'œilleton, a son remotum à 4 dioptries de myopie, c'est que le verre convexe examiné a une valeur réfringente positive de 4 dioptries.

CHAPITRE XII

ANOMALIES DE L'ACCOMMODATION; APHAKIE, CHOIX DES LUNETTES POUR LES OPÉRÉS DE CATARACTE.

L'accommodation est le résultat de l'élasticité du cristallin d'une part, d'autre part, de la contraction du muscle ciliaire. Lorsque l'un ou l'autre de ces facteurs est amoindri ou annulé, il se produit une altération, une anomalie dans la fonction qui nous occupe.

L'élasticité du cristallin diminue avec l'âge à partir de dix ans ; à cette époque le changement de courbure est tel que le sujet peut augmenter de 14 dioptries la puissance réfringente de son œil; à 75 ans cette élasticité cristallinienne a complètement disparu.

Mais cette perte de l'élasticité du cristallin n'est pas une anomalie puisque bien au contraire il s'agit d'une règle absolument constante.

Quelquefois, la réfringence du cristallin diminue avec l'opacification de sa substance ; mais dans ce cas il se produit une véritable cataracte et les troubles visuels qui l'accompagnent permettent peu d'apprécier les anomalies de l'accommodation.

D'autres fois le cristallin se luxe et échappe ainsi à

la contraction du muscle ciliaire ; l'accommodation est alors supprimée et de plus, l'œil atteint le plus haut degré possible d'hypermétropie ; mais tous ces désordres ne constituent pas, à proprement parler, les anomalies de l'accommodation ; nous parlerons surtout de la contracture et de la paralysie, des anomalies par excès et par défaut.

Spasmes de l'accommodation.

Le spasme est clonique lorsqu'il se produit d'une façon intermittente avec la fixation, le désir de la vision nette ; il est tonique lorsque la crampe ciliaire est permanente et ne cède qu'aux mydriatiques.

Le spasme clonique du muscle ciliaire se produit souvent chez les jeunes sujets qui font de violents efforts d'accommodation. Nous avons déjà eu l'occasion de dire que très souvent les hypermétropes jeunes abusent de leur pouvoir accommodatif et présentent des spasmes intermittents du muscle ciliaire.

Le spasme clonique cesse très facilement pendant l'examen ophtalmologique à la chambre noire ; mais il n'en est pas ainsi du spasme tonique qui constitue une véritable affection dont les symptômes sont la contraction de la pupille, un vif sentiment de constriction dans l'organe affecté, des douleurs orbitaires et de la céphalalgie. A ces phénomènes viennent souvent s'ajouter un abondant catarrhe oculaire, une diminution considérable de l'acuité, un rétrécissement du champ visuel, une certaine tendance à la convergence et quelquefois même un véritable strabisme interne.

Donders a cité, sous le titre d'accommodation douloureuse, des faits où les douleurs oculaires rendaient tout travail impossible. Il fut nécessaire d'avoir recours à une cure d'atropine prolongée pendant plusieurs mois.

De Græfe a cité des cas dans lesquels le spasme de l'accommodation s'accompagnait d'une crampe douloureuse du muscle orbiculaire. Dans l'ophtalmie sympathique, et généralement dans les inflammations du corps ciliaire, on a observé des accidents analogues.

Mais ce ne sont pas seulement les inflammations oculaires qui s'accompagnent du spasme tonique de l'accommodation ; les conjonctivites, les blépharites entraînent aussi cet accident. Hagedorn et beaucoup d'autres ont montré la coïncidence du blépharospasme et de la contracture ciliaire.

Ajoutons enfin que l'hypéresthésie de la rétine dont sont atteints quelquefois les sujets nerveux, particulièrement les hystériques, entraîne le trouble de l'accommodation qui nous occupe.

Le mauvais fonctionnement des muscles droits de l'œil exerce aussi son influence sur le muscle ciliaire. Lorsque les droits internes sont impuissants et que le sujet pour obtenir une convergence suffisante doit faire de grands efforts, le muscle ciliaire est surmené parce qu'aux efforts de convergence correspondent nécessairement des efforts accommodateurs, à cause des relations étroites que nous connaissons entre la convergence et l'accommodation.

Enfin la contracture du muscle de Brücke est souvent le résultat d'une affection du système nerveux central. La méningite, l'encéphalite s'accompagnent de myosis et de contracture du muscle ciliaire. Knies a constaté un spasme du muscle accommodateur chez un épileptique. Heidenhain a remarqué que le premier effet de l'hypnotisme portait sur le muscle ciliaire.

De ce qui précède il résulte que le spasme du muscle ciliaire est tantôt idiopathique, tantôt symptomatique d'une autre affection.

Dans le cas de spasme idiopathique les collyres mydriatiques et le repos des yeux suffisent à la guérison. Lorsque, au contraire, le spasme du muscle ciliaire est symptomatique d'une autre affection, il faudra évidemment s'adresser à l'inflammation causale, supprimer la blépharite, la conjonctivite, l'iritis, traiter l'affection générale, s'il y a lieu, etc.

Parésie et paralysie de l'accommodation.

La diminution de la puissance accommodatrice accompagne tous les degrés de parésie du nerf moteur oculaire commun ; et cette lésion du nerf de la troisième paire peut, comme on le sait, se produire dans mille circonstances différentes, notamment dans la diphtérie, la fièvre typhoïde, le typhus, le rhumatisme articulaire, la syphilis.

Cette dernière affection peut agir en intéressant

les centres de l'oculo-moteur, plus souvent en comprimant les fibres de ce nerf par des productions gommeuses, des proliférations périostiques. Hutchinson a signalé la paralysie isolée des muscles de l'accommodation de l'iris ; ces désordres, attribuables, d'après cet auteur, à la lésion des ganglions ciliaires, s'accompagneraient plus tard de manifestations multiples sur les autres nerfs de l'œil.

Le diabète joue aussi un grand rôle dans la pathologie des nerfs crâniens. Trousseau a montré que les troubles accommodateurs peuvent être le seul symptôme qui décèle l'existence de la glycosurie. Souvent l'oculiste donne l'éveil au médecin et, après avoir constaté la parésie de l'accommodation, reconnaît, par l'examen de l'urine, le diabète jusque-là méconnu.

Les lésions primitives du système nerveux central s'accompagnent très souvent d'affaiblissement de l'accommodation ; les encéphalites chroniques, les tumeurs du cerveau peuvent déterminer cet accident avec beaucoup d'autres.

La sclérose cérébro-spinale, l'ataxie locomotrice surtout, peuvent intéresser le nerf moteur oculaire commun.

Dans deux cas cités par Wecker, l'affaiblissement du pouvoir accommodateur tenait à la compression du sympathique.

Ajoutons enfin qu'on a vu la paralysie de l'accommodation succéder à une frayeur vive, à l'anémie aiguë, à l'alcoolisme, à certaines lésions utérines.

Signes de la paralysie de l'accommodation. — Le premier signe est évidemment l'éloignement du proximum, éloignement qui donne lieu à des troubles variables selon que le sujet est emmétrope, myope ou hypermétrope.

Avec ces phénomènes qui ne sont autres que ceux de la presbytie, nous trouvons ceux de l'affection originelle, causale, et c'est par l'interrogatoire complet de son malade que le médecin fera son diagnostic; ce diagnostic une fois posé, le pronostic en découlera facilement, puisqu'il sera le même que celui de l'affection générale.

Le *traitement* de la paralysie de l'accommodation est essentiellement celui de l'affection générale, l'anémie, la syphilis, etc.

L'électricité, l'hydrothérapie, la strychnine, judicieusement employées, rendent de grands services. Souvent un collyre à l'ésérine hâtera la terminaison favorable. Coccius a recommandé d'instiller quelques gouttes d'une solution camphrée (1 p. 300).

Les courants électriques constituent le moyen le plus efficace. Duchenne a recommandé la faradisation, mais les courants continus donnent de meilleurs résultats si l'on applique le pôle négatif sur l'œil et le pôle positif sur l'occiput.

Enfin, dans le cas de parésie ou même de paralysie plus ou moins complète de l'accommodation, il sera toujours possible de pallier le mal avec des verres appropriés.

Les troubles de l'accommodation ne sont jamais plus accusés que lorsque le cristallin est absent, soit qu'il ait été luxé par un traumatisme, soit qu'il ait été extrait par le chirurgien. Dans le premier cas il se produit des désordres tels, que très souvent il n'y a pas lieu de remédier à l'absence de l'accommodation, mais après l'opération de la cataracte, le chirurgien doit se préoccuper de rétablir la vision nette chez son opéré.

L'ablation du cristallin enlève à l'œil une quantité de réfringence qui est en moyenne de 13 dioptries. L'aphake est donc hypermétrope de 13 dioptries ; à moins qu'il n'ait au préalable un vice de réfraction. La myopie et l'hypermétropie antérieures jouent évidemment un rôle très intéressant à ce sujet.

La myopie, dans ce cas, est une circonstance avantageuse. Supposons un sujet myope de 4 D. ; après l'ablation du cristallin qui lui fait perdre 13 D. de réfringence, l'hypermétropie acquise ne sera que de 9 D. Au contraire, s'il existe de l'hypermétropie avant l'opération, cette hypermétropie antérieure s'ajoute à l'hypermétropie acquise.

Il résulte de ceci qu'avant de prescrire un verre à un opéré de cataracte il faut, autant que possible, connaître sa réfraction antérieure et augmenter ou diminuer, en conséquence, la réfringence du verre selon que le sujet était hypermétrope ou myope.

Mais, dans ce choix de lunettes, il importe de bien remarquer que le verre placé devant l'œil est en moyenne à 23 mm. du point nodal, c'est-à-dire du point occupé par le cristallin qu'il s'agit de remplacer. Cette situation du verre a une grande importance.

En effet, si le cristallin en place représente 13 D. de réfringence, une lentille plus faible, placée à 23 mm., pourra le suppléer exactement.

Un verre de + 13 dioptries placé à 23 mm. de l'œil ferait converger les rayons lumineux à 23 mm. en avant de la rétine ; pour que le foyer de cette lentille coïncide avec la macula, il faut le reculer, c'est-à-dire diminuer la force réfringente du verre.

Dans ces conditions, le verre de + 10 dioptries placé à 23 mm. du point nodal a la même valeur que le verre + 13 placé dans l'œil.

En effet, le verre + 13 a son foyer à 77 mm., le verre + 10 à 100 mm. ; il en résulte que le verre + 10 forme son foyer à 77 mm. en arrière du point nodal, puisqu'il est déjà placé à 23 mm. de ce point. Donc le verre + 13 et le verre + 10 ont en définitive la même valeur fonctionnelle grâce aux positions différentes qu'ils occupent.

Les verres à prescrire restent donc notablement au-dessous de l'hypermétropie acquise.

Un hypermétrope de 7 dioptries, par exemple, aura, après l'opération, une hypermétropie égale à 20, et cependant un verre de + 14 suffira pour la vision éloignée. En effet, 20 D. représentent 50 mm. de foyer en arrière du point nodal, et il suffit que le verre correcteur placé à 23 mm. de ce point ait 50 + 23 = 73 mm. et 73 mm. correspondent, à peu près, à 14 dioptries.

On comprend que le malade peut augmenter à volonté la valeur fonctionnelle de son verre en l'éloignant de son œil, c'est-à-dire en portant la distance 23 mm. à 27, à 30 mm., etc.

Ces considérations devront toujours guider le praticien dans le choix à faire des verres pour les opérés de cataracte ; lorsque le sujet était au préalable emmétrope, on lui trouvera de bons verres pour voir de loin entre 10 et 12 dioptries. Il suffira de quelques tâtonnements pour aboutir, à moins qu'il existe de l'astigmatisme opératoire.

Il faut ensuite rechercher le verre nécessaire à la vision de près et pour cela il suffira d'ajouter quatre dioptries au numéro trouvé pour la vue de loin ; dans ce cas, le sujet, pour bien voir, devra placer le livre à 25 cm ; entre 26 cm. et l'infini, il ne pourra pas distinguer nettement, car il ne possède pas d'accommodation et ne peut pas, par conséquent, adapter son œil pour les distances intermédiaires. Toutefois, en faisant varier la distance des lunettes, il peut, en partie, remédier à cet inconvénient et il n'est pas rare de trouver des opérés de cataracte bien familiarisés avec leurs verres correcteurs, qui possèdent pour toutes les distances une vision suffisante.

Telles sont les considérations sommaires absolument indispensables à connaître au sujet des troubles par excès et par défaut de l'accommodation.

L'absence d'accommodation, l'aphakie devait naturellement trouver place dans ce chapitre et j'ai saisi avec empressement l'occasion de traiter l'intéressante question pratique du choix des lunettes pour les opérés de cataracte.

CHAPITRE XIII

ÉCLAIRAGE DE L'ŒIL PAR LES MIROIRS. — THÉORIE DE L'OPHTALMOSCOPE. — DE L'IMAGE RENVERSÉE ET DE SA VALEUR SÉMÉIOLOGIQUE.

L'une des plus belles découvertes faites dans l'ordre des sciences médicales est certainement celle de l'ophtalmoscope qu'Helmholtz fit connaître en 1851. Non seulement ce physiologiste illustre nous apprit à voir dans le fond de l'œil, mais encore il montra du premier coup toute l'importance de sa découverte en indiquant les grands résultats qu'elle pouvait donner dans l'étude des vices de réfraction, des lésions des membranes et des milieux dioptriques de l'œil.

Il n'imagina pas seulement un procédé d'éclairage, mais une méthode scientifique qui a renouvelé l'ophtalmologie, en a fait une science indépendante dont les applications pratiques ont conduit les hommes illustres qui l'ont cultivée, aux plus merveilleux résultats.

A l'état normal, la pupille paraît noire, quelle que soit l'intensité de la lumière placée devant l'œil. Cependant, il est incontestable que les rayons lumineux entrés dans l'œil doivent l'éclairer. Pourquoi donc ne voit-on pas ? Parce qu'on n'est pas placé dans une bonne position, parce que la source lumineuse qu'on met devant l'œil, bougie ou clarté solaire, n'est pas convenablement disposée.

Une première condition essentielle pour voir dans le fond de l'œil, c'est que l'observateur soit placé sur le trajet des rayons lumineux réfléchis ou extériorés et la seconde condition est que l'objet éclairant soit dans une position convenable.

L'expérience bien connue de Brücke fera facilement comprendre la portée de ces propositions. En 1848, trois ans avant la découverte d'Helmholtz, cet auteur plaça devant un œil une bougie de façon à envoyer un cône lumineux sur la partie centrale de la rétine en *a b* (voir fig. 58). Dans ces conditions

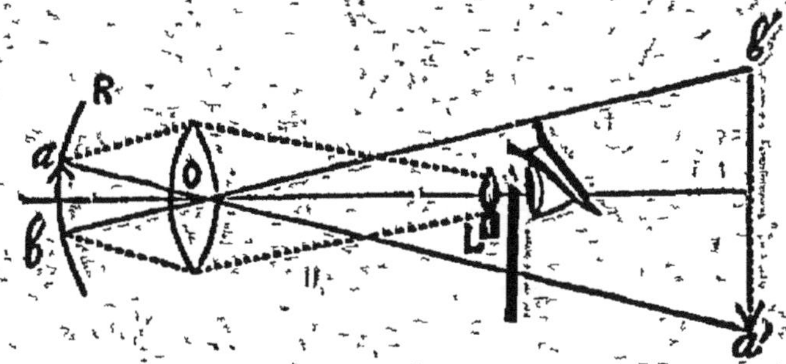

Fig. 58. — Expérience de Brücke.

les rayons réfléchis extériorés de *a b*, doivent former une image en *a' b'*. Brücke plaça un écran derrière la source lumineuse de manière à la cacher presque complètement à son œil situé derrière l'écran et par dessus l'écran, il vit, colorée en rouge, la pupille de l'observé. Sans écran placé devant l'œil, la lueur rouge disparaît parce que la bougie éclaire l'œil de l'observateur de façon à effacer l'éclat d'ailleurs très faible des rayons extériorés.

Helmholtz comprit très bien le vice de cette disposition et au lieu d'éclairer l'œil observé directement avec une source lumineuse, il obtint un faisceau de lumière éclairant avec des plaques de verre réfléchissantes.

La figure ci-jointe fait très bien comprendre la disposition générale de son expérience. La partie de l'œil éclairée avec le miroir P est *a' b'*. L'œil qui

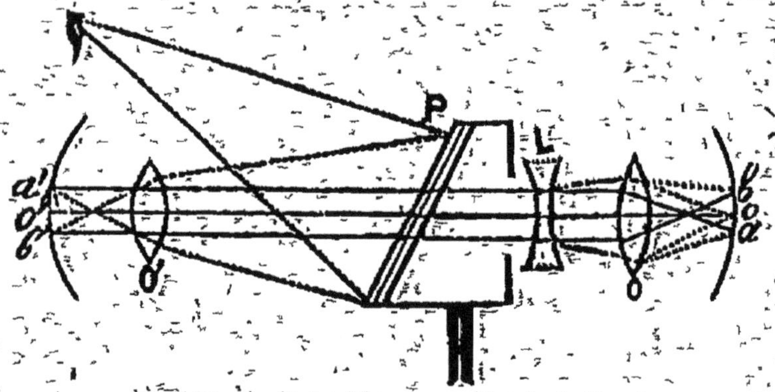

Fig. 59. — Ophtalmoscope d'Helmholtz.

examine est placé derrière le miroir en O. Théoriquement, les rayons lumineux émanés de l'objet éclairé *a' b'* et passant par la plaque transparente P arrivent sur l'œil de l'observateur en parallélisme, et si l'observateur et l'observé sont tous les deux emmétropes, on aura en *a b* sur la rétine de l'observateur une image nette. Cette image sera plus nette si on interpose entre l'œil et la plaque de verre une lentille biconcave L qui fait diverger les rayons lumineux. En effet, pour avoir une image nette, sans lentille biconcave, il faut, non seulement que l'observé et l'observateur soient emmétropes, mais encore qu'ils ne fassent absolument aucun effort d'accommodation.

La lentille biconcave envoie à l'observateur des rayons divergents et lui permet par conséquent d'obtenir une image nette en faisant jouer son pouvoir accommodateur.

Mais les plaques transparentes de verre ont de grands inconvénients, elles laissent passer une partie seulement des rayons lumineux, l'autre partie est réfléchie ; c'est pour cela qu'il est préférable de se servir d'une plaque réfléchissante métallique, d'un miroir qui enverra dans l'œil tous les rayons lumineux disposés à cet effet. Il suffira ensuite de faire au centre de ce miroir un orifice circulaire par lequel l'œil de l'observateur, bien abrité, examinera en restant dans l'obscurité ce qui se passe dans l'œil bien éclairé du sujet observé.

C'est donc avec les miroirs qu'il convient de pratiquer l'éclairage de l'œil. Vous savez tous dans quelles conditions la lumière s'y réfléchit et les images se forment, selon que le miroir est convexe, plan ou concave.

Le miroir convexe est très rarement utilisé en ophtalmologie ; seuls, les miroirs plans et concaves méritent de nous arrêter un instant.

Miroirs plans et concaves. — Les miroirs plans réfléchissent parallèlement les rayons parallèles ; les rayons incidents divergents fournissent des rayons semblables, qui vont se réunir virtuellement derrière le miroir dans le point diamétralement opposé à la source lumineuse. Ces images ainsi produites sont toujours de la même dimension que l'objet.

Le miroir concave réfléchit les rayons parallèles vers le foyer qui se trouve au-devant de la surface concave, à une distance égale environ à la moitié de son rayon de courbure ; les rayons qui arrivent sur le miroir en divergence vont se réunir entre le centre de courbure et le foyer du miroir. Ce sont les conditions de l'éclairage ordinaire. Lorsque vous placez devant votre œil un miroir concave, ce miroir reçoit en divergence légère les rayons émanés de la lumière voisine et il les projette de telle façon que ces rayons forment un cône lumineux plus ou moins allongé. C'est ce cône lumineux que nous projetons sur l'œil et qui nous sert à l'éclairer.

L'éclairage de l'œil est donc facilement obtenu par les miroirs plans et les miroirs concaves. Le miroir plan donne une lumière plus faible que le miroir concave et ce dernier réflecteur est le plus usité. Dans la recherche des ombres pupillaires cependant (Kératoscopie), le miroir plan présente des avantages qui tiennent précisément au plus faible éclairage qu'il donne.

Les miroirs convexes et encore moins les miroirs hétérocentriques de Zehender ne sont pas utilisés en ophtalmologie élémentaire. Ceci étant maintenant bien posé, voyons comment il convient de pratiquer l'éclairage de l'œil et comment se produisent les images renversées et les images droites.

Pour déterminer avec méthode les conditions dans lesquelles doit être pratiqué l'éclairage de l'œil, il convient d'étudier successivement le milieu d'observation, la position à donner à l'observateur et à l'observé, la source de lumière, et l'instrument réflecteur, le miroir.

1° Milieu d'observation. — Il faut être placé dans une chambre noire ou au moins assez sombre pour que la lumière diffuse ne vienne pas troubler la formation de l'image. A la rigueur on pourrait recevoir cette image dans une chambre noire portative comme celle de l'appareil photographique ; mais il est toujours plus simple de plonger dans l'obscurité le patient et l'examinateur.

2° Observé. — Il doit être assis auprès d'une table, le corps bien droit, la tête bien fixe, les yeux bien ouverts. Il doit rester dans l'immobilité absolue ; l'œil seul doit suivre les indications données par l'observateur. Tantôt le malade regardera en face, tantôt du côté nasal de façon à présenter alternativement sa macula et sa papille. Lorsqu'on n'a pas au préalable dilaté la pupille à l'aide des mydriatiques, il faut prier le malade de fixer dans le coin de la salle un objet assez éloigné pour que tout effort d'accommodation soit inutile. Pour bien montrer sa papille, le sujet doit diriger son regard vers l'oreille de l'observateur, l'oreille du côté opposé à celui de l'œil examiné, c'est-à-dire que lorsqu'on examine l'œil droit, le patient doit tourner son regard vers l'oreille droite de l'observateur.

3° Observateur. — Placé en face, il peut être assis ou debout, mais dans tous les cas il convient que ses yeux soient un peu au-dessus des yeux du patient.

La recherche du fond de l'œil devient pour lui une affaire d'habitude et il arrive très vite à voir lorsqu'il est suffisamment exercé ; mais, à ce sujet, tous les conseils du monde ne peuvent remplacer l'expérience ; on ne voit bien au fond de l'œil, facilement et complètement, qu'après plusieurs mois de tâtonnements.

4° **Source lumineuse.** — On peut se servir de lumière solaire, mais elle est rarement suffisante, c'est pourquoi il faut toujours se munir d'une bonne lumière artificielle, lampe à huile ou au pétrole. Le gaz a l'inconvénient de fournir une lumière rouge et vacillante et s'il est souvent employé dans les cliniques, c'est parce que son usage est plus économique et plus commode.

La lampe sera placée sur la table contre laquelle est appuyé le sujet, de telle façon que le foyer soit à la hauteur des yeux du malade ; on peut également placer la lampe derrière et au-dessus de la tête de l'observé, mais cette disposition est un peu moins commode, notamment lorsqu'on pratique l'examen à l'image droite.

C'est après avoir pris toutes ces précautions que vous devrez vous armer de votre ophtalmoscope et de votre lentille pour examiner le fond de l'œil et en reconnaître les lésions.

Mais quel sera l'ophtalmoscope que vous choisirez ? De quelle lentille vous servirez-vous et enfin dans quelles conditions se produira l'image du fond de l'œil que vous obtiendrez ainsi ?

Il serait difficile de dire ici, d'une façon précise,

quel est le meilleur ophtalmoscope. Tous sont bons, en somme, et nous ne voyons même pas clairement pourquoi le nombre de ces instruments va toujours se multipliant. Tous ceux que nous avons entre les mains sont excellents et il me paraît inutile d'en donner ici la description.

Remarquez que vous devez avoir à votre disposition un miroir plan et un miroir concave ; le premier vous donnant un éclairage moins intense vous montrera mieux les ombres pupillaires, les opacifications partielles du cristallin, les troubles du corps vitré, le décollement de la rétine, etc., etc.

En revanche, le miroir concave, qui projette sur l'œil un cône lumineux au lieu d'un faisceau de rayons parallèles, éclaire l'œil avec plus d'intensité.

L'intensité de l'éclairage a très souvent de grands avantages ; il faut un cône lumineux puissant pour percer le voile plus ou moins épais de certaines opacités siégeant dans le cristallin ou dans le corps vitré, mais souvent lorsqu'il s'agit d'étudier les fines lésions de la papille, le miroir concave doit s'effacer devant le miroir plan et c'est un éclairage minimum qui s'impose à la condition de rechercher un grossissement maximum. Ce dernier résultat s'obtient par l'examen à l'image droite qui donne un grossissement de 8 à 14 dans les yeux emmétropes et hypermétropes, et de 20 à 40 pour les myopes.

Helmholtz réalisait très bien ces bonnes conditions d'éclairage avec les trois plaques de verre signalées plus haut. De Jæger, grand partisan de l'examen à l'image droite, avait adopté l'instrument de Helmholtz monté d'une façon spéciale et assez compliquée pour que, malgré ses grands avantages, il n'ait pu entrer dans la pratique.

Dernièrement, Wecker a de nouveau insisté sur l'examen de l'œil à l'éclairage direct, à l'image droite et il a fait construire l'instrument représenté ci-contre (fig. 60) qui se réduit au simple réflecteur à plaques.

Il n'y a pas de diaphragme du côté de l'observateur, ce qui donne lieu à des reflets difficiles à éliminer, mais, d'un autre côté, on a l'avantage de ne pas regarder à travers une ouverture restreinte qui engage instinctivement à faire un effort d'accommodation.

La face postérieure de l'instrument porte une rainure pour recevoir les verres de la boîte d'essai. On peut ainsi faire de cet instrument un de ces ophtalmoscopes à réfraction que nous étudierons dans l'un des prochains chapitres.

L'ophtalmoscope d'Helmholtz-Wecker, les miroirs plans, en général, ne sont utilisables que pour l'image droite ; le miroir concave est toujours préférable quand on examine à l'image renversée. La courbure de ces miroirs n'est pas forcément la même, mais la concavité généralement adoptée est celle de l'ophtalmoscope de Follin qui se compose d'un miroir de 25 cm. de foyer, c'est-à-dire de 50 cm. de courbure.

Quelques ophtalmoscopes portent deux miroirs superposés, l'un plan, l'autre concave ; tous sont construits en verre bien étamé ; le métal poli a le grand inconvénient de se rayer avec une extrême facilité.

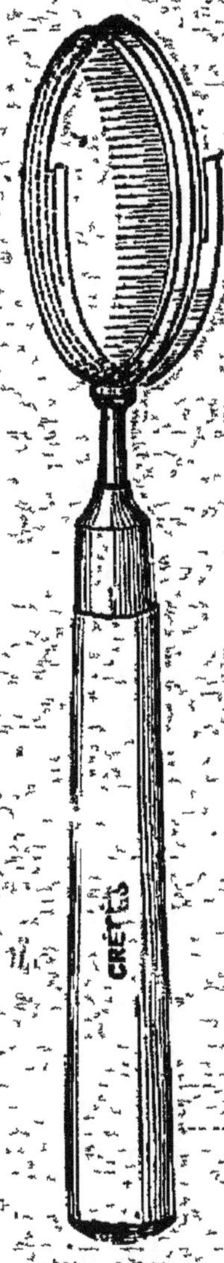

Fig. 60.

Avec un miroir concave, vous faites tomber dans l'œil du malade, disposé comme nous l'avons dit plus haut, un pinceau lumineux qui l'éclaire abondamment et après avoir placé son œil derrière le miroir, l'observateur regarde par le petit trou central ce qui se passe ainsi dans l'œil éclairé ; mais si l'observateur et l'observé sont emmétropes, le premier ne voit guère qu'une lueur rouge et il faut interposer entre le miroir et l'œil du malade une lentille destinée à produire une image. L'image ainsi obtenue est toujours renversée, c'est pourquoi cet examen que nous pratiquons tous les jours porte le nom d'examen à l'image renversée.

Nous devons d'autant plus insister sur le mode de formation de cette image que sa recherche constitue en quelque sorte le procédé fondamental, essentiel de l'ophtalmologie.

La lentille dont on se sert peut avoir 20 D. ou 10 D. ; la première est dite à court foyer, la seconde à long foyer ; c'est surtout la lentille de 20 dioptries qui convient.

Après avoir, avec le miroir concave, éclairé la pupille, on place la lentille convexe devant l'œil, de telle façon que son axe principal se confonde avec l'axe du cône éclairant, qui est en même temps la ligne de visée de l'observateur. Vous tenez cette lentille de la main gauche entre le pouce et l'index, les derniers doigts prenant point d'appui sur le front ou sur la joue du malade.

A ce moment, on est souvent gêné par les reflets lumineux de la cornée et du cristallin. Ils sont surtout très prononcés quand l'œil est larmoyant, mais un peu d'habitude suffit pour les éliminer.

La lentille doit être placée à 5 cm. environ de l'œil, de façon à ce que l'iris et la cornée soient à son foyer postérieur et ne forment pas d'image ; c'est aussi dans cette position qu'on a le maximum d'éclairage.

D'ailleurs, il est souvent nécessaire d'approcher ou d'éloigner la lentille pour bien voir l'image et surtout il importe de ne pas s'obstiner à la chercher dans le fond de l'œil, car elle est, au contraire, au-devant de la lentille entre celle-ci et l'œil de l'observateur, dans le plan focal de la lentille.

Étude de l'image renversée.

L'image renversée de la papille est plus grande que cette papille. La proposition n'aura plus besoin de démonstration après l'examen de la figure suivante.

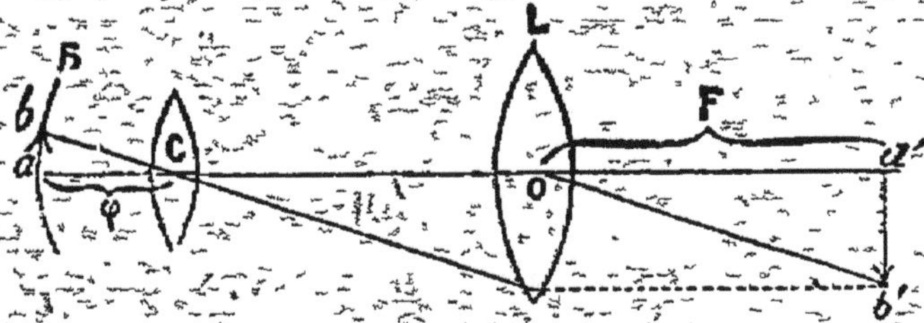

Fig. 61. — Image renversée. — Emmétropie. — Grandissement de l'image $G = \frac{F.}{\varphi}$

Le grossissement est le rapport de *a' b'* l'image, à *a b* l'objet. Les deux triangles *a C b* et *a' O b'* sont semblables, d'où l'équation suivante :

$$\frac{a'\ b'}{a\ b} = \frac{O\ a'}{C\ a}$$

On peut remplacer $O\,a'$ par F la longueur focale de la lentille et $C\,a$ par sa longueur constante et on a

$$\frac{a'\,b'}{a\,b} = \frac{F}{\varphi} \text{ ou grossissement } G = \frac{F}{\varphi}$$

Le grossissement de l'image renversée est évidemment variable avec la même lentille selon les divers états amétropiques de l'œil. En effet, si l'œil est myope, la lentille L de la figure 61 forme l'image renversée en deçà de son foyer puisqu'elle recevra de l'objet éclairé *a b* des rayons convergents.

Ainsi $O'\,a'$ c'est-à-dire F diminuera de valeur dans la formule. D'autre part dans la myopie φ est plus grand que dans l'emmétropie, le grossissement de l'objet éclairé, la papille par exemple, est donc moins considérable chez le myope que chez l'emmétrope.

Un raisonnement semblable montre que dans l'hypermétropie, on observe le phénomène inverse; le grossissement augmente parce que F est plus long et φ plus court.

Toutefois, il ne faudrait pas croire qu'il y ait entre ces diverses images renversées du myope, de l'emmétrope et de l'hypermétrope une très grande différence. L'image de l'hypermétrope est généralement elle-même assez petite pour que Donders ait conseillé de la regarder avec une lentille convexe considérée comme loupe. Cet examen est évidemment très possible puisque l'image renversée est réelle et qu'il est facile de l'examiner avec un verre grossissant.

La situation de l'image renversée à la loupe peut servir à diagnostiquer l'état amétropique de l'œil, et ce diagnostic prendra le caractère objectif, c'est-à-dire qu'il sera absolument indépendant du malade et de ses réponses.

Par la méthode de Donders, par l'optomètre, on obtient des indications de la plus grande valeur ; mais elles sont évidemment subordonnées à la bonne volonté et même, jusqu'à un certain point, à l'intelligence du malade, tandis que l'examen objectif de l'image renversée et de l'image droite fournit au praticien des données d'une exactitude absolue, à la condition que cet examen soit fait avec toutes les précautions désirables.

Il est certain que l'image renversée peut être reçue sur un écran et d'après la position que, pour la recevoir, l'écran devra occuper par rapport à la lentille, on appréciera l'état de la réfraction statique de l'œil observé.

Si l'œil est emmétrope, il faudra de toute nécessité que l'écran soit placé exactement au foyer de la lentille L ; s'il est hypermétrope, l'écran devra être au delà du foyer ; et chez le myope, au contraire, cet écran sera placé entre le foyer et la lentille.

Un seul tube peut contenir la lentille convexe et l'écran mobile ; les déplacements de l'écran étant marqués sur la paroi externe du tube, l'observateur après avoir constaté la production de l'image n'aura qu'à lire sur ce tube le résultat de l'examen.

Snellen, Landolt, Loiseau et Warlomont ont fait des expériences et construit des instruments basés sur ce principe.

Il n'est pas possible de méconnaître que ce procédé repose sur des données excellentes, et l'ophtalmoscoptomètre de Loiseau devrait, semble-t-il, être d'un usage très répandu ; il n'en est rien cependant, et cela est dû aux difficultés pratiques de l'examen. L'éclairage de l'œil par le miroir rejaillit sur l'écran qui reçoit une image trop affaiblie ; lorsqu'on place le miroir entre la lentille et l'écran, il faut qu'il soit transparent, et l'éclairage de l'œil en souffre. Ce procédé objectif de détermination est en somme peu pratique, et malgré les efforts des oculistes belges on lui préfère les moyens dont nous allons maintenant parler.

La lentille à long ou à court foyer n'est pas nécessaire à la production des images du fond de l'œil ; on peut aussi obtenir des images avec le simple éclairage, par l'emploi du miroir réflecteur. En se plaçant dans les conditions que nous dirons bientôt, on obtient ainsi une image droite du fond de l'œil. L'importance de cette image droite est très grande. Quand on a l'habitude de la rechercher et de la percevoir, on est en possession du meilleur mode d'examen objectif.

Mais l'éclairage de l'œil par le miroir simple ne produit pas que des images droites ; dans la myopie on peut aussi, par le simple réflecteur, obtenir une image renversée, réelle, aérienne, qui nous est d'un très grand secours pour le diagnostic de cette affection.

Image renversée dans la myopie. — Sa valeur séméiologique.

En effet, lorsque le myope n'accommode pas, le

fond de son œil éclairé vient évidemment produire son image réelle et renversée au remotum ; il suffira donc à l'observateur de savoir reconnaître cette image pour diagnostiquer la myopie.

Toutefois, les myopies faibles, dont le remotum est à 1 mètre et au delà, ne sont pas reconnaissables par ce procédé, parce que l'observateur se place forcément dans le champ même de la vision du myope, entre le R et l'œil. Mais pour les myopies de plus d'une dioptrie, on peut obtenir des approximations très rapprochées dans l'évaluation du vice de réfraction.

La figure 62 montre bien les phénomènes essentiels sur lesquels repose cette méthode.

La partie bien éclairée, le vaisseau *a b*, par exemple, vient former une image renversée en *a' b'*. C'est cette image que l'observateur emmétrope, placé en E, doit reconnaître en se mettant à la distance convenable.

Après l'avoir aperçue, cet observateur s'éloignera, se rapprochera tour à tour et constatera qu'elle occupe un point fixe. Alors il avancera vers cette image de plus en plus jusqu'au moment où il la fera passer en deçà de son proximum, ce qu'il reconnaîtra par le vague de ses contours et enfin par sa disparition complète. En somme, pour l'observateur, le problème est celui-ci : placer l'image renversée du myope assis en face de lui, à son propre proximum. Ceci fait, il ne restera plus qu'à mesurer la distance qui sépare M de E, l'œil de l'observé de l'œil de l'observateur. De cette distance on déduira la longueur toujours connue du proximum de l'observateur, et le reste représentera la distance exacte du

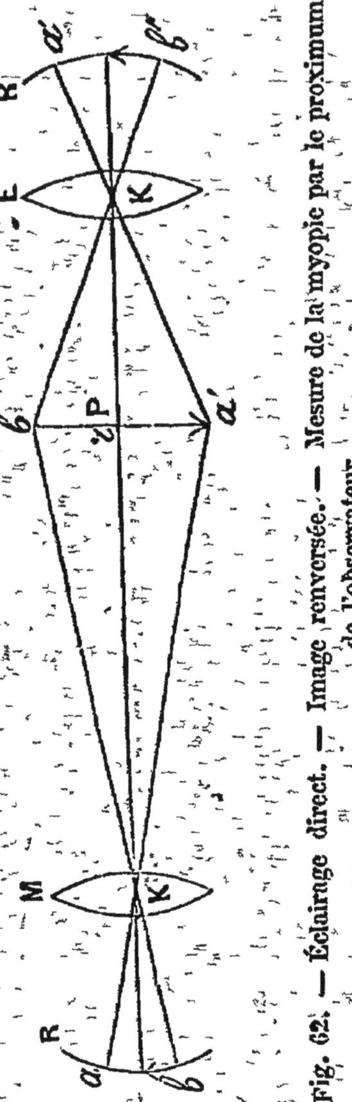

Fig. 62. — Éclairage direct. — Image renversée. — Mesure de la myopie par le proximum de l'observateur.

remotum de l'œil observé, c'est-à-dire la mesure de sa myopie.

Pour être bien compris, prenons un exemple : Supposons qu'entre l'œil de l'observateur et celui de l'observé la distance soit de 40 cm. et que l'observateur emmétrope normal ait son proximum à 15 cm., 40-15 mesurera la valeur du remotum de l'observé, soit 25 cm. Le vice de réfraction sera de 4 D. On arrive assez vite à pratiquer cet examen dans de bonnes conditions, car il est toujours facile, pour l'observateur, d'accommoder au maximum afin de bien placer l'image renversée à son proximum. Ce qui est généralement difficile pour les commençants, c'est le relâchement complet de l'accommodation, nécessaire pour l'image droite, car on est rarement bien sûr de ne pas mettre du tout en jeu le muscle ciliaire ; mais un observateur attentif peut, au contraire, toujours donner son maximum d'effort, et il lui sera toujours facile de connaître son proximum par l'expérience, si l'échelle de Donders, pour une raison quelconque, ne peut le lui donner avec précision.

Ce que nous venons de dire nous fait immédiatement comprendre comment l'observateur peut mesurer la myopie en se servant de son remotum à la condition qu'il soit myope lui-même.

Le remotum de l'emmétrope et de l'hypermétrope n'existe pour ainsi dire pas, objectivement parlant, puisque l'un est à l'infini, l'autre au delà de l'infini ; mais le myope peut tirer parti de son point de vision le plus éloigné dans le cas qui nous occupe. Il manœuvrera comme précédemment, de façon à placer l'image réelle et renversée à son remotum. De là distance totale qui sépare les deux yeux, il déduira la longueur de son remotum et obtiendra par différence celui de l'observé.

Souvent, dans la pratique, on applique rapidement ce procédé de détermination de la myopie, sans mesurer autrement que par approximation la distance qui sépare l'observateur de l'observé. Il est alors impossible de dire exactement de combien de dioptries il s'agit dans le cas particulier, mais on reconnaît très bien la myopie faible, la myopie moyenne et la myopie forte. On a des renseignements suffisants pour déjouer la simulation, pour savoir si l'examen par les verres d'essai, qui devra toujours précéder l'examen objectif, a été pratiqué dans de bonnes conditions.

Dans ce diagnostic de la myopie par l'image renversée, il faut aussi mettre en pratique une petite manœuvre des plus simples qui corroborera les conclusions obtenues par les moyens précédents. Cette manœuvre repose sur le mouvement de l'image renversée pendant que le miroir réflecteur se déplace et l'observateur avec lui. Si, pendant qu'il fixe l'image renversée, l'observateur porte sa tête à droite ou à gauche, il voit suivre l'image en sens inverse, à droite s'il incline la tête à gauche, à gauche s'il l'incline à droite. Ce phénomène est absolument caractéristique de la myopie, et dans les cas douteux, il sera d'une très grande utilité.

On peut aisément l'expliquer en remarquant que le cône lumineux qui éclaire successivement le fond de l'œil de droite à gauche ou de gauche à droite, emporte avec lui dans le même sens l'objet éclairé, le vaisseau par exemple fixé par l'observateur. Dans le fond de l'œil, en réalité, l'objet marche dans le même sens que le pinceau lumineux réfléchi par le miroir ; mais tous les phénomènes qui se passent au fond de l'œil apparaissent à l'extérieur absolument opposés, puisque l'image est réelle, aérienne et *renversée*. Si l'objet suit ou mieux paraît suivre le pinceau lumineux de dedans en dehors, du côté nasal vers le côté temporal, l'image de cet objet fait le chemin contraire.

L'éclairage de l'œil par le miroir simple tient donc une grande place dans le diagnostic de la myopie et la production de l'image renversée donne les renseignements les plus précieux ; mais nous l'avons déjà dit, l'éclairage simple, direct de l'œil, peut aussi produire une image droite dont l'intérêt est capital pour la mensuration des amétropies.

L'étude de la myopie par l'image droite, complétera ce que nous avons dit de l'image renversée ; mais c'est surtout l'hypermétropie qui relève de ce deuxième procédé de mensuration. Il n'est pas de moyen plus précis dans toutes les manœuvres qui ont pour but le diagnostic des diverses amétropies.

CHAPITRE XIV

DE L'IMAGE DROITE. — SON APPLICATION DANS LA MENSURATION DES AMÉTROPIES. — DE L'OPHTALMOSCOPE A RÉFRACTION. — DIAGNOSTIC DE LA MYOPIE, DE L'HYPERMÉTROPIE ET DE L'ASTIGMATISME PAR L'OPHTALMOSCOPE A RÉFRACTION.

Nous avons dit que l'éclairage direct de l'œil par le miroir pouvait donner une image droite. L'étude des conditions dans lesquelles apparaît cette image mérite toute notre attention.

Tout d'abord, il importe au plus haut point que l'œil éclairé soit à l'état de repos ; il faut avoir affaire à un œil statique, non dynamique ; on obtient la suspension complète de l'accommodation dans la chambre noire, en invitant le sujet à regarder loin devant lui, dans un coin obscur de la salle. De plus, l'observateur doit être tout près de l'observé pour percevoir une partie aussi grande que possible de la rétine et l'éclairer convenablement ; il est, par conséquent, entre l'œil du sujet et son proximum et l'accommodation n'est en rien sollicitée. Toutefois, pour plus de sécurité dans les cas douteux, il sera bon de paralyser le muscle ciliaire par l'atropine, particulièrement indiquée chez les jeunes sujets atteints de spasme accommodatif.

Il est donc bien entendu que l'accommodation n'existe pas chez le sujet examiné. Les rayons lumineux qui viennent éclairer la rétine se comportent dans l'œil en conséquence ; ce qui nous importe, ce ne sont pas les rayons projetés dans l'œil par le réflecteur, ce sont les rayons extériorés par les vaisseaux éclairés de la rétine. La rétine est l'objet dont nous voyons l'image grâce aux rayons qui, après réfraction dans les milieux dioptriques, se portent en dehors de l'œil.

Ce que nous savons des divers états statiques de l'œil nous fait bien comprendre la marche dans l'espace de ces rayons extériorés. L'emmétrope émet des rayons parallèles, l'hypermétrope des rayons d'autant plus divergents que le vice de réfraction est plus accusé, le myope des rayons convergents. Les rayons parallèles de l'œil emmétrope ne forment pas d'image ou plutôt en forment une infiniment grande et infiniment éloignée ; les rayons divergents de l'hypermétrope vont, prolongés par la pensée, se réunir derrière l'œil observé, au remotum virtuel ; les rayons convergents du myope viennent en avant de l'œil, au remotum, fournir une image réelle, aérienne ; c'est l'image renversée que nous connaissons.

Mais supposons qu'un œil emmétrope, celui de l'observateur, vienne se placer en face ou contre l'œil examiné pour recevoir les rayons extériorés et voyons ce qu'il advient.

Image droite chez l'emmétrope. — Dans le cas d'emmétropie, l'observateur reçoit sur sa rétine en *o' m'* l'image de la *rétine-objet* *m o*. Les détails de la figure en font comprendre la construction et nous dispensent d'insister.

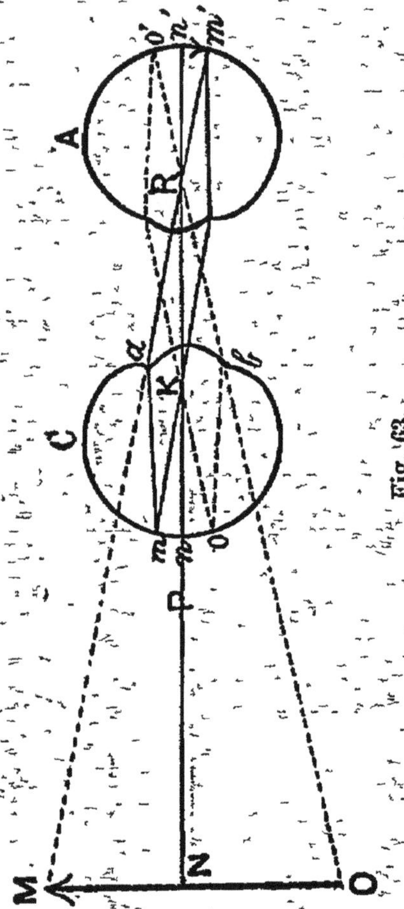

Fig. 63.

L'image *o' m'* est renversée par rapport à *m o*, en vertu de ce principe que tous les objets extérieurs viennent faire sur la rétine une image renversée. (Voir 1er chapitre). Mais nous avons l'habitude de redresser les objets et nous redressons $o' m'$ de façon à voir m' en M et o' en O (voir fig. 63), nous obtenons ainsi en M O une image droite, virtuelle, agrandie de la partie de rétine éclairée $m\ o$.

On a discuté sur la situation et la grandeur exacte de cette image droite. A priori, il semble qu'elle doit être infiniment grande et infiniment éloignée puisqu'elle est formée par des rayons qui arrivent en parallélisme sur l'œil de l'observateur ; mais, en réalité, il n'en est rien, l'image paraît assez rapprochée. D'après Landolt, elle serait placée à 30 cm. environ, c'est-à-dire, à la distance ordinaire de la vision distincte.

Nous avouons ne pas comprendre du tout pourquoi cette image serait projetée à cette distance et non au contraire très loin, d'autant plus que l'œil qui la reçoit est disposé pour la vision de loin puisque son accommodation est à l'état de repos complet.

Mauthner paraît avoir donné une explication satisfaisante lorsqu'il a dit que l'amplification de cette image était le fait du grossissement fourni par les propres milieux dioptriques de l'observateur.

Pour impressionner une surface rétinienne de l'étendue de $m\ o$ il faut un objet M O placé à la distance ordinaire de la vision, 22 cm. Cet objet est beaucoup plus considérable que l'image rétinienne. Nous avons l'habitude, pour une surface rétinienne impressionnée, de voir les objets gros dans la proportion qu'indique la figure 64, et c'est là ce qui se passe quand nous regardons l'image droite ; nous la projetons dans l'espace et elle y atteint les dimensions de l'objet dont l'image rétinienne sous-tendrait un angle égal à *m C o*.

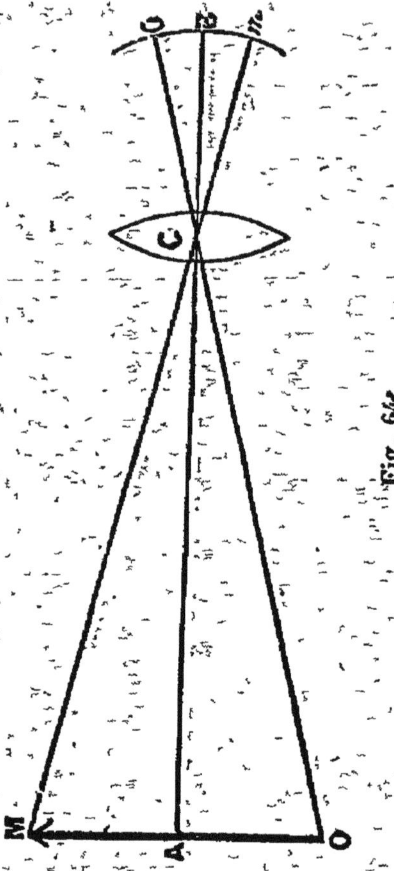

Fig. 64.

Or, si nous acceptons cette explication, il devient très facile de calculer le grandissement de l'image droite dont nous nous occupons, puisqu'il existe entre les triangles *m C o* et MCO des rapports mathématiques qui permettent de poser l'équation suivante $\frac{MO}{mo} = \frac{AG}{GB}$; nous connaissons la valeur de AG (22 cm.) et la valeur de AB qui n'est autre chose que φ; nous aurons en conséquence $\frac{MO}{mo} = \frac{22\text{ cm.}}{1,5}$ c'est-à-dire enfin que MO est à peu près 14 fois plus grosse que *m o*.

Telles sont les conditions générales dans lesquelles se produit l'image droite de l'emmétrope, nous y avons insisté parce qu'elles nous font bien comprendre les principes sur lesquels repose cette méthode d'exploration ; mais il faut bien le dire ici, ce sont surtout des amétropes et non des emmétropes qu'on examine à l'image droite, et lorsqu'il est nécessaire de rechercher chez un emmétrope un fine lésion de l'œil par ce procédé, il est toujours plus facile de se placer dans les conditions ordinaires de l'hypermétropie en se servant d'un verre concave.

Image droite de l'hypermétrope. — Si, dans la figure 63, nous supposons l'œil G hypermétrope, cet œil extériore des rayons divergents qui paraîtront venir du remotum de l'œil observé. Ces rayons divergents seront facilement réunis sur la rétine de l'observateur à la condition que celui-ci fasse un effort d'accommodation suffisant.

L'image chez l'hypermétrope paraît toujours venir du remotum de l'observé ; son éloignement et son grossissement sont par conséquent en rapport direct avec le degré de l'amétropie.

S'il nous était possible de mesurer exactement l'effort d'accommodation nécessaire pour réunir l'image de la *rétine-objet* de l'hypermétrope sur notre œil, il suffirait de regarder à l'œil nu pour reconnaître du même coup l'anomalie et son degré ; mais nous ne pouvons pas apprécier, même approximativement, l'énergie dépensée par le muscle ciliaire et nous devons remédier à cette impossibilité par un artifice.

L'observateur emmétrope commence par relâcher son accommodation et fait passer devant son œil une série de verres convexes. Le verre convexe le plus fort avec lequel il perçoit l'image droite nettement est celui qui rend parallèles les rayons divergents émanés de la rétine éclairée, c'est ce verre qui mesure et corrige l'hypermétropie. En augmentant sa réfringence, l'observateur ne voit plus qu'une image diffuse parce qu'il reçoit, non des rayons parallèles, mais des rayons convergents qui vont se réunir en deçà de sa rétine.

Image droite du myope. — La myopie ne fournit pas d'image droite à l'éclairage direct, mais une image renversée très utile à connaître, dont nous avons longuement parlé dans le chapitre précédent.

Cependant, dans la myopie très faible, il est facile de percevoir confusément une image droite, parce que le remotum de l'observé est placé au loin, derrière la tête de l'observateur. La *rétine-objet* de l'observé extériore des rayons convergents qui ne peuvent se réunir sur la rétine de l'observateur, mais qui peuvent, si la convergence est minime, produire une image diffuse, encore reconnaissable.

L'observateur emmétrope ne voit donc point d'image droite dans l'œil du myope, tant qu'il ne modifie pas la direction des rayons extériorés par cet œil anormal ; mais rien n'est plus facile que de modifier cette direction en se servant d'un verre concave.

Il est évident que, quelle que soit la convergence de ces rayons extériorés, on pourra toujours les ramener au parallélisme en se servant d'un verre négatif suffisamment divergent. Le verre qui, ramenant ces rayons au parallélisme, permettra de voir l'image droite, mesurera évidemment le vice de réfraction.

L'observateur commencera par un verre faible qu'il augmentera progressivement jusqu'au moment où il saisira avec netteté les vaisseaux rétiniens ; en augmentant encore la réfringence de ce verre il verra toujours l'image droite ; car il obtiendra non plus seulement des rayons parallèles, mais des rayons divergents comme dans l'hypermétropie.

Par tâtonnements, l'observateur, *dont l'accommodation doit toujours être au repos*, déterminera donc le plus faible verre concave qui lui permettra de voir l'image avec netteté. Il appréciera ainsi avec exactitude à quels moments les rayons seront ramenés en parallélisme et connaîtra le degré précis du vice de réfraction.

Image ophtalmoscopique de l'astigmate. — La différence de réfraction dans les deux méridiens de l'œil exerce sur la production des images ophtalmoscopiques une influence dont on peut tirer grand profit pour le diagnostic de l'astigmatisme.

Supposons, par exemple, un œil emmétrope dans le méridien horizontal et myope de 3 D dans le vertical. L'observateur emmétrope, examinant cet œil à l'image droite, n'est adapté que pour le diamètre horizontal et ne pourra, par conséquent, voir que les lignes, les vaisseaux rétiniens qui sont perpendiculaires à ce méridien. (V. p. 121 et suivantes).

Si cet observateur emmétrope fait passer devant son œil un verre concave de 3 D, il sera adapté pour le méridien vertical et dès lors ne verra plus que les lignes horizontales.

De plus, l'image ophtalmoscopique, la papille par exemple, est déformée parce que son grossissement est plus faible dans le méridien horizontal que dans le vertical. Dans le cas pris comme exemple, la papille sera surtout agrandie de bas en haut. Elle prendra la forme d'un ovale vertical.

Pour l'image renversée le contraire a lieu, car dans ce cas l'image est d'autant plus petite que la réfraction de l'œil est plus forte ; tandis que l'image droite est agrandie dans le sens vertical, l'image renversée est au contraire augmentée dans ses dimensions horizontales. La comparaison de la papille à l'image droite et à l'image renversée constitue ainsi un puissant moyen de diagnostic pour l'astigmatisme.

Enfin, Javal a appelé l'attention sur un phénomène très précis et très utile à rechercher, savoir : que la forme de l'image renversée d'un œil astigmate varie suivant l'éloignement et le rapprochement de la lentille convexe. En plaçant la lentille convexe très près d'un œil myope dans le diamètre vertical, la papille apparaît sous l'aspect d'un ovale horizontal. La forme de la papille change à mesure qu'on éloigne la lentille ; elle prend de plus en plus la forme d'un cercle.

Elle est tout à fait circulaire quand le foyer de la lentille coïncide avec le premier point principal de l'œil. En éloignant encore la lentille convexe, l'image papillaire change encore de forme : elle s'allonge verticalement.

Ce sont là de précieux moyens pour le diagnostic de l'astigmatisme ; dans le prochain chapitre, nous y ajouterons ceux que donne l'examen de la pupille, la pupilloscopie ou *kératoscopie*.

Avant d'en arriver à l'étude des ophtalmoscopes à réfraction, dont les principes sont entièrement contenus dans les lignes qui précèdent, il nous reste à indiquer l'un des caractères les plus essentiels de l'image droite, c'est le sens dans lequel se meut cette image quand on déplace le miroir.

Nous avons vu, dans le dernier chapitre, que l'image renversée de la myopie se déplaçait en sens inverse du miroir réflecteur ; pour l'image droite, on obtient un résultat opposé, le déplacement a lieu dans le même sens.

C'est là un signe capital auquel il est toujours permis de reconnaître l'image droite et qui s'explique par ce fait que l'image est placée derrière l'orifice pupillaire à travers lequel passe le cône lumineux qui l'éclaire, tandis que l'image renversée et aérienne est placée au-devant de l'œil.

Pour bien pratiquer cet examen l'observateur doit tout d'abord se placer à 50 cm. du patient ; à cette distance il voit des traînées rougeâtres, à bords confus, ou des vaisseaux très nets, ou rien qu'un fond uniformément éclairé.

S'il voit des vaisseaux, en imprimant quelques légers mouvements à son miroir, il reconnaîtra si l'image est droite ou renversée, droite, elle marche dans le même sens, renversée, en sens inverse.

Si l'observateur ne voit qu'un fond rouge, il doit s'éloigner peu à peu en cherchant à voir l'image renversée du myope, qu'il reconnaît immédiatement à sa marche en sens inverse et si, en s'éloignant, il ne perçoit pas mieux qu'à 50 cm. il s'approche insensiblement de façon à mettre l'œil du sujet en deçà de son proximum. A cette distance, toute image nette doit être forcément une image droite et virtuelle et dans tous les cas d'emmétropie et d'hypermétropie cette image apparaîtra.

Mais il ne suffit pas de reconnaître l'existence du vice amétropique, il faut encore en mesurer le degré afin de savoir quel verre correcteur le malade doit porter.

Il est possible, par la méthode objective, d'atteindre ce résultat. Voici comment :

Nous avons dit plus haut qu'en interposant un verre entre l'œil de l'observateur et celui de l'observé on ramenait au parallélisme les rayons divergents de l'hypermétrope et convergents du myope. Ce verre, avons-nous dit, qui rend les rayons parallèles, mesure le vice de réfraction.

Le fait est vrai en principe ; mais, pour qu'en pratique il soit rigoureusement exact, il faudrait pouvoir placer le verre au point nodal de l'œil, dans le cristallin. La chose étant évidemment impossible, nous ne pouvons plus mesurer les vices de réfraction qu'avec des verres placés au devant de l'œil, et il devient tout naturel de mettre le verre d'essai à 2 cm environ de la cornée, point auquel nous plaçons le verre de lunette.

Le verre correcteur qui, dans cette position, ramènera les rayons au parallélisme, sera exactement celui que le malade pourra porter, puisqu'il occupe lui-même la place de la lunette à prescrire.

Les ophtalmoscopes à réfraction ont été imaginés dans le but de faciliter cet examen. Ils se composent essentiellement de plusieurs disques portant la série des verres concaves, convexes et cylindriques ; à l'aide d'un mécanisme très simple, l'observateur peut faire passer entre son œil et celui de l'observé toute la série des verres encastrés dans l'instrument.

La description de tous les ophtalmoscopes à réfraction nous entraînerait trop loin, mais il ne sera pas mauvais d'en faire connaître plusieurs parmi les principaux.

L'ophtalmoscope métrique de Wecker (Fig. 65) est l'un des premiers instruments qui aient été construits dans le but de mesurer les vices de réfraction.

Le disque représenté dans la figure 65 contient 20 verres sphériques convexes d'une valeur de 0,5 1. 1, 5. 2. 2, 5. 3. 3, 5. 4. 4, 5 etc., etc. jusqu'à 10 dioptries. La demi-dioptrie est prise comme unité. En tournant le disque, on fait passer devant l'œil une série de verres convexes régulièrement ascendante.

Afin d'obtenir des résultats négatifs nécessaires à l'étude de la myopie, Wecker a utilisé une lentille concave de 10 D, 5 (Fig. 65) qui par un mouvement latéral vient se placer devant l'ouverture du miroir

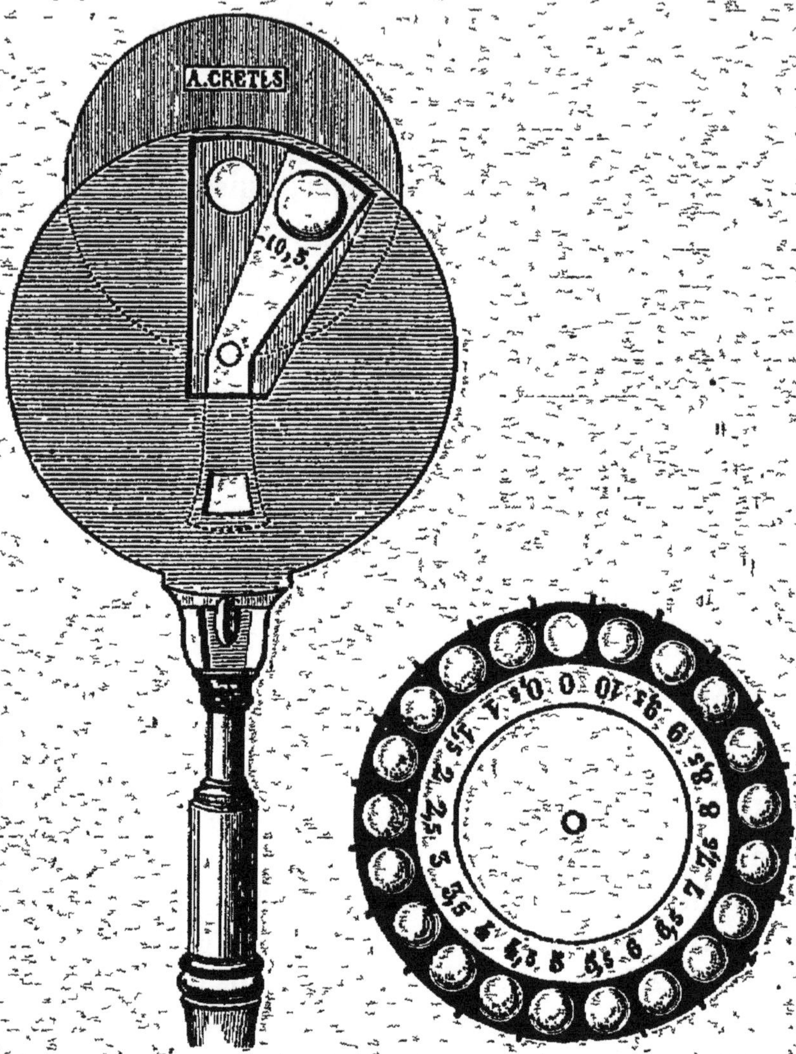

Fig. 65. Ophtalmoscope métrique de Wecker

entre le miroir et le disque. Ce verre concave restant fixe, en faisant passer devant lui les lentilles positives, on obtient toute la série des résultats négatifs de — 0,5 à — 10,5.

L'instrument de Landolt (Fig. 66, 67), se compose de deux disques qui contiennent les lentilles indiquées dans la figure 66. Ces lentilles sont numérotées selon le système métrique et leurs combinaisons produisent 20 numéros convexes et 21 concaves.

Pour obtenir chaque série indiquée sur l'instrument, il faut amener le crochet du disque B en face des indications : 0 à 3 ; 3, 5 à 6 ; 7 à 10 etc. — Un des verres de ce disque s'arrête devant le trou du miroir. En faisant tourner le disque A, les verres de celui-ci se placent successivement derrière celui du disque B et le résultat de la combinaison se lit dans une ouverture située en bas ; les concaves au recto, les convexes au verso.

La flèche indique la direction à prendre pour obtenir une série ascendante. On comprend aisément que la superposition des verres contenus dans les deux disques A et B peut donner toutes les variétés possibles de verres convergents et divergents ; depuis 0,5 jusqu'à 10 dioptries convexes et jusqu'à 10,5 concaves.

Parent a, de son côté, imaginé un excellent ophtalmoscope à réfraction d'un maniement très simple, qui se compose de deux roues distinctes dont l'une porte la série des verres convexes, l'autre celle des verres concaves. L'auteur y a même ajouté des verres cylindriques pour l'astigmatisme. Son instrument, actuellement très apprécié, est plus usité que ceux de Wecker et de Landolt. Cependant ce n'est point celui dont nous nous servons d'habitude. L'instrument classique à la Clinique ophtalmologique

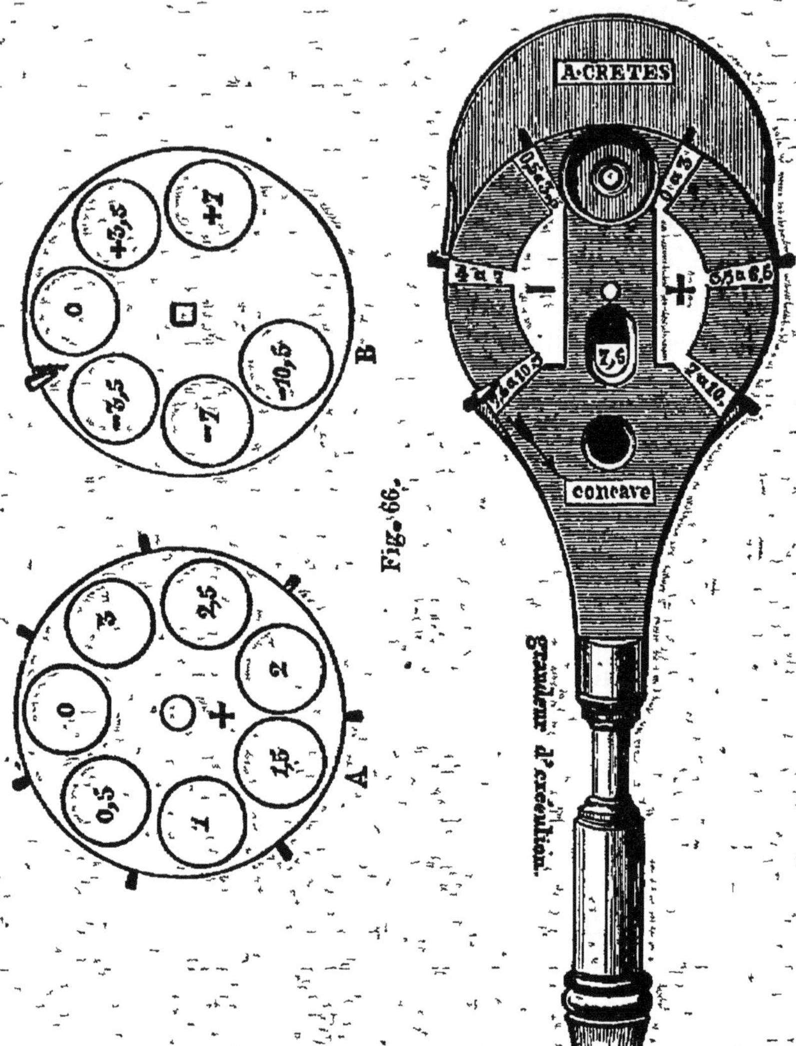

Fig. 66.

Fig. 67. — Ophtalmoscope à réfraction de Landolt.

de Bordeaux est celui de notre maître, M. Badal. Cet instrument, remplit toutes les conditions voulues pour justifier la faveur dont il jouit presque partout ; par la simplicité de son mécanisme ainsi

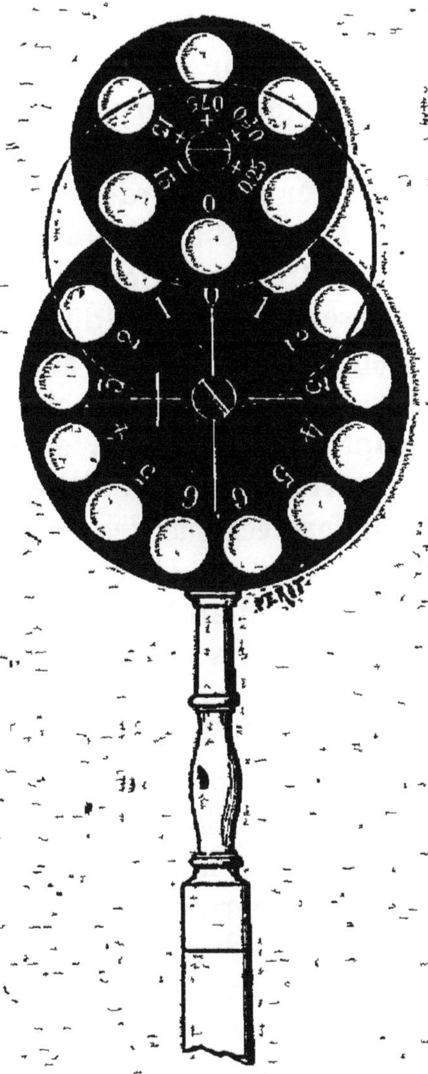

Fig. 68. — Ophtalmoscope à réfraction de Badal.

que par le nombre des combinaisons qu'il donne, il

est au moins l'égal des meilleurs opthalmoscopes imaginés pour mesurer la réfraction.

Nous ne saurions mieux faire que de reproduire ici la description même de l'inventeur.

En arrière d'un miroir ophtalmoscopique ordinaire sont deux disques superposés de telle façon que chacune de leurs ouvertures puisse venir successivement se placer en regard de celle du miroir. Le trou du miroir a un diamètre de 3 mm., que la pratique a montré être le meilleur. Les disques sont fort minces et assez rapprochés du trou spéculaire pour que le canal, qui résulte de la superposition des trois ouvertures, n'ait qu'une très petite longueur.

Le disque supérieur, de 3 cm. de diamètre, est percé de six ouvertures. L'une d'elles est vide, les cinq autres sont fermées par les verres *métriques*, + 0,25, + 0,50, + 0,75, + 13 et — 13. Le disque inférieur, de 4 cm. de diamètre, est percé de treize ouvertures dont une est vide également. A gauche sont six lentilles positives portant les numéros entiers de 1 à 6 ; à droite, les six lentilles négatives correspondantes. Le diamètre des lentilles est de 7 mm.

Une légère pression du doigt indicateur de la main qui tient l'instrument, en faisant tourner les disques autour de leur centre, permet d'employer isolément chacune des lentilles indiquées ou de les combiner deux à deux. Un petit ressort, tombant dans des encoches placées à la face postérieure des disques, marque les temps d'arrêt, de façon à assurer le centrage des verres et du trou spéculaire.

Le miroir concave peut être remplacé à volonté

par un miroir plan qui se trouve dans la boîte de l'instrument.

Cet ophtalmoscope, d'un très petit volume, est tout aussi maniable que le miroir ordinaire, et peut être employé à tous les usages. Lorsque les ouvertures vides sont superposées, on se trouve dans les conditions habituelles de l'examen à l'image renversée. Pour les déterminations optométriques, il peut être employé de deux façons différentes, suivant qu'on a recours à la méthode subjective (méthode de Donders) ou à la méthode objective (examen ophtalmoscopique à l'image droite).

Dans le premier cas, l'instrument rend exactement les mêmes services que la collection de lentilles des boîtes d'oculiste, dont il reproduit tous les numéros, et la recherche du verre correcteur de l'amétropie se fait de la même manière. Mais alors il est bon d'enlever le miroir devenu inutile, et dont l'ouverture, trop étroite pour ce genre d'épreuve, ne donnerait pas assez d'éclairage. En arrière se trouve une ouverture de même diamètre que les lentilles.

La manœuvre de l'instrument est des plus simples. Il suffit, pour la comprendre, de jeter un regard sur la figure qui accompagne cette description.

Si, laissant en place l'ouverture vide du disque supérieur, on fait successivement passer au-devant les six lentilles de gauche, on a la série des numéros entiers positifs de 1 à 6. Un de ces numéros paraît-il trop faible, le suivant trop fort? il suffit d'amener en regard du plus faible l'une des lentilles + 0,25, + 0,50, ou + 0,75 du disque supérieur, pour évaluer la réfraction à un quart d'unité près, de 0 à 6. Arrivé au numéro + 6, les fractions d'unité deviennent inutiles, et l'on n'a plus qu'à mettre en place le numéro + 13 du disque supérieur pour obtenir la série des nombres entiers jusqu'à + 19, en continuant à faire tourner le disque inférieur de gauche à droite.

On appliquera sans peine à la série négative ce que je viens de dire de la série positive. Le mouvement de rotation se fait alors en sens inverse, c'est-à-dire de *droite à gauche*, et c'est le numéro — 13 du petit disque qui, combiné aux douze verres du disque principal, donne les numéros supérieurs à 6.

Les numéros des lentilles sont gravés d'une façon très apparente et, toutes les fois que deux verres se trouvent superposés, il suffit de faire la somme ou la différence des chiffres en regard pour avoir, en dioptries, la mesure de la réfraction.

En résumé, l'instrument peut fournir 78 combinaisons (6 × 13) et reproduire, à l'exception du n° 20, dont on a bien rarement besoin, tous les numéros des nouvelles boîtes de verres.

Badal, à qui nous avons intégralement emprunté la description de son instrument, en a, dans ces derniers temps, modifié le miroir.

Au lieu d'un miroir mobile, tantôt plan, tantôt concave, pouvant s'adapter à l'instrument, il s'est servi d'un miroir fixe, mi-partie plan et concave. Ce sont, à vrai dire, deux moitiés de miroir juxtaposées suivant un de leurs diamètres et prises dans la même monture. Sur la figure 69, la plaque écran PP' est disposée de manière à laisser à découvert la moitié

M, M' de chacun d'eux. Cette plaque écran tourne et les saillies *a* et *a'* viennent buter sur le point d'arrêt *b*. Quant *a'* vient toucher *b*, c'est le miroir M' qui est à découvert.

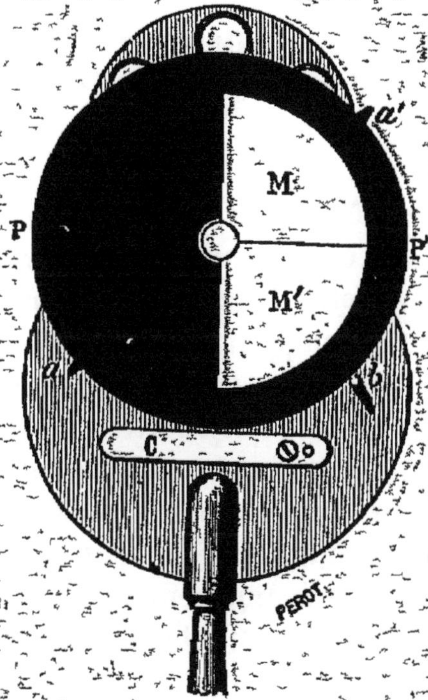

Fig. 69. — Nouvel ophtalmoscope de Badal.

La surface réfléchissante du miroir est diminuée, mais elle est encore suffisante dans les conditions ordinaires de l'éclairage.

CHAPITRE XV

DU PHÉNOMÈNE DE L'OMBRE PUPILLAIRE ET DE SA VALEUR SÉMÉIOLOGIQUE.

Lorsque vous êtes placé à une assez grande distance de l'œil, 80 cm, ou un mètre environ, si vous projetez sur la pupille le cône lumineux réfléchi par un miroir concave ou plan, vous voyez le fond de l'œil observé coloré en rouge, et si vous imprimez à votre miroir des mouvements de rotation sur son axe dans une direction quelconque, vous remarquez immédiatement des ombres plus ou moins foncées qui viennent couvrir le disque rouge pupillaire. Ces ombres marchent tantôt dans le même sens que le miroir réflecteur, tantôt dans le sens contraire, selon l'état de la réfraction de l'œil observé. Cuignet qui, le premier, a montré la grande valeur symptomatologique de ce signe, croyait que le jeu de ces ombres avait lieu sur la cornée ; d'autres, tels que Landolt et Parent, l'ont localisé sur la rétine, et dernièrement Leroy s'est efforcé de démontrer, dans une théorie nouvelle, que le phénomène se passait en entier dans le plan de la pupille.

Nous passerons en revue quelques-unes des explications nombreuses et difficiles qui ont été données sur cette question, mais il convient tout d'abord d'exposer les faits. Lorsque nous aurons appris à les connaître et que nous en aurons montré la valeur séméiologique, la théorie aura son tour.

Dans ce qui va suivre nous supposerons que l'observateur se sert d'un miroir concave. Avec ce miroir, il lui est facile de projeter sur le visage du patient un disque d'éclairage assez large pour recouvrir la base de l'orbite. Par tâtonnement, ce disque, égaré sur le visage, est amené sur la pupille de l'observé ; aussitôt on aperçoit cette pupille colorée en rouge, mais le disque rouge, au lieu d'être entouré régulièrement par le cercle irien lui-même, est bordé par des ombres qui forment autour de lui des arcs de cercles, très mobiles. Si l'on fait passer graduellement sur l'œil le cercle lumineux, on remarque que la pupille est éclairée tantôt d'emblée dans la totalité, tantôt seulement en partie. Il est rare que la pupille soit ainsi complètement éclairée ; d'habitude, on voit sur l'un des côtés une ombre qui marche en même temps que le cercle d'éclairage. Cette ombre grandit peu à peu de façon à recouvrir bientôt toute l'étendue du disque ; sa vitesse varie avec l'état de l'œil, sa coloration est plus ou moins foncée ; mais c'est surtout sa direction qui importe. Tantôt cette ombre, ce croissant obscur, qui s'avance ainsi sur le disque rouge de l'œil éclairé, marche dans le même sens que le miroir réflecteur, tantôt elle marche en sens contraire.

Ainsi, avec le miroir concave, lorsque vous imprimez à l'instrument des mouvements de rotation de droite à gauche, vous apercevez sur l'œil une ombre qui s'avance sur la pupille de droite à gauche ou de gauche à droite. L'ombre pupillaire marche donc tantôt dans le même sens que le miroir, tantôt dans le sens contraire. La figure ci-jointe empruntée à Chauvel représente ce phénomène très commode à montrer sur les malades, car de tous les signes objectifs de l'amétropie, il est de beaucoup le plus facile à constater.

C'est ce phénomène de la marche directe ou inverse de l'ombre, que Cuignet a le premier apprécié à sa juste et grande valeur en 1874. Il convient

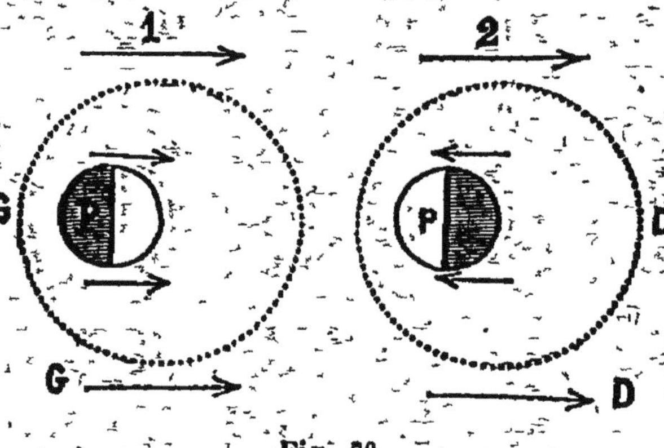

Fig. 70.

cependant de reconnaître qu'avant lui Bowman s'en était servi pour différencier le kératocone au début, de l'astigmatisme.

On a beaucoup reproché à Cuignet de n'avoir pas donné immédiatement la théorie scientifique de sa découverte ; on nous permettra de dire ici que ce reproche est excessif. Les théories ingénieuses et encore un peu discordantes qui ont été élaborées sur le mécanisme de l'ombre pupillaire sont peu de chose à côté de la grande portée clinique du symptôme. Nous sommes résolument de ceux qui préfèrent de bons moyens de diagnostic sans explication scientifique, aux démonstrations savantes sans utilité pratique, démonstrations qui ne manquent pas en ophtalmologie. Cuignet s'est montré clinicien éminent en nous révélant la kératoscopie, d'autant plus que lui et ses élèves, Mengin notamment, ont tiré du phénomène presque tout le parti possible.

Ces auteurs ont établi que, dans l'hypermétropie et l'emmétropie, l'ombre marchait toujours en sens inverse du miroir (concave) et que dans la myopie elle marchait dans le même sens.

La même règle s'applique à l'astigmatisme ; mais on comprend que dans ce vice amétropique, on constate de nombreuses particularités qui tiennent à la réfraction spéciale de chaque méridien.

Dans l'astigmatisme mixte composé, par exemple, le méridien hypermétrope donnera des ombres dirigées en sens inverse, lorsque le miroir se déplacera dans le plan de ce méridien : et au contraire, le méridien myope donnera des ombres directes lorsque le déplacement de l'image se fera dans le sens approprié.

Quand nous parlons d'ombre marchant dans le même sens chez le myope, nous supposons que la myopie a plus d'une dioptrie, car l'observateur, placé à un mètre, se trouverait, dans les cas de myopie plus faible, entre le remotum du myope et son œil.

Dans cette situation, l'ombre pupillaire se comporte pour la myopie, comme pour l'emmétropie et l'hypermétropie.

Entre les cas où l'ombre se meut dans le même sens que le miroir, et ceux dans lesquels elle marche dans le sens inverse, on en trouve d'intermédiaires où ces mouvements deviennent de plus en plus indistincts et finalement imperceptibles. Enfin, il est possible de voir l'ombre marcher dans des sens différents, selon la distance à laquelle on est placé du sujet. Ce fait a lieu dans les myopies faibles qui permettent à l'observateur de se placer successivement au delà et en deçà du remotum.

Prenons par exemple un myope de 1 D. 1/2 ; son remotum est à 0,75 cm. ; l'observateur, placé à un mètre, verra d'abord l'ombre marcher dans le même sens ; à mesure qu'il s'approchera, l'ombre deviendra moins visible, puis indistincte, enfin elle manquera et la pupille sera complètement éclairée. A ce moment l'observateur sera exactement placé au remotum, s'il s'approche encore de l'observé, les phénomènes changeront de sens, se comporteront comme chez l'emmétrope dont le remotum est aussi derrière l'observateur, puisqu'il est à l'infini.

De ce fait résulte une conséquence évidente, bien utilisée par Parent, c'est que lorsqu'on se trouve à un mètre du malade, si l'éclairage de la pupille ne révèle aucune ombre, le sujet examiné est myope d'une dioptrie. Mais si nous plaçons devant l'œil d'un emmétrope un verre convexe de 1 dioptrie, nous le ferons myope, et à un mètre, nous verrons par conséquent la pupille éclairée en totalité. Si, pour arriver à ce résultat, il faut utiliser un verre convexe de 2 D., le sujet est hypermétrope de 1 dioptrie ; s'il faut enfin en arriver à un verre de 3, 4, 5, 6 dioptries, le sujet sera hypermétrope de 2, 3, 4, 5 dioptries.

Quand, chez l'hypermétrope, on aura trouvé le verre à l'aide duquel se produit ainsi le stade intermédiaire entre la marche directe et inverse de l'ombre, on n'aura qu'à diminuer sa valeur d'une dioptrie pour connaître très exactement le degré du vice amétropique.

Le même raisonnement s'applique au diagnostic de la myopie par les verres concaves. En face d'un sujet myope de 4 dioptries, il suffira de placer devant l'œil un verre de 3 D. pour cesser de voir l'ombre à un mètre ; un verre de 6 dioptries supprimera l'ombre de même sens d'un myope de 7 ; il faudra en un mot ajouter au verre correcteur une dioptrie au lieu de la retrancher.

Charnley et Parent ont beaucoup insisté sur cette manière d'utiliser la kératoscopie. Le premier se sert d'une longue pince pour tenir le verre ; Parent a imaginé un appareil spécial à l'aide duquel il fait arriver le verre au-devant de l'œil examiné. Dans la pratique on peut faire tenir la lentille par un aide et arriver ainsi très vite à la détermination cherchée.

L'ombre pupillaire constitue donc un remarquable moyen de diagnostic des vices amétropiques, et vous comprendrez bien la valeur séméiologique de ce symptôme, si vous le comparez à ceux qui nous ont déjà servi à faire l'examen objectif des yeux frappés d'anomalie.

L'image droite est évidemment très précieuse, mais il faut bien le reconnaître, les commençants la perçoivent avec difficulté ; de plus, son examen expose à de nombreuses causes d'erreur; il faut nécessairement que l'accommodation disparaisse tout à fait, aussi bien chez l'observateur que chez l'observé ; celui-ci doit être placé exactement à deux centimètres de celui-là, ce qui, dans la pratique, est assez difficile à réaliser ; enfin, il est indispensable, pour arriver à un résultat précis, d'avoir une grande habitude des choses de l'ophtalmologie.

La recherche de l'image renversée ne donne en clinique de bons et faciles résultats que chez le myope et encore faut-il pratiquer cet examen avec de grandes précautions. Sans doute le sens dans lequel se dirigent les vaisseaux éclairés du fond de l'œil par rapport au déplacement du miroir est très précieux, puisqu'il permet de reconnaître l'hypermétropie (image droite, déplacement dans le même sens), et la myopie (image renversée, déplacement en sens inverse), mais on n'obtient ainsi que la variété de l'amétropie et non point son degré.

L'examen de l'ombre pupillaire est au contraire très simple, puisque tous les commençants peuvent la voir du premier coup ; il donne immédiatement la variété de l'amétropie avec le déplacement du miroir, et enfin en faisant passer devant l'œil la série des verres concaves ou convexes, on peut, en moins de cinq minutes, diagnostiquer le degré de l'affection oculaire.

Il n'existe certainement pas dans les sciences médicales de signes plus rationnels, plus précis, plus simples à constater, plus précieux en un mot, que ceux qui tiennent à l'ombre pupillaire, et l'œuvre de Cuignet nous paraît mériter une place tout à fait exceptionnelle dans l'histoire de l'ophtalmologie.

Ceci bien établi au point de vue clinique, arrivons à l'explication du phénomène, à sa théorie.

Cuignet crut que tout se passait au niveau de la cornée et donna à sa méthode le nom de kératoscopie ; Parent, Landolt et Mengin ont cherché à établir que la rétine était particulièrement en jeu, tandis que Leroy met en cause la pupille.

Dans cette question théorique il convient tout d'abord de distinguer : 1° La direction des ombres, directes ou inverses par rapport au miroir ; 2° le siège des phénomènes.

Occupons-nous d'abord de la première question et supposons l'observateur armé d'un miroir concave.

La figure 71, empruntée à Landolt, montre les conditions dans lesquelles se pratique l'éclairage. A, est l'œil observateur, B, l'œil observé, MM, le miroir, L, la flamme de la lampe. Cette flamme vient former en *l* une image réelle et renversée, et c'est cette image qui éclairera le fond de la rétine de l'œil B ; *l'* sera par exemple cette partie de la rétine éclairée. Si l'œil est emmétrope, cette partie éclairée de la rétine extériorera des rayons parallèles ; si, au contraire, cet œil est myope, *l'* viendra en λ' produire son image à la condition qu'en λ soit le remotum de cet œil.

Faisons alors marcher le miroir MM, la flamme *l* marchera dans le même sens, sera entraînée par le miroir puisqu'elle se forme au-devant de lui sur son grand axe, l'image rétinienne *l'* marchera en sens inverse puisqu'elle est renversée par rapport à l'; enfin λ image réelle, aérienne, renversée] de l' marchera encore en sens inverse de l', c'est-à-dire dans le même sens que le miroir et que l.

Par conséquent l'œil A, en regardant par le trou

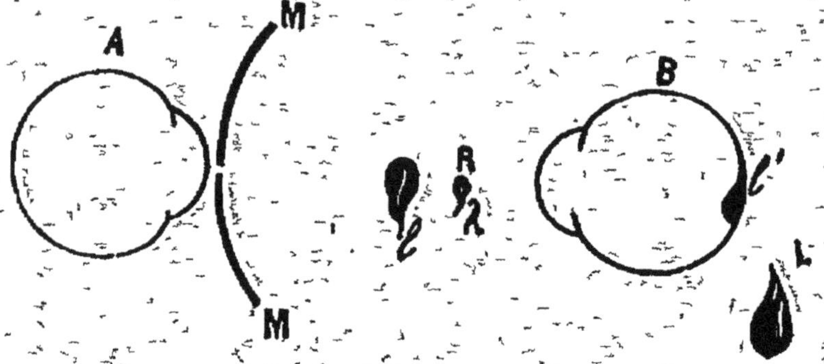

Fig. 71 (d'après Landolt).

du miroir, voit une lueur λ qui se déplace dans le même sens que le réflecteur. En se déplaçant, cette lueur, vue dans la direction de la pupille, entraîne des ombres qui la limitent et l'observateur voit aussi des ombres se déplacer dans le même sens que le miroir.

Mais si l'œil en expérience est hypermétrope ou emmétrope, l'image λ n'existe pas ; les rayons émanés de l' ne se réunissent nulle part si ce n'est sur l'œil de l'observateur qui les reçoit en parallélisme (emmétropie), ou en divergence (hypermétropie) et par conséquent en fait aisément une image rétinienne nette.

L'observateur voit donc l' à l'image droite, c'est-à-dire que les choses lui apparaissent telles qu'elles se passent dans le fond de l'œil. Or, nous savons que *l'* marche en sens inverse de *l*, en sens inverse du miroir, et l'observateur en déplaçant son miroir verra s'enfuir en sens inverse la lueur pupillaire *l'*.

Ainsi nous comprenons qu'avec le miroir concave la lueur et ses ombres marchent dans le même sens chez le myope; en sens inverse chez l'emmétrope et l'hypermétrope.

Dans cette explication, Landolt a surtout en vue la lueur ; les ombres pupillaires qui la limitent, la suivent à droite, à gauche, dans tous les sens où elle se déplace ; mais cette théorie n'explique pas suffisamment la formation de ces ombres, et ne nous fait pas comprendre leur siège précis.

Cette explication dernière a été donnée par Leroy dans une théorie qui, selon nous, ne contredit pas celle de Landolt, qui la complète en établissant clairement que le phénomène de l'ombre se déroule tout entier dans le plan pupillaire.

L'exposition complète de la théorie longuement développée par Leroy dans la *Revue générale d'ophtalmologie* (1887) nous entraînerait trop loin, nous nous bornerons à montrer que l'ombre se forme au niveau de la pupille de l'observé.

Leroy fait justement remarquer que pour que les rayons formant la lueur pupillaire pénètrent dans l'œil de l'observateur, il faut que sa pupille se trouve sur le trajet du pinceau lumineux. Si la pupille de l'observateur admet tous les rayons du pinceau, la pupille de l'observé paraîtra éclairée dans toute son étendue ; « si, au contraire, elle n'admet qu'une par-

» tio de ces rayons, la pupille du sujet ne paraîtra
» lumineuse que dans la zone traversée par ces rayons
» et le reste sera complètement obscur. »

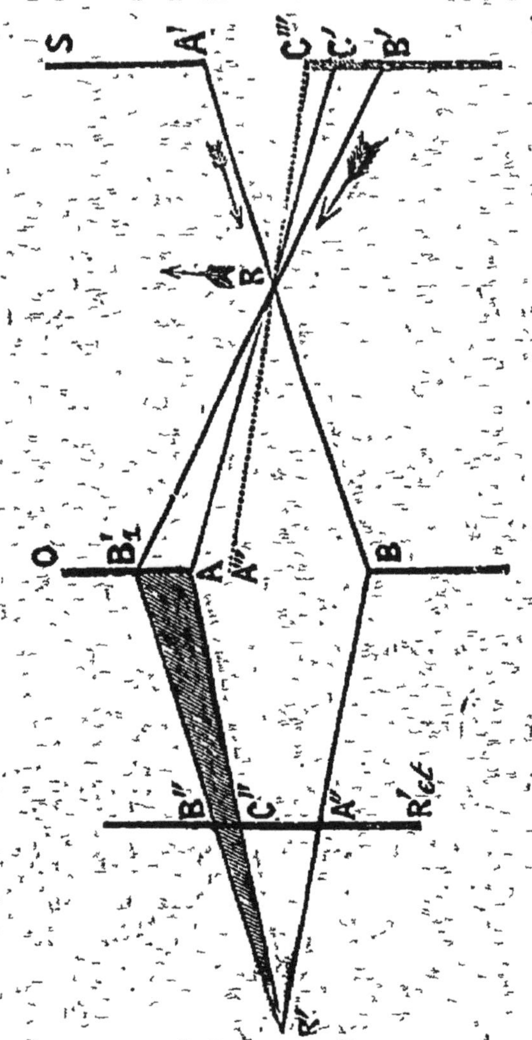

Fig. 72 (d'après Leroy).

La pupille du sujet, en effet, peut être éclairée dans sa totalité et paraître obscure en certains points, si tous les rayons qui la traversent ne vont pas dans l'œil de l'observateur. Il est élémentaire en physique qu'une surface éclairée paraît obscure si les rayons qui l'éclairent ne pénètrent pas dans notre œil.

La figure ci-jointe, empruntée à Leroy, fera bien comprendre le phénomène.

A' B' est la pupille du sujet S. Cette pupille laisse sortir un cône lumineux A' R C' dont la base est A' C' et le sommet R. R est le remotum de l'œil du sujet que nous supposons myope. Le cône lumineux de A' R C' est reçu en A B sur la pupille de l'observateur O.

Sans doute C' B', partie de la pupille du sujet S, laisse sortir aussi des rayons lumineux, mais ces rayons ne vont pas à l'œil de l'observateur, de telle sorte qu'à la place qu'ils occuperaient sur cet œil, en A B'', se produit une ombre ; de même sur la rétine en B'' C'' il n'y a pas d'image de l'œil observé.

C'est donc parce que A B'', partie de la pupille de l'observateur, ne reçoit pas de lumière, que en C' B' apparaît une ombre pupillaire. On doit en conclure que la partie B' C' qui paraît obscure est l'ombre portée sur A' B' par A B'' qui ne reçoit pas de rayons lumineux. L'ombre, limite de la lueur, est donc un phénomène pupillaire.

Cette ombre chez le myope marche dans le même sens que le miroir (concave) ; pour bien le comprendre il nous suffit de comparer les deux figures 71 et 72 dont nous venons de nous servir, λ de la première figure représente R, le sommet du cône lumineux dans la seconde. Supposons que le miroir se déplace de droite à gauche, nous savons que λ, par conséquent R le suivront.

R marchant dans le sens de la flèche qui le surmonte, il arrive que de ce côté de l'œil les rayons lumineux rentrent moins abondants et que la rétine est impressionnée par un plus faible pinceau de lumière. Dans ces conditions, le cône lumineux deviendra B R A''' au lieu de B R A ; la pupille de l'observateur sera noire de B'' à A''' et par conséquent B' C', ombre vue dans la pupille observée, deviendra B'C'''. Cette ombre paraîtra marcher du côté de A', c'est-à-dire dans le même sens que R, c'est-à-dire dans le même sens que le miroir.

La ligne R A''' n'a pas sur la figure 72 sa véritable situation. Pour bien comprendre notre raisonnement le lecteur doit par la pensée faire marcher le point R vers sa gauche dans le sens de la flèche. Dans ces conditions il rentre évidemment moins de lumière dans l'œil du côté de B''. Prenez une bougie, placez-la devant votre œil droit, faites-la marcher du côté du nez, la partie temporale de l'œil sera toujours très éclairée mais la partie nasale le sera moins. C'est ainsi qu'en déplaçant R dans le sens de la flèche, l'œil de l'observateur est privé de lumière dans une étendue plus grande que B'' A, par exemple dans l'étendue B'' A'''.

CHAPITRE XVI

ÉTUDE CLINIQUE DE L'HYPERMÉTROPIE.

Dans les précédents chapitres, nous avons étudié les anomalies de la réfraction au point de vue abstrait, en considérant l'œil en quelque sorte comme un appareil de physique, sans relation avec l'organisme.

Il est évident que nos notions pratiques seraient bien incomplètes si nous nous arrêtions là. En réalité, il n'y a pas d'hypermétropie, il n'y a que des hypermétropes, de même qu'en médecine il n'y a pas de pneumonie, il n'y a que des pneumoniques.

Ici, comme dans toutes les choses médicales, la clinique l'emporte en importance sur les questions théoriques ; c'est pour arriver jusqu'à elle que nous devons savoir la physique de l'œil, connaître exactement sa physiologie, posséder complètement les méthodes d'investigation qui conduisent au diagnostic ; en définitive, c'est par la clinique qu'il faut finir, c'est la clinique qu'il faut savoir.

On le sait, l'hypermétropie est caractérisée par ce fait que le foyer principal de l'œil se trouve en arrière de la rétine.

Cette définition ne préjuge pas la cause du mal. Tantôt l'œil est trop court avec un système dioptrique convenable, tantôt il est pourvu d'un système dioptrique insuffisant, avec une longueur normale. Le type le plus complet de cette diminution de réfringence, est l'aphakie.

Dans tous les cas, l'hypermétrope pèche par insuffisance de réfringence ; son œil peut être considéré comme imparfaitement développé ; c'est l'œil des êtres inférieurs, des hommes primitifs, des sauvages qui sont tous hypermétropes.

L'état hypermétropique est la règle dans les yeux mal formés, atteints de coloboma, d'atrophie congénitale du nerf optique.

Lorsque l'hypermétropie est faible, la conformation de l'œil ressemble beaucoup à celle de l'emmétrope, et ses fonctions s'accomplissent avec régularité. Les sauvages dont nous parlions tout à l'heure, les oiseaux de proie qui sont hypermétropes ont même une acuité visuelle très grande, supérieure à celle de l'emmétrope le mieux doué. De plus, la puissance des muscles, l'excursion des yeux est souvent plus grande dans l'anomalie qui nous occupe.

Dans les degrés moyens de l'hypermétropie, les inconvénients et les caractères spéciaux de ce vice de réfraction commencent à s'affirmer.

Le crâne est brachycéphale, la face est aplatie, souvent asymétrique, et le côté le moins développé contient l'œil mal venu qui, dans ce cas, est toujours hypermétrope, quand il n'est pas astigmate.

Généralement, l'œil hypermétrope est court ; on a calculé qu'il présentait autant de fois 3 dioptries de déficit qu'il lui manquait de millimètre pour atteindre la normale. Sans doute les surfaces réfringentes sont quelquefois aplaties ; mais le fait est exceptionnel, car les mensurations ophtalmométriques ont montré que la courbure cornéenne était à peu près la même chez l'emmétrope et l'hypermétrope.

Le muscle ciliaire n'offre rien de spécial dans sa structure ; mais il n'en est pas de même de l'appareil nerveux qui est souvent lésé dans l'hypermétropie assez élevée.

Sans doute le champ visuel est très étendu chez l'hypermétrope ; il l'est même plus que chez l'emmétrope, puisque la forme du globe, fortement bombé dans ses parties équatoriales, permet aux rayons lumineux de pénétrer en plus grand nombre jusqu'à la rétine ; mais en revanche l'acuité visuelle est très souvent diminuée.

Chauvel, qui a fait sur ce sujet de très intéressants travaux, a constaté que le tiers seulement des hypermétropes avait une acuité supérieure à 1/4 ; dans les *Archives de médecine militaire* (1886), il a donné les chiffres suivants, en apparence un peu sévères, mais qui, sortis d'une plume aussi compétente, présentent autant de valeur que d'intérêt.

Après avoir examiné 687 yeux, il est arrivé à la moyenne suivante :

Sur cent, A = 1 dans la proportion de 4,24 ; A = 2/3 chez 8,94 ; A = 1/2 chez 8,16 ; A = 1/3 chez 13,81 ; A = 1/4 chez 14,75 ; A = 1/5 chez 17,11 ; A = 1/8 chez 9,10 ; A = 1/10 chez 24,17.

Le champ de fixation est plus étendu, l'appareil musculaire fonctionne plus largement, ce sont là les seuls avantages apparents de l'hypermétrope ; en réalité il n'a pas lieu de se féliciter de son appareil moteur, car il est très souvent conduit au strabisme à cause des relations nécessaires qui existent entre la convergence et l'accommodation.

Tous ces caractères de l'hypermétropie moyenne s'exagèrent encore dans l'hypermétropie forte, celle qui dépasse 7 à 8 dioptries ; mais cette variété est relativement rare ; ce sont, d'après les statistiques de Chauvel, de beaucoup les hypermétropies faibles qui prédominent. Cet auteur, dans le travail déjà cité, a noté sur 590 sujets 439 cas (74 0/0) ne dépassant pas 3 D. ; dans 23 seulement le vice de réfraction atteignait 6 dioptries et plus.

Symptômes et diagnostic de l'hypermétropie. — L'hypermétrope d'un faible degré ressemble beaucoup à l'emmétrope, et pour arriver à un diagnostic certain, il faut avoir recours à des méthodes précises ; parmi ces méthodes il faut mettre en première ligne les procédés objectifs, l'examen à l'image droite, la kératoscopie ; car, par la méthode de Donders et même par l'optomètre, la réfraction dynamique, l'accommodation, si facilement mise en éveil, peut aisément donner le change.

Quelquefois même, la force de l'accommodation est telle qu'elle ne pourra être vaincue que par les mydriatiques.

Les mydriatiques nous permettront de reconnaître la totalité du vice de réfraction puisque le muscle accommodateur sera, grâce à eux, complètement paralysé.

Cette hypermétropie totale se compose de deux parties, savoir : l'hypermétropie manifeste et l'hypermétropie latente.

L'examen d'un hypermétrope par la méthode de Donders révèle rarement, en effet, la totalité de l'affection.

Prenons un hypermétrope quelconque. Le verre convexe 2 D., par exemple, est supporté sans trouble de la vision ; le diagnostic de l'affection est certain, mais non point son degré ; très souvent le sujet, les enfants surtout, continuent de contracter leur muscle. Quand vous placez le verre convexe 2 devant l'œil, le muscle se relâche en conséquence ; mais si vous essayez le verre 3, le sujet ne cède pas proportionnellement à la sollicitation, son muscle agit encore, et le verre trouble la vue en donnant à l'appareil dioptrique trop de réfringence.

Le verre 2 D. exprime l'hypermétropie manifeste du sujet.

Si vous examinez ce sujet à l'image droite, vous constatez qu'il a 5 dioptries d'hypermétropie dont 3 avaient précédemment passé inaperçues. Ces 3 D. expriment l'hypermétropie latente.

L'accommodation chez l'hypermétrope tient dans le mécanisme de la vision une place plus grande que chez l'emmétrope. C'est là une donnée capitale faisant comprendre tous les accidents qui nous restent à étudier.

Dans le jeune âge, quand le cristallin est encore très souple, la contraction du muscle ciliaire s'exerce efficacement, et le vice de réfraction peut passer longtemps inaperçu ; mais un peu plus tard, si l'hypermétropie atteint quelques dioptries, la correction naturelle de l'anomalie se fait avec difficulté ; le sujet éloigne l'objet de son œil pour soulager le muscle, se repose plus souvent et finalement voit apparaître tous les signes de l'asthénopie accommodatrice. La vision devient confuse, les objets sont noyés comme dans un brouillard ; une douleur péri-orbitaire plus ou moins vive apparaît qui se change bientôt en une migraine très douloureuse rendant impossible toute sorte de travail.

L'asthénopie vient d'autant plus vite que le muscle est plus insuffisant ; les personnes anémiques, les convalescents y sont particulièrement disposés ; les fièvres graves qui retentissent sur l'appareil moteur, la diphtérie par exemple, en paralysant le muscle, peuvent provoquer l'apparition d'une asthénopie qui ne serait venue que beaucoup plus tard. La nature du travail auquel est astreint l'hypermétrope provoque aussi plus ou moins vite l'apparition de l'accident. Les étudiants, les brodeurs, les graveurs, etc., y sont tout particulièrement exposés.

L'acuité visuelle inférieure de l'hypermétrope joue aussi un rôle dans la production de cet accident, car le sujet dont la rétine est peu sensible s'attache à obtenir des images aussi grandes que possible. Il regarde de près le plus qu'il peut et demande par conséquent à son muscle ciliaire un surcroît de travail.

Les erreurs de diagnostic tiennent très souvent à la présence méconnue de l'asthénopie. Nous avons déjà eu l'occasion de dire que quelquefois les hypermétropes voyaient mieux, avec un verre concave, l'échelle placée à cinq mètres. Ce fait s'explique par la contracture du muscle qui place la vision distincte de l'hypermétrope à son proximum, c'est-à-dire assez près de son œil. Le sujet se présente ainsi dans les mêmes conditions qu'un myope et le diagnostic peut errer un instant.

Dans la chambre noire la contracture cesse d'habitude, surtout dans l'examen à l'image droite ; mais le diagnostic peut encore être incomplet. Les mydriatiques en paralysant l'accommodation, en dilatant la pupille le rendront facile aussi bien par les méthodes subjectives que par les objectives.

Complications de l'hypermétropie.

Nous avons déjà vu que les hypermétropes étaient exposés à la contracture du muscle ciliaire, à l'asthénopie, mais un accident bien plus grave encore vient souvent compliquer cette affection, c'est le strabisme convergent.

Donders a démontré que ce strabisme des hypermétropes résultait de l'association de la convergence et de l'accommodation.

L'hypermétrope, en effet, impose à son muscle ciliaire de grands efforts pour voir de près et le droit interne de chaque côté se contracte en conséquence, c'est-à-dire plus qu'il ne convient.

Lorsque les deux muscles se contractent également la convergence est la même dans les deux yeux, mais souvent l'équilibre est rompu au profit de l'un des muscles et le strabisme apparaît.

Pourquoi cet équilibre est-il rompu ? Parce que la contraction exagérée des deux internes gêne le malade, et voici comment. Il accommode, par exemple de cinq dioptries dont deux sont employées à corriger l'hypermétropie. En somme, les yeux sont fixés sur un objet placé à 33 cm. puisqu'il ne lui reste plus que trois dioptries d'accommodation efficaces sur les cinq dépensées. Mais à ces cinq dioptries d'accommodation correspondent cinq angles métriques de convergence et les deux yeux disposés par leur accommodation à voir un objet distant de 33 cm. sont tournés vers un point placé seulement à 20 cm. De là, le désordre dans la dépense d'énergie musculaire.

Or, pour converger de chaque côté de cinq angles métriques, les muscles droits internes reçoivent une décharge nerveuse proportionnelle. Hering a montré que cette décharge pouvait être inégalement répartie. L'un des muscles reçoit l'ordre de converger de sept angles métriques, l'autre ne convergeant plus que de trois. Le premier œil est dès lors soustrait à la vision, le second seul fonctionne. La vision est monoculaire, le strabisme est constitué.

Le strabisme convergent n'atteint pas tous les hypermétropes. Les degrés faibles et les degrés élevés d'hypermétropie y échappent assez facilement. En ce qui concerne les hypermétropes faibles rappelons-nous qu'il existe une certaine indépendance relative entre l'accommodation et la convergence ; jusqu'à trois dioptries l'écart peut ne pas avoir d'inconvénient. Les cas d'hypermétropie élevée sans strabisme sont d'une explication plus difficile. Pour certains auteurs même ils constituent une grave objection à la théorie de Donders. On s'accorde à penser que ces sujets sont protégés par l'excès même de leur vice de réfraction. Le malade n'aurait plus d'intérêt à lutter contre son hypermétropie et ne pourrait même à l'aide du strabisme rétablir la vision nette.

Lorsqu'un œil est malade, affaibli (kératite ancienne, leucome, etc., etc.) la déviation porte spécialement sur lui, parce que le sujet n'a presque rien à perdre en en faisant abstraction.

La théorie de Donders, certainement vraie dans l'immense majorité des cas, n'a pas été acceptée par tous les ophtalmologistes. Schweigger ramène tous les cas de strabisme à la prépondérance élastique de certains muscles. Pour Stilling, le strabisme ne serait autre chose que le retour d'un œil à une position dite de repos, correspondant à un minimum de contraction des six muscles oculaires.

Quoi qu'il en soit des théories opposées à celle de l'immortel physiologiste hollandais, il n'en est pas moins certain que sur 100 individus atteints de strabisme interne, 75 sont hypermétropes.

Traitement de l'hypermétropie.

On sait dans quelles conditions agissent les verres correcteurs de l'hypermétropie. Ces verres sont évidemment le vrai remède du mal, mais comme tous les remèdes actifs; ils doivent être maniés avec prudence et discernement.

Tout d'abord, il faut ne pas donner des verres sans motifs bien évidents ; il faut qu'ils facilitent suffisamment la vision pour masquer les défauts qui leur sont inhérents.

Le sujet qui porte des verres doit en effet regarder par leur centre dans une direction perpendiculaire aux verres, et l'excursion des yeux en est notablement diminuée. De plus, il se produit souvent des images de réflexion dont on a de la peine à faire abstraction, etc., etc.

Autant que possible il faut connaître l'hypermétropie totale, donner un verre assez fort pour corriger la totalité du défaut de réfraction et, de plus, dégager une certaine quantité de l'accommodation qui servira à l'individu pour soutenir son travail oculaire pendant le temps voulu (Landolt).

Ce principe bien établi, il importe de ne pas oublier que les verres convexes, en suppléant à l'accommodation, modifient le rapport existant entre cette fonction et la convergence. Par exemple, pour un objet placé à 25 cm., il faut quatre angles métriques de convergence et un effort d'accommodation variable selon le verre employé et le degré d'hypermétropie.

Cette dissociation entre la convergence et l'accommodation peut être encore aggravée par l'effet prismatique des lentilles convexes. En effet, les parties périphériques de la lentille peuvent jouer le rôle d'un prisme faisant dévier les rayons lumineux vers sa base. Il en résulte qu'un objet A allant faire son image en F paraîtra venir du point B, c'est-à-dire que la convergence déjà excessive de l'œil sera encore exagérée.

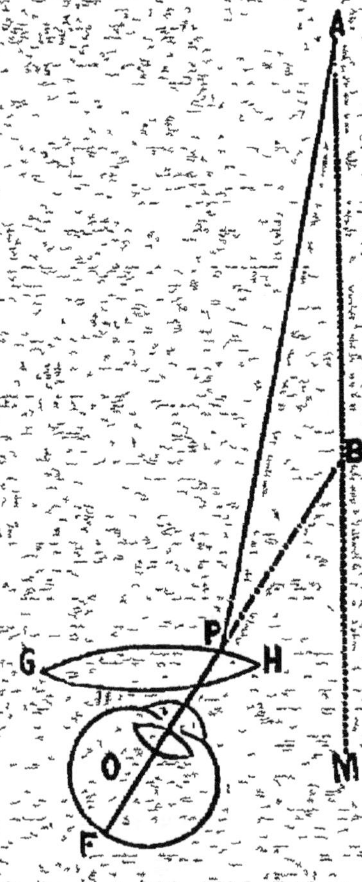

Fig. 73.

Pour éviter ce résultat, il faudrait théoriquement donner aux verres une situation telle que leurs axes coïncident avec les lignes de regard dirigées sur l'objet. Mais la ligne de regard varie selon qu'on fixe de près ou de loin et l'axe du verre est toujours le même, à moins de se servir des verres périscopiques (v. p. 34).

D'ailleurs, on peut obtenir mieux que la coïncidence de la ligne de regard avec l'axe de la lentille. Il est possible de tourner la difficulté à l'avantage du sujet en utilisant pour diminuer sa convergence l'effet prismatique des lentilles.

C'est dans ce but qu'on a imaginé les verres décentrés.

Un coup d'œil sur la figure 73, fera bien comprendre le rôle et la valeur de ces verres. L'objet A est vu en B et le muscle droit interne soulagé d'autant. On peut de la sorte, avec le verre convexe, venir en aide à la fois à la convergence et à l'accommodation. Les lunettes ainsi construites sont *orthoscopiques*.

A l'aide de ces lunettes on peut quelquefois guérir un strabisme commençant.

Le traitement de ce strabisme mérite d'ailleurs une mention toute spéciale tant à cause des difficultés qu'on éprouve souvent à le vaincre que de la grande importance qu'il y a à le traiter judicieusement.

Lorsque les verres convexes ne seront pas bien supportés et ne réussiront pas à supprimer l'accommodation, il ne faudra pas manquer d'avoir recours à l'atropine et si l'œil dévié résiste à toutes les méthodes de douceur, il faudra recourir à la ténotomie, combinée ou non à l'avancement musculaire.

Après l'intervention chirurgicale, il ne faudra pas

oublier que le strabisme reconnaît deux causes principales.

1° La dépréciation d'un œil que le sujet tend à mettre de côté en supprimant la vision binoculaire ;

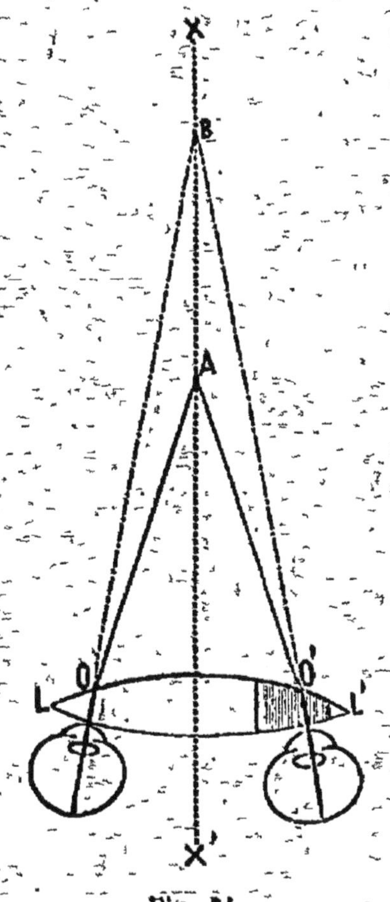

Fig. 74.

2° Le manque d'équilibre entre la convergence et l'accommodation.

Il faudra en conséquence augmenter la valeur de l'œil le plus faible par la correction de l'amétropie les exercices isolés, et en second lieu lui donner la conscience de sa direction vicieuse en produisant la diplopie et en réveillant par le stéréoscope (Javal) la notion et le désir de la vision binoculaire.

Quelquefois même il sera possible par les exercices stéréoscopiques prolongés et par une correction appropriée de l'hypermétropie de remédier au strabisme sans ténotomie.

CHAPITRE XVII

ÉTUDE CLINIQUE DE LA MYOPIE.

Dans l'étude clinique de la myopie, il faut immédiatement distinguer la myopie typique, ou bénigne, de la myopie atypique ou maligne.

Dans les deux cas d'ailleurs, l'affection est presque toujours attribuable à l'allongement de l'axe optique, et conformément à ce que nous savons déjà, la rétine se trouve en arrière du foyer dioptrique de l'œil.

Myopie typique.

L'œil myope, comme l'œil hypermétrope, correspond à une forme particulière du crâne et de l'orbite. Les myopes sont généralement dolichocéphales, leur orbite est large et profond, le crâne habituellement très développé. En somme, d'une façon générale, l'œil myope est celui des races civilisées, et tandis que les animaux sont hypermétropes, la myopie est l'apanage de la race humaine.

Il est évident, en effet, que les occupations intellectuelles nous obligent à rechercher la vision distincte de près ; la lecture, l'écriture exigent de l'œil qui, chez les sauvages, n'est occupé qu'à voir de loin, un travail minutieux qui peut à la longue par la contraction des muscles extrinsèques et intrinsèques de l'organe, modifier sa forme d'une façon durable.

Toutefois il faut bien reconnaître que le meilleur œil, celui qui remplit le mieux ses fonctions, est l'emmétrope et nous en trouvons immédiatement une preuve dans l'étude des fonctions de l'accommodation et de la convergence chez le myope.

Nous savons qu'il existe entre la convergence et l'accommodation des relations très étroites. Lorsque nous accommodons de 4 D. nous convergeons de 4 angles métriques et réciproquement.

Dans la myopie de faible degré les choses vont à peu près de la sorte sans grande difficulté ; mais, dans les myopies moyennes, il en est tout autrement. Pour prendre un exemple : un myope de 3 D., pour voir à 25 cm., n'accommode que de 1 D., et converge cependant de 4 angles métriques. Le travail accommodateur est ici beaucoup plus faible que celui de la convergence, et le myope associe difficilement au faible degré d'accommodation qui lui est nécessaire l'effort voulu pour diriger son œil en dedans, de façon à voir binoculairement.

Il résulte de la grande dépense de convergence que fait le myope, une fatigue des droits internes, qui les conduit bientôt à l'impuissance relative et finalement au strabisme divergent.

Cette insuffisance des droits internes peut se compliquer d'une véritable asthénopie, particulièrement chez les jeunes gens qui, méconnaissant leur vice de réfraction, s'obstinent à lire, à écrire sans verres correcteurs. La fatigue musculaire entraîne des douleurs vives, des vertiges, de la diplopie qui rendent tout travail impossible.

Cette asthénopie survient surtout chez ceux qui possèdent des yeux pourvus d'une égale acuité visuelle, parce que le sujet ne peut en distraire aucun de la vision. Il regarde toujours avec les deux yeux et par conséquent s'efforce de converger.

Il vaudrait mieux dans ce cas sacrifier un œil ; en supprimant la vision binoculaire, l'asthénopie disparaîtrait.

On voit donc que si la myopie faible entraîne peu d'accidents, la myopie moyenne en produit de très fâcheux ; les myopies élevées sont encore beaucoup plus graves, aussi intact d'ailleurs que soit le fond de l'œil. Au-dessus de 6 à 8 dioptries, la vision binoculaire est rare et le strabisme divergent fréquent.

Myopie atypique.

La myopie atypique présente tous les caractères de la forme typique, et de plus des altérations du fond de l'œil qui compliquent gravement le vice de réfraction, d'autant plus que ces altérations sont d'habitude progressives.

Nous devons tout d'abord signaler le croissant blanchâtre qui entoure la moitié externe du nerf optique, et la congestion de ce nerf ; quelquefois il se produit une véritable exsudation et la papille devient indistincte. Le croissant externe prend la forme d'un mannequin et bientôt se confond avec une tache blanche d'atrophie pigmentaire ou choroïdienne.

Les lésions choroïdiennes ne tardent pas à s'étendre dans les cas malheureux ; elles peuvent aller jusqu'à l'équateur. Toute la partie postérieure de l'œil paraît blanchâtre, le pigment disparaît et laisse voir les vaisseaux choroïdiens.

Souvent il se produit des hémorrhagies, particulièrement au niveau de la macula, et lorsque le sang

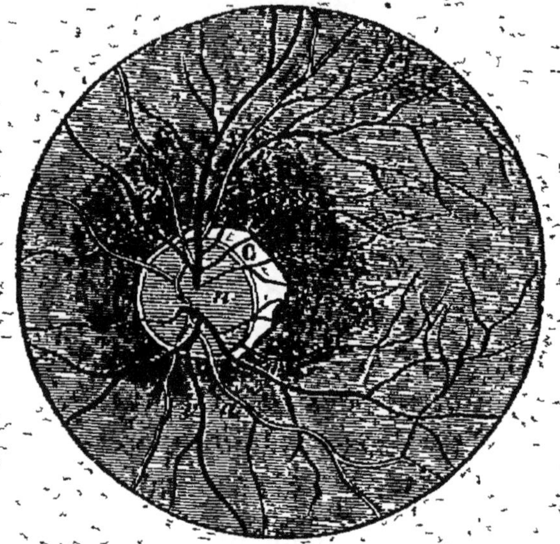

Fig. 75.

extravasé s'est résorbé, il reste des taches brunâtres qui contrastent avec la blancheur environnante. Pendant que la choroïdite s'affirme et se développe, le pôle postérieur qui est le siège primitif et principal de la lésion se laisse distendre, s'ectasie ; il en résulte une dépression, staphylôme postérieur (de Scarpa), qui allonge le globe sur le côté externe du nerf optique.

Ce n'est pas seulement la choroïde qui est malade au niveau du staphylôme, la sclérotique est amincie, ses fibres sont distendues et tiraillées ; le nerf optique est enflammé et plus ou moins scléreux. Enfin, le corps vitré, le muscle ciliaire lui-même, finissent par être intéressés ; le second est atrophié, le premier

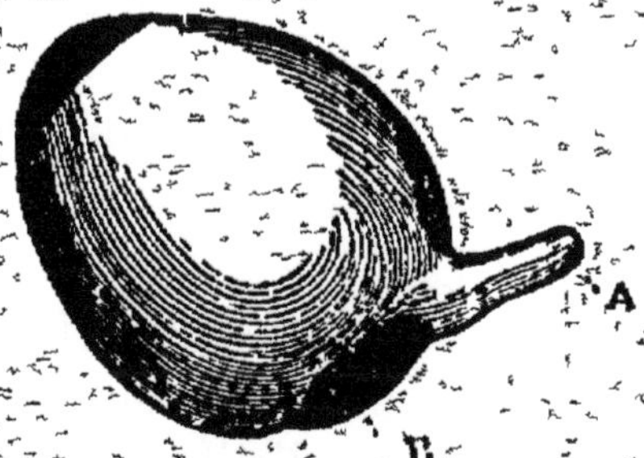

Fig. 76.

est ramolli, liquéfié, décollé en certains points, particulièrement au niveau du staphylôme postérieur.

La nutrition du cristallin se fait difficilement au milieu de ces désordres ; le pôle postérieur est souvent le siège d'une véritable opacification et les cataractes myopiques débutant par cette région ne sont pas rares.

Les anatomo-pathologistes ont tout spécialement étudié les désordres à l'orifice d'entrée du nerf optique. Ils ont montré que l'anneau choroïdien se déplaçait par rapport à l'anneau sclérotical. La papille est refoulée en dedans ; l'obliquité du nerf optique à son entrée est augmentée, et les fibres nerveuses internes forment sur l'anneau choroïdien un coude anormal. Les fibres externes, au contraire, restent rectilignes ; à leur niveau, la lame criblée se laisse rompre et de ce côté la papille est déprimée, tandis qu'à la partie interne elle est toujours unie à l'anneau sclérotical.

Si maintenant nous nous demandons quelle est la cause de ces lésions si particulières et si intéressantes de la myopie maligne, nous nous trouvons en présence d'un grand nombre d'explications au milieu desquelles il n'est pas très facile de choisir.

Ce qui prédomine, c'est évidemment l'inflammation de la choroïde ; mais est-elle la cause ou le résultat de l'affection.

Quelques auteurs ont pensé que, chez les myopes, la sclérotique était congénitalement amincie au niveau du pôle postérieur de l'œil, par suite d'un arrêt de développement. A cause même de cet amincissement, elle supporterait mal la pression des milieux de l'œil et protégerait insuffisamment la choroïde.

Il est difficile de donner des preuves convaincantes en faveur de cette théorie et il paraît d'autant plus inutile de les chercher que la forme même de l'œil myope peut expliquer l'ectasie de la sclérotique à son pôle postérieur. En effet, l'œil myope est ovoïde, par conséquent il supporte inégalement la pression intérieure, puisque conformément aux lois de l'hydrostatique cette pression atteint son maximum à l'endroit de la plus grande surface sur le plus petit espace, c'est-à-dire à l'extrémité de l'ovoïde, au pôle postérieur.

Les muscles de l'œil, les obliques surtout, en s'enroulant sur le globe, tendent à augmenter la pression ; de plus la capsule de Tenon protège mal la sclérotique à l'entrée du nerf optique ; il est donc raisonnable d'admettre que la chaîne pathologique commence par l'amincissement et la dilatation de la membrane fibreuse de l'œil.

Landolt pense cependant que l'inflammation choroïdienne joue le premier et le principal rôle et que la choroïdite, en se propageant à la sclérotique, est la cause de son amincissement.

Cette inflammation serait localisée au pôle postérieur de l'œil, parce que cette région est le siège de la vision distincte et travaille d'une façon toute particulière. Mais alors pourquoi tout le monde n'a-t-il pas de choroïdite ?

Arlt a fait remarquer que les muscles droit externe et oblique inférieur peuvent exercer dans certaines conditions une pression sur les vaisseaux ciliaires postérieurs et provoquer ainsi une stase veineuse déterminant une hyperhémie de la choroïde.

Motais (d'Angers), dans ses remarquables travaux sur les muscles de l'œil, établit la réalité de la compression du globe par les muscles extrinsèques, mais contrairement à ce que plusieurs auteurs ont soutenu ce n'est pas le muscle en contraction qui appuie sur l'œil au niveau de l'équateur. Cette compression n'est pas permise par l'aileron qui exerce immédiatement une traction excentrique sur le muscle dès que celui-ci entre en action.

Au contraire, d'après Motais, le muscle antagoniste s'enroule réellement sur le globe et celui-ci, poussé d'un côté par le muscle, est soutenu, de l'autre, par l'aponévrose commune qui se tend comme une enveloppe élastique. L'allongement myopique résulte de cette compression de l'œil.

Toutes ces explications renferment sans doute une part de vérité, d'autant mieux qu'on peut admettre sans inconvénient que tantôt la sclérotique est malade la première et tantôt la choroïde. Après avoir admis l'inflammation de l'une de ces membranes la lésion de l'autre s'explique facilement et les altérations de la myopie maligne en découlent avec clarté.

Étiologie de la myopie.

La myopie est héréditaire, mais non congénitale ; les parents transmettent une prédisposition que des causes déterminantes viennent ensuite féconder.

Ces causes déterminantes apparaissent surtout de 12 à 18 ans, avec l'application des yeux à la vision binoculaire.

Le travail oculaire à courte distance est évidemment la grande cause déterminante de la myopie.

Les statistiques démontrent surabondamment ce fait, et pour n'en citer qu'une, rappelons ici celle d'Erisman, qui a trouvé chez des écoliers occupés pendant 2 heures par jour : 17 0/0 de myopes,

4 » » 29 0/0 »

6 » » 40 0/0 »

C'est par la convergence excessive et la compression musculaire qui en résulte, que la vision à courte distance agit.

On a fait jouer un grand rôle à l'accommodation dans la production de la myopie ; la contraction du muscle ciliaire retentit en effet sur la choroïde et peut entraîner une hyperhémie veineuse ; mais il convient cependant de ne pas oublier que les yeux myopes sont précisément ceux qui ont le moins besoin d'accommodation. Sans doute, ainsi que le fait remarquer Landolt, tous les jeunes sujets ont souvent sans cause des spasmes du muscle ciliaire ; mais les hypermétropes en ont bien davantage et cependant la choroïde ne s'enflamme pas.

La position de la tête et du corps peut, chez les enfants, modifier considérablement la circulation. L'extrémité supérieure est congestionnée, et lorsque cette congestion se produit pendant des années, un certain nombre d'heures par jour, la choroïdite peut évidemment en résulter. De là, la nécessité de surveiller l'installation des écoliers, de donner aux sièges et aux tables de travail des dispositions appropriées.

Il convient enfin de faire remarquer la part qui revient, dans cette étiologie, à la finesse de certains travaux, au manque de netteté des objets, aux mauvais caractères typographiques, à l'insuffisance de l'éclairage, de l'aération, etc.

Troubles visuels dans la myopie.

Les degrés faibles de myopie se distinguent à peine de l'emmétropie. Les malades ne sont incommodés que lorsqu'ils cherchent à voir très distinctement les objets très éloignés.

La myopie moyenne nécessite l'usage des verres

pour la vision de loin, mais de près la vue est excellente ; elle est même meilleure que celle de l'emmétrope pour plusieurs raisons, dont l'une des principales est que le myope pour voir de près n'a pas besoin de fatiguer son muscle ciliaire.

Le rôle de l'accommodation est réduit à son minimum chez le myope et on se rappelle (V. 5e chapitre) la dissociation qui en résulte entre cette fonction et la convergence. Souvent cette dissociation ne présente pas d'inconvénient sérieux, mais il est loin d'en être toujours ainsi. Souvent aussi la convergence fatiguée finit par faire défaut et avant la production d'un strabisme manifeste, il se produit une tendance à la divergence.

Lorsque cette tendance à la divergence existe, on peut s'en rendre compte en faisant fixer au sujet un objet très fin et en supprimant tout à coup la vision binoculaire à l'aide d'un écran translucide permettant à l'observateur de suivre les mouvements de l'œil. Au moment même où l'œil est couvert il se porte en dehors ; si l'écran est enlevé, il reprend sa position normale ; mais on constate qu'il faut pour cela un effort de la part du droit interne ; à l'état de repos, la divergence l'emporte sur la convergence, c'est la première étape du strabisme, un degré de plus et la convergence est impuissante, l'œil est toujours dévié en dehors.

Avec l'insuffisance relative, la divergence virtuelle, apparaissent les signes d'asthénopie. Les yeux se fatiguent très vite à ce jeu anormal. Des douleurs de tête, des vertiges, de la diplopie viennent attirer l'attention du malade et du médecin.

Dans les degrés élevés de myopie, ces accidents sont encore plus accusés. Dans ces cas, en effet, la dissociation entre la convergence et l'accommodation est aussi grande que possible, de plus, l'œil est presque toujours très long et cet allongement a de fâcheuses conséquences au point de vue des mouvements de l'œil. Le globe oculaire prend la forme d'un ovoïde allongé dans le sens des axes orbitaires, si bien que les axes visuels ont naturellement une direction divergente que les contractions musculaires ne peuvent vaincre qu'avec difficulté, et c'est là une nouvelle et puissante cause de strabisme externe.

Mais ces accidents de la myopie typique sont peu de chose à côté de ceux qui se produisent dans la myopie maligne.

Dans cette affection le strabisme est plus fréquent encore que dans la myopie typique, et il existe non seulement en puissance, virtuellement, mais encore effectivement au grand détriment de la physionomie des malades.

L'écartement des deux lignes visuelles est plus ou moins grand ; on l'a évalué en degrés dont la mensuration peut être exactement faite par de nombreux instruments parmi lesquels nous citerons l'arc kératoscopique récemment imaginé par Wecker et Masselon.

Cet instrument, représenté sur la figure 77, consiste essentiellement dans un arc gradué portant un disque mobile à l'aide d'une crémaillère. Un petit miroir dont l'inclinaison varie à volonté reflète les objets placés derrière la tête du sujet, de telle sorte que si celui-ci regarde dans le miroir, il y voit des objets distants de plus de cinq mètres, le mur de la maison voisine, les arbres du jardin, par exemple.

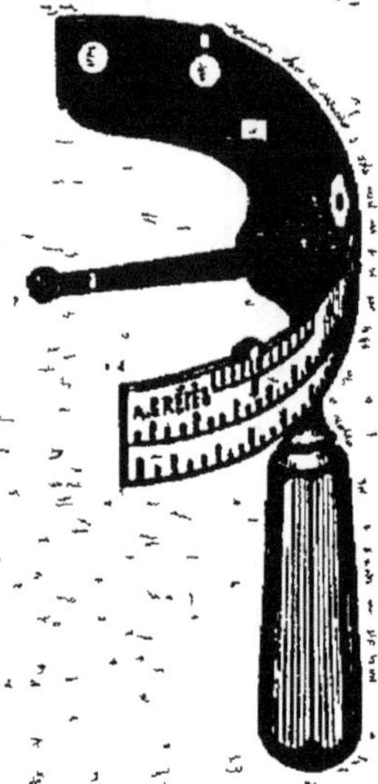

Fig. 77. — Arc kératoscopique de Wecker et Masselon.

On fait asseoir le sujet le dos tourné à une fenêtre et on appuie la tige de l'instrument au-dessous de l'œil à observer, sur la pommette ; on invite le malade à voir ce qui se reflète dans le miroir afin de supprimer toute tendance à la convergence. L'œil strabique prend alors sa déviation naturelle. Il n'y a plus qu'à faire glisser le disque blanc jusqu'au moment où il se reflète au centre même de la cornée. La distance qui sépare ce disque de la partie moyenne de l'arc mesure le strabisme en degrés.

Malheureusement le strabisme n'est pas le seul

accident de la myopie maligne; l'œil ainsi atteint est avant tout un œil malade, chroniquement enflammé. Il se produit des mouches volantes, résultat d'un exsudat dans le corps vitré, de la métamorphopsie ou changement de forme des objets, des scotomes dus à une choroïdite partielle, à des hémorrhagies rétiniennes petites et disséminées, enfin le décollement rétinien, déplorable privilège des myopes. La cataracte vient souvent terminer la scène et supprimer la vision d'une façon d'autant plus grave que l'intervention chirurgicale est alors particulièrement difficile et périlleuse.

Traitement de la myopie.

La myopie est donc une affection infiniment plus sérieuse que le vulgaire ne le croit communément. Sans doute une myopie faible, typique, permet une vision parfaite et de très longue durée, mais les degrés moyens ou élevés entraînent toujours des troubles qu'il faut connaître et combattre.

Tout d'abord il faut s'attacher à prévenir la myopie ou à l'arrêter quand elle existe et nous devons insister sur le traitement prophylactique.

Prophylaxie de la myopie. — Il faut régler, gouverner, modérer le travail des yeux. Dans ces derniers temps de très grands progrès ont été réalisés et nul doute que le nombre croissant jusqu'ici des myopies scolaires ne diminue avec l'observation exacte des préceptes posés par Javal, Cohn, Landolt, E. Trélat, etc., etc.

Les sièges et les tables doivent être construits de telle façon que l'enfant puisse, quand il écrit, appuyer ses avant-bras sur la table, sans porter le corps en avant, sans lever les épaules, et quand il lit, appuyer la partie inférieure de son dos sur un dossier convenable.

Le livre sera placé sur un plan incliné, afin d'éviter que l'enfant se penche en avant pour se rapprocher ; on a d'ailleurs imaginé à ce sujet des redresseurs qui tiennent la tête de l'enfant à une distance de 30 cm.

Il sera souvent indispensable de faire cesser fréquemment le travail, et les nouveaux programmes scolaires en interrompant les heures d'étude par de nombreuses récréations sont à ce point de vue très utiles.

L'éclairage devra être abondant. Ce sera, ou mieux ce devrait être toujours le soleil. Les peuples civilisés ont la malheureuse habitude de prolonger les soirées au détriment des matinées et de ne pas se servir, autant qu'il serait possible, de la lumière naturelle. En ce qui concerne l'éducation des enfants, surtout de ceux qui sont menacés ou atteints de myopie, il faut sévèrement réagir contre ce déplorable vice de nos mœurs.

La source de l'éclairage artificiel devra être placée à gauche, un peu au-dessus de la tête du sujet et cela parce que nous écrivons et nous lisons de gauche à droite.

Enfin, il ne suffit pas que les objets soient bien

éclairés, il faut encore qu'ils aient des dimensions convenables.

Il importe notamment que les caractères d'imprimerie des livres scolaires aient des dimensions suffisantes. La hauteur des plus petites lettres ne doit pas être moindre de 1 mm. 5, et l'épaisseur des pleins de 0 mm. 25. Les différentes lettres du même mot doivent être distantes au moins d'un demi-millimètre (Cohn). Dans les pensionnats de jeunes filles il faut aussi surveiller les travaux de broderie, de couture et exiger que les yeux atteints de myopie en soient autant que possible dispensés, tout au moins que les conditions d'éclairage soient très favorables.

D'ailleurs, empressons-nous d'ajouter que les verres correcteurs seront pour les myopes jeunes ainsi que pour les adultes d'un très grand secours. Etudions maintenant dans quelles conditions ces verres doivent être prescrits.

Traitement de la myopie par les verres correcteurs. — Dans la myopie typique les verres correcteurs suppriment le vice de réfraction. Ils constituent pour le mal un remède souverainement efficace.

Dans la myopie atypique au contraire leur usage doit être modéré, soumis à certaines règles, sans quoi ils pourraient devenir un véritable danger.

A priori, il semble que rien n'est plus simple que d'indiquer de bons verres correcteurs aux sujets atteints de myopie ; en réalité il faut que le choix de ces verres soit le résultat d'un examen très judicieux et très approfondi.

Il faut autant que possible, par les divers moyens à notre disposition, reconnaître la myopie réelle et la distinguer de la myopie apparente.

Par la méthode de Donders les sujets paraissent souvent plus myopes qu'ils ne le sont réellement à cause de la contraction du muscle accommodateur. Dans ce cas, on serait conduit à prescrire des verres beaucoup trop forts, et il vaut mieux attendre que ce spasme pathologique ait disparu. Au besoin, on s'en rendra maître par les mydriatiques.

On prendra donc toujours pour base du calcul la myopie réelle et encore, dans les cas les plus favorables, convient-il de donner toujours un verre un peu au-dessous du degré de myopie.

Le verre concave bien choisi ramène l'œil aux conditions générales de l'emmétropie et le sujet voit de loin dans de bonnes conditions, aussi pour la vision à longue distance peut-il, sans inconvénient, porter son verre constamment.

Pour la vision de près, au contraire, le verre choisi pour voir de loin est toujours nuisible. Le sujet doit lire, écrire sans verres ou avec des verres différents des premiers selon le degré de son vice de réfraction. Ainsi, un myope de 2 dioptries 1/2, dont le remotum est à 40 cm., n'a pas besoin de verres correcteurs pour voir de près ; mais un myope de 6 D. à qui l'on prescrit 5 D. ou 5 D. 1/2 pour voir de loin pourra lire, écrire, coudre avec un verre concave de 3 D. En effet, son remotum est à 16 cm., mais avec un concave de 3 D. il sera reporté à 33 cm., chiffre suffisant pour permettre tous les petits travaux ordinaires. Si le sujet veut voir à 50 cm., pour le piano, la peinture par exemple, vous prescrirez 4 dioptries ; mais il y aurait grand péril pour lui à lire avec des verres de 5 D. 1/2 ; car il devrait, avec le secours de son accommodation, lutter contre la concavité du verre.

A ce qui précède, il faut ajouter des réserves relativement aux myopes de plus de 12 dioptries. Dans ce cas l'influence rapetissante des lentilles concaves est telle que l'on ne peut augmenter le champ de la vision qu'en diminuant par trop la surface de l'image et, par conséquent, l'étendue impressionnée de la rétine, si bien que l'acuité visuelle perd d'un côté ce qu'elle gagne de l'autre. Aussi, chez eux, faudra-t-il se contenter d'un à peu près et donner des verres qui permettront au sujet de se conduire aisément, de reconnaître ses amis dans la rue ou dans un salon, sans chercher à lui rendre l'acuité normale, d'autant mieux que les myopes d'un degré très élevé ont toujours grand avantage à faire reposer leurs yeux.

Les verres concaves ne produisent exactement leur effet que lorsque l'axe visuel passe bien exactement par leur centre. Ce que nous avons dit à ce sujet des verres convexes peut leur être appliqué.

Dans les cas ordinaires, il suffira de veiller à ce que les verres soient bien exactement centrés afin qu'il n'exercent aucune influence sur la convergence ; d'autrefois, il y aura, au contraire, utilité à les décentrer afin de diminuer l'effort de convergence nécessaire à la fixation d'un objet rapproché.

Pour obtenir ce résultat il faudra décentrer les verres de façon à faire voir l'individu par la partie interne de la lentille concave.

En disposant les verres comme sur la figure 78,

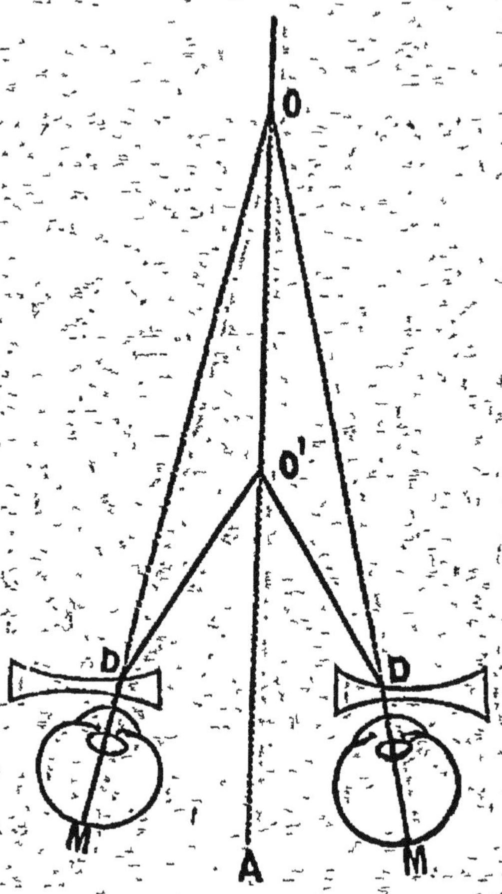

Fig. 78.

l'objet placé en O' tombe sur la rétine en M au niveau de la macula. Il en résulte finalement que l'objet O' est vu en O dans le prolongement de la ligne M D.

L'effort de la convergence est diminué de toute la

différence qui existe entre l'angle métrique D O' A et D O A.

En disposant les verres comme sur la figure précédente on diminue la convergence du sujet et, nous le répétons, c'est là souvent un avantage précieux ; mais nous ne devons pas oublier que les myopes sont affectés d'un pouvoir de divergence excessif et que pour prévenir la transformation de la *divergence virtuelle* en strabisme externe on pourra au début solliciter la convergence et la mettre en demeure de lutter contre la divergence. On décentrera alors les verres dans le sens opposé, c'est-à-dire qu'on fera passer les lignes de regard par la partie externe des verres.

Pour exercer la vision binoculaire le sujet devrait dans ce cas faire de grands efforts qui, peut-être, corrigeraient la divergence et préviendraient le strabisme, mais ces exercices orthoptiques ont peu de prise sur la marche du mal et il faut le plus souvent en arriver au traitement chirurgical. D'ailleurs, il n'est pas sans danger de faire ainsi converger à l'excès les myopes ; leur vice de réfraction, les lésions du fond de l'œil peuvent en être aggravés d'autant. Nous préférons, au contraire, diminuer leur convergence comme l'indique la figure 78 et avoir recours au traitement chirurgical, la ténotomie, si le strabisme apparaît.

Le décentrage des verres peut donc servir à deux fins : 1° à soulager, à diminuer la convergence en leur faisant remplir l'office de prisme à base interne ; 2° à exagérer la convergence pour prévenir le strabisme externe, en obtenant au contraire l'effet d'un prisme à base externe. Bien rarement on a recours à ce der-

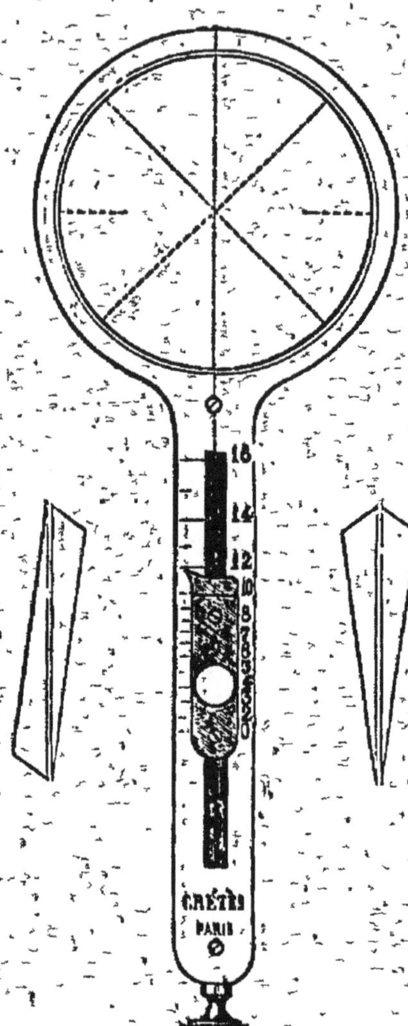

Fig. 79. — Prisme de Crétès.

nier moyen, théoriquement recommandable, mais en pratique défectueux autant qu'inefficace.

Il est, au contraire, souvent très utile de diminuer les efforts de convergence pour vaincre l'asthénopie et ses accidents ordinaires, et lorsque cette indication n'est pas suffisamment remplie par les lentilles concaves on aura recours au prisme.

Mais avant de choisir le prisme convenable il est indispensable de mesurer le degré de l'insuffisance musculaire. Pour cela on place devant l'un des yeux un prisme à base inférieure en faisant regarder au malade un point noir coupé par une fine ligne ver-

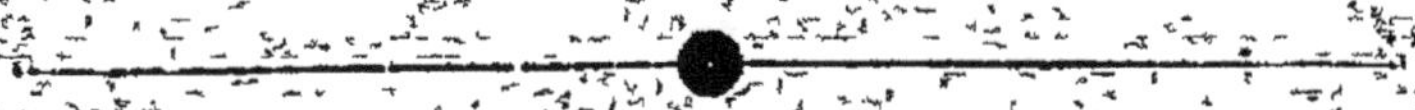

Fig. 80.

ticale. S'il n'y a pas d'insuffisance du droit interne, le sujet voit deux points placés l'un au-dessus de l'autre sur la même ligne verticale ; au contraire, s'il y a insuffisance ou strabisme latent, les deux points sont séparés non seulement en hauteur, mais encore latéralement. Cet écart latéral indique et mesure la divergence virtuelle, et voici comment. A l'état normal, sans prisme placé devant l'un des yeux, la convergence paraît se faire régulièrement parce que les yeux sollicités par le désir de voir l'objet simple, d'éviter la diplopie font des efforts excessifs pour que les droits internes amènent le regard sur un seul point ; mais avec le prisme à base inférieure, il faut forcément voir double et dans ce cas la diplopie ne pouvant être évitée le sujet ne fait plus le moindre effort de convergence, à l'écartement en hauteur s'ajoute un écartement latéral.

Il est clair que le prisme à base interne qui supprimera cet écartement latéral mesurera l'insuffisance des droits internes. En expérimentant les divers prismes des boîtes d'essai on peut par le tâtonnement trouver le prisme correcteur, mais il vaut mieux se servir du double prisme de Crétès ou du prisme de Berlin.

Le prisme de Crétès, représenté ci-dessus (Fig. 79), fournit rapidement et sans changer d'instrument toute la série, à l'aide de deux prismes qui tournent dans un anneau de façon à s'ajouter ou à se retrancher à volonté.

Le prisme de Berlin, encore plus simple, consiste en un verre prismatique enchâssé dans un anneau. Ce prisme d'abord vertical peut tourner et transporter sa base progressivement en dedans. Une échelle gravée sur la monture indique la valeur du prisme selon le mouvement de rotation qui lui a été imprimé.

On obtiendra ainsi le degré du prisme capable de corriger l'écart latéral. Supposons qu'on ait obtenu 6° ; avec un prisme de 3° placé devant chaque œil on aura la correction voulue.

Quand la myopie n'excède pas 3 D., le sujet n'ayant pas besoin de verres pour voir de près ne portera que ses prismes pour lire et écrire. Si la myopie est plus forte, on combinera les verres prismatiques avec les verres sphériques appropriés.

A leur action prismatique les verres concaves ajoutent une action cylindrique à l'égard de tous les faisceaux de rayons lumineux qui ne les rencontrent pas perpendiculairement à leur plan.

Cette action cylindrique rend très souvent des services aux myopes atteints d'un léger degré d'astigmatisme. Dans ces cas le tâtonnement, l'habitude indiquent aux sujets le degré d'inclinaison qu'ils doivent donner à leurs lunettes pour corriger avec les verres sphériques seuls leur double vice de réfraction.

CHAPITRE XVIII

ÉTUDE CLINIQUE DE L'ASTIGMATISME

Les neuvième et dixième chapitres nous ont montré en quoi consiste l'astigmatisme, les moyens principaux de le reconnaître, et les règles générales qui, théoriquement, président à sa correction. Il convient maintenant d'étudier non point l'astigmatisme lui-même, mais les astigmates et de donner à ce vice de réfraction la grande place qu'il mérite en clinique depuis les recherches à jamais mémorables de Javal et de ceux qui se sont inspirés des vues de ce maître éminent, G. Martin, Nordenson, etc., etc.

L'astigmatime est beaucoup plus fréquent que les autres vices de réfraction. Des recherches de Nordenson, il résulte que chez les emmétropes, neuf sur dix présentent un astigmatisme mesurable. Chez les myopes la proportion des astigmates est tellement forte que dans tous les cas de myopie double on constate une inégalité des méridiens de la cornée.

Dans l'hypermétropie l'astigmatisme est également très fréquent. Dans l'échelle des amétropies, il tient donc une place prépondérante et si les courbures cornéennes ne pouvaient être compensées par les contractions du muscle ciliaire, il n'y aurait presque pas d'yeux emmétropes.

Heureusement le muscle ciliaire joue le rôle d'un véritable régulateur de l'œil ; il modifie le cristallin du sujet jeune ou adulte de façon, non point seulement à accommoder pour la distance, mais à corriger les images troubles que donneraient les imperfections de courbure de la cornée.

La preuve la meilleure de la réalité des contractions partielles réside dans ce fait que chacun de nous peut, par un certain effort, corriger l'action des verres cylindriques faibles.

Cette contraction, inusitée pour un œil normal, se révèle par une sensation désagréable qui n'existe pas pour l'œil astigmate habitué à ce genre de travail.

Les faits cliniques ne sont pas moins démonstratifs que cette expérience due à Dobrowolsky.

Sous l'influence de l'atropinisation on voit apparaître de l'astigmatisme latent à l'état normal. Landesberg, en 1881, a publié une série d'observations sur l'astigmatisme subjectif compliquant la myopie et l'hypermétropie. Il a montré que cet astigmatisme variait avec l'état de l'accommodation, apparaissait, s'affaiblissait, disparaissait sous l'influence du poison atropinique et pendant son élimination. Il manquait toutefois aux observations de Landesberg une mensuration précise des méridiens principaux de la cornée.

Il a été facile aux observateurs d'aujourd'hui de combler cette lacune grâce à l'ophtalmomètre de Javal, qui a rendu faciles pour tous les recherches ophtalmométriques.

L'application de cet instrument à la pratique courante a non seulement démontré la réalité des contractions partielles, compensatrices des irrégularités cornéennes, mais encore l'existence de contractions spasmodiques se produisant en dehors de l'astigmatisme.

Martin (de Bordeaux) a montré que souvent la migraine était due à des spasmes astigmatiques, à des contractions partielles relevant d'un état de nervosisme général ou, ce qui à la vérité est beaucoup plus fréquent, provoquée par la présence d'un astigmatisme de la cornée.

Ce distingué confrère a consacré plusieurs années à l'étude de ces contractions partielles du muscle ciliaire et nous lui sommes redevables de notions très précises à ce sujet.

Il distingue plusieurs variétés de contractions partielles du cristallin, les contractions élastiques, rénitentes et résistantes.

Les contractions *élastiques* se comportent vis-à-vis des cylindres inférieurs ou égaux à leur maximum d'intensité, comme les corps pourvus d'élasticité qui s'affaissent lorsqu'on presse sur eux et reprennent leur forme primitive lorsque la pression cesse. Ces contractions disparaissent très vite lorsqu'on présente au malade le verre correcteur approprié.

Les contractions *rénitentes* sont celles qui ne cèdent qu'à l'atropine ; à l'état ordinaire, elles corrigent l'astigmatisme au point que la présence d'un verre correcteur n'est pas tolérée, du moins au début. Il faut à l'œil et au malade une certaine éducation pour que la correction par les cylindres soit possible.

Les contractions rénitentes remplissent un rôle

visuel utile. Ce sont elles qui ramènent à l'emmétropie les innombrables astigmates d'un degré faible, que révèlent les mensurations ophtalmométriques de la cornée.

Enfin Martin admet encore les contractions partielles *résistantes* qui ne cèdent qu'à une atropinisation prolongée.

Malheureusement ces contractions partielles du muscle ciliaire ne sont pas toutes purement correctrices ; il en est qui deviennent hyper-correctrices et, dépassant le but, ajoutent au trouble de la vision.

D'autres fois on se trouve en présence d'une contraction associée, c'est-à-dire se produisant sur un œil à cause de celle qui a lieu dans l'œil opposé. Cette contraction associée, liée d'habitude à un état de nervosisme très accusé, trouble la vision alors même que la contraction du premier œil est purement correctrice, car le second œil peut très bien n'avoir pas besoin de cette contraction partielle, nécessaire au premier.

Ces données élémentaires sont en clinique d'une très grande utilité, lorsqu'il s'agit de formuler les cylindres correcteurs.

En principe il faut respecter les contractions partielles utiles, éliminer les inutiles.

Respecter les contractions utiles ne veut pas dire qu'il ne faille pas donner de verres aux astigmates qui voient nettement grâce à l'intervention appropriée du muscle ciliaire. Il vaut mieux supprimer l'effort correctif du ciliaire, car cet effort répété pendant des années crée pour l'œil un véritable surmenage ; sa nutrition en souffre, son pouvoir visuel finit par en être diminué.

Ce serait une grosse erreur de ne donner des verres que pour améliorer la vision. Si vous avez nettement reconnu la présence d'un astigmatisme régulier bien net, corrigez-le. Javal qui, on en saurait trop le répéter, n'a cessé de donner dans l'étude de cette question les preuves de la sagacité la plus rare, avait déjà, en 1865, appelé sur ce point l'attention des ophtalmologistes. « Certains cas, disait-il, qui ne sont généralement pas considérés comme pathologiques, méritent néanmoins une détermination de verres cylindriques, ces verres ayant alors plutôt pour effet de reposer la vue que d'en augmenter l'acuité ».

Cette remarque est profondément juste et notre devoir est de nous y conformer le plus possible dans la pratique. On agirait prudemment en allant au devant de l'astigmatisme, en le recherchant, en le dépistant en quelque sorte. Le plus grand nombre des sujets atteints de ce vice de réfraction ne demandent pas les soins de l'oculiste ; nous ne voyons qu'un chiffre infime de ceux qui bénéficieraient largement des ressources de notre thérapeutique spéciale.

Le véritable moyen d'obvier à cet inconvénient majeur consisterait à surveiller de près les yeux des écoliers. Il faudrait les examiner deux fois au moins pendant leur vie scolaire. Le premier examen serait pratiqué au commencement des études, et l'oculiste examinateur pourrait à ce moment donner bien des conseils utiles préventifs de la myopie, du strabisme. Il procurerait aux astigmates la vue normale ou suffisante qu'ils n'obtiennent qu'en fatiguant outre mesure leur muscle ciliaire.

Au milieu des études, à treize ou quatorze ans, les élèves seraient soumis à un deuxième examen qui permettrait de bien juger l'influence des conditions hygiéniques scolaires. On pourrait alors prendre les mesures nécessaires pour arrêter la marche progressive des vices de réfraction. Les accidents les plus redoutables occasionnés par la fatigue oculaire sont certainement ceux qui se rattachent à la myopie progressive, mais les méfaits de l'astigmatisme sont également de premier ordre et méritent d'être mieux étudiés qu'ils ne l'ont été jusqu'à ces derniers temps.

Il est encore permis de douter au sujet des rapports du croissant atrophique de la myopie, avec les contractions partielles du muscle ciliaire. Martin a écrit sur ce point un intéressant mémoire, mais Chauvel est arrivé dans ses recherches personnelles à des résultats opposés. Il n'en est pas moins certain que tous les myopes sont plus ou moins astigmates et que la contraction correctrice d'une partie du muscle ciliaire paraît de nature à aggraver l'affection.

D'ailleurs en admettant que le rôle, attribué par notre confrère de Bordeaux au muscle ciliaire dans la pathogénie des désordres myopiques, soit excessif, il n'en est pas moins prouvé que l'astigmatisme tient une large place dans l'évolution d'un grand nombre d'affections oculaires graves.

La kératite est de celles-là ; des faits nombreux le prouvent et le traitement par l'atropine, c'est-à-dire par la paralysie du muscle ciliaire, s'accorde bien avec cette manière de voir. On sait que chez beaucoup de malades, particulièrement chez les enfants, l'emploi de ce médicament est indispensable. A vrai dire, il est difficile d'expliquer et de comprendre comment les contractions partielles du ciliaire peuvent gêner la nutrition de la cornée, mais il est certain que l'inflammation de cette membrane exige, pour guérir, le repos complet de l'accommodation et que les efforts du muscle ciliaire lui sont préjudiciables. Il devient ainsi logique d'admettre dans la kératite l'influence de l'astigmatisme qui, comme on sait, ne va pas sans des contractions partielles plus ou moins exagérées.

Martin, qui n'a pas craint de pousser jusqu'aux dernières conséquences ses idées sur les contractions astigmatiques du muscle ciliaire, rattache la kératite grave « dite scrofuleuse » à l'astigmatisme. Ici le vice de réfraction n'est certainement qu'un facteur minime et la gravité de la maladie incombe à la diathèse.

Le même auteur a montré les relations qui existent entre la contraction partielle, spasmodique ou non, du muscle ciliaire et l'hémicranie. Les filets nerveux du trijumeau sont impressionnés par l'irritation qui part des nerfs ciliaires et lorsque le verre correcteur vient faire disparaître la contraction astigmatique, l'hémicranie se dissipe. Dans le même ordre d'idée, on peut admettre des relations de cause à effet entre l'astigmatisme et l'épistaxis des écoliers, certains larmoiements et même quelques inflammations palpébrales.

Il n'est pas rare de rencontrer des astigmates atteints d'un blépharospasme très accusé, en relation évidente avec leur vice de réfraction. Il est logique d'admettre que les contractions forcées du ciliaire, retentissant sur le trijumeau, amènent la contracture de l'orbiculaire.

Ainsi que l'a signalé Laqueur dans une étude sur la courbure de la cornée, cette membrane peut changer de forme sous l'influence de la pression palpébrale et il est possible que le sujet cherche ainsi instinctivement à corriger son astigmatisme. Il obtient tout d'abord par le clignement la fente sténopéique nécessaire à la vision nette, puis sous l'influence d'un état général défectueux, d'une excitabilité nerveuse spéciale, le clignement dégénère en blépharospasme, d'autant mieux que ce blépharospasme en modifiant les méridiens de la cornée peut produire une déformation compensatrice de l'astigmatisme. Bettremieux a défendu cette hypothèse avec d'intéressants faits cliniques.

Le même auteur a appelé l'attention sur la mydriase qui se produit dans les cas d'astigmatisme élevé. Elle lui paraît due au surmenage que s'impose l'accommodation pour corriger le vice de réfraction.

On voit que les accidents de l'astigmatisme sont nombreux et intéressants. Nous les aurons passés tous en revue en ajoutant que les contractions partielles du ciliaire paraissent aussi jouer un rôle dans la pathogénie de la cataracte (Javal, Vacher). Toutefois sur ce point il convient de rester dans la réserve et d'attendre de nouvelles observations.

Les données cliniques qui précèdent forment en quelque sorte un chapitre nouveau dans l'histoire des vices de réfraction. La chose tient à ce que jusque dans ces dernières années les mensurations ophtalmométriques n'étaient guère pratiquées d'une façon précise que par les savants de laboratoire.

Bien peu d'oculistes, à la tête d'un dispensaire ou d'un service fréquenté, mesuraient aisément les courbures cornéennes. On se contentait de l'étude subjective de l'astigmatisme et celui-ci n'appelait l'attention que lorsqu'il entraînait des troubles évidents de la vision. Dès lors, les rapports entre les contractions astigmatiques du ciliaire et les affections oculaires devaient échapper presque toujours.

L'ophtalmomètre de Javal et Schiötz est venu produire une véritable révolution. Dans l'étude théorique de l'astigmatisme (voir 9e et 10e chapitres) nous avons déjà dit en quoi il consistait et on a pu remarquer que la facilité de son maniement et la suppression de tous les calculs le rendent éminemment propre à la pratique quotidienne.

Choix des verres. — Ainsi que nous l'avons déjà dit plusieurs fois, l'astigmatisme cornéen ne doit pas être confondu avec l'astigmatisme total et l'on pourrait craindre *à priori* que la connaissance la plus approfondie des méridiens de la cornée ne donne pour le choix des verres que de très insuffisants renseignements.

En réalité cette crainte n'est pas fondée et les mensurations ophtalmométriques indiquent presque toujours quel est le verre utile.

Les études particulières de Javal montrent que d'une façon générale aucun verre cylindrique ne corrige mieux que celui qui est indiqué par l'ophtalmomètre 1° chez les vieillards ; 2° chez les myopes qui ont l'habitude de ne jamais accommoder parce qu'ils lisent sans verres ou avec des verres faibles.

Chez les adultes et surtout chez les jeunes gens l'astigmatisme manifeste est inférieur à l'astigmatisme cornéen. Les contractions partielles du ciliaire corrigent plus ou moins l'astigmatisme qui résulte des irrégularités de courbure ; et cette correction se faisant dans des proportions impossibles à préciser, il faudra dans ces cas toujours recourir à l'essai du verre cylindrique.

L'ophtalmomètre donne donc, pour beaucoup de malades, plus qu'une présomption de la valeur de l'astigmatisme total ; on pourra s'en tenir aux verres indiqués par l'instrument en y ajoutant les sphériques nécessaires.

Chez les sujets jeunes cependant il vaudra mieux essayer plusieurs verres et choisir en s'inspirant des considérations suivantes.

Les contractions astigmatiques constituent un mode de guérison naturel dont il faut savoir se servir. Elles diminuent l'astigmatisme cornéen et vouloir imposer un verre corrigeant exactement cet astigmatisme, c'est vouloir supprimer complètement les contractions salutaires du muscle ciliaire. D'une façon générale ce serait aller trop loin.

Toutefois, ces contractions astigmatiques sont souvent portées à s'exagérer, à devenir nuisibles, et il faut les diminuer si l'on peut ; on arrive à ce résultat en donnant au sujet des verres qui corrigent moins que l'astigmatisme cornéen et plus que l'astigmatisme manifeste. On laisse ainsi au malade l'habitude d'une certaine accommodation astigmatique pendant le travail. L'usage permanent de ces verres ne tarde pas à faire augmenter l'astigmatisme subjectif. On procède en somme pour les astigmates comme pour les hypermétropes auxquels il faut souvent prescrire des verres d'un chiffre supérieur à celui de leur hypermétropie manifeste, afin de faire reposer le muscle ciliaire dont les efforts compensateurs sont en général redoutables.

D'ailleurs, chez bon nombre de malades on pourra recourir à l'atropine qui permettra d'apprécier dans chaque cas particulier l'importance des contractions astigmatiques. La suppression de ces contractions décèle l'astigmatisme total et l'on se rend aisément compte que le verre accepté par le sujet est au-dessous de cet astigmatisme. On ne dépasse donc pas le but en prescrivant le verre le plus fort de ceux entre lesquels le malade a hésité, avant d'être atropinisé.

Ce serait ici le lieu d'exposer de quelle façon les verres doivent être formulés ; mais on n'est pas encore arrivé à une entente qui permette d'indiquer à cet égard des règles précises. La Société française d'ophtalmologie a discuté cette question en 1887, et ses membres ont été très divisés. Les uns ont été partisans de la notation symétrique (Landolt, Meyer, Panas, Gayet), les autres adoptent la notation asymétrique, seule admissible si l'on fait usage de l'ophtalmomètre.

Les deux systèmes ont leur avantage mais nous n'hésitons pas à donner la préférence au second qui vraisemblablement finira par prévaloir à mesure que l'ophtalmomètre se répandra.

CHAPITRE XIX

EXAMEN DU SENS CHROMATIQUE

L'étude du sens chromatique offre un intérêt de premier ordre, non seulement au point de vue physiologique, mais encore au point de vue pathologique. Souvent les troubles de la perception des couleurs indiquent des altérations bien définies, mettent sur la voie d'un diagnostic ou le confirment.

Qu'est-ce que le sens chromatique ? C'est le pouvoir de distinguer la lumière qui a une longueur d'onde déterminée ou bien la combinaison de lumières de longueurs d'ondes différentes.

Dans le premier cas, la couleur est simple, dans le second, c'est une couleur de mélange.

Le blanc est un mélange exactement proportionné des différentes couleurs ; on doit donc en décomposant la lumière blanche produire à volonté toutes les couleurs simples. C'est ce qu'on obtient dans le spectre solaire.

On sait comment les prismes transparents décomposent la lumière et tous les spectroscopes sont bien connus.

Toutes les couleurs du spectre solaire sont simples, irréductibles, c'est-à-dire qu'elles ne peuvent plus être décomposées. Prenez, par exemple, la couleur rouge du spectre solaire, faites-lui traverser un prisme ; elle sera déviée, mais restera rouge.

Les couleurs des papiers, des étoffes, ne sont que des produits chimiques (cinabre, chromate de plomb, vert-de-gris), colorés et pulvérisés finement. Toutes ces matières colorent par absorption.

Lorsque les rayons solaires viennent frapper une étoffe, quelques-uns sont absorbés, les autres passent à travers et constituent par leur mélange la couleur propre à l'étoffe.

Ces matières colorantes ne sont pas des couleurs pures, mais seulement un mélange de couleurs ; une étoffe rouge examinée à travers un spectroscope se décompose en une foule de couleurs plus ou moins voisines du rouge, tandis que le rouge du spectre solaire ne se décompose pas. Ce fait est très important parce qu'un œil atteint de dyschromatopsie pour le rouge, aura une impression toute différente pour le rouge pur du spectre solaire ou pour un rouge artificiel qui contient des couleurs de mélange.

Les couleurs spectrales devraient toujours être utilisées pour l'examen du sens chromatique, malheureusement elles sont relativement difficiles à obtenir et le praticien doit à cet égard se contenter d'une évaluation approximative.

Je ne dirai rien des théories imaginées par Young et Helmholtz, et plus récemment par Hering, pour expliquer la perception des couleurs ; on trouvera sur ce point tous les renseignements utiles dans les traités classiques de physiologie. Il devra suffire ici de rappeler les notions fondamentales sur lesquelles repose l'examen pratique du sens chromatique.

On appelle couleurs complémentaires celles qui, par leur mélange, donnent le blanc. Ainsi, le rouge est complémentaire du vert, le jaune du violet, le bleu de l'orangé et inversement.

Lorsque vous avez fixé pendant quelque temps une surface colorée et qu'aussitôt après vous regardez un fond blanc, à la place de la première couleur vous voyez apparaître la couleur complémentaire; si par exemple vous avez fixé du jaune, vous verrez du violet. Ce fait peut s'expliquer de la façon suivante : lorsque vous fixez longtemps le jaune, les éléments nerveux de la rétine spécialement impressionnés par cette couleur se fatiguent, et si immédiatement après vous regardez une surface toute blanche, les éléments fatigués de la rétine vous transmettent une impression beaucoup moins vive que ceux qui sont restés en repos. Dans le blanc il y a du jaune, plus du violet, les éléments qui servent à voir le jaune ne fonctionnant plus ou fonctionnant très peu, vous ne voyez plus que du violet.

Weber, pour apprécier le sens chromatique, a utilisé ces données dans ce qu'il appelle le contraste simultané. Il se sert, à cet effet, de feuilles diversement colorées, recouvertes d'un papier très mince et demi-transparent, permettant d'observer au-dessous la teinte du papier employé. Entre ces deux feuilles, il interpose un morceau de papier gris; celui-ci prend à travers le transparent la couleur complémentaire du papier sous-jacent. Nous avons essayé de vérifier expérimentalement ces affirmations qui sont sans doute très exactes en principe, mais en pratique, la méthode dite du contraste simultané donne des résultats médiocres, et nous ne saurions conseiller d'y avoir recours pour étudier les altérations du sens chromatique.

On peut grouper sous trois chefs les troubles de la perception des couleurs.

1° L'achromatopsie totale, état dans lequel les malades ont absolument perdu le sens des couleurs et ne distinguent que des différences de clarté, comme sur les photographies. Cette achromatopsie totale se développe surtout dans le cours des maladies cérébrales, ou dans la névrite optique.

2° L'achromatopsie partielle dans laquelle il ne manque qu'une ou plusieurs des couleurs fondamentales. Le plus souvent c'est le rouge qui fait défaut (daltonisme) ; on est alors en présence de l'anérythropsie.

Dans l'achromatopsie partielle le sujet voit une ou plusieurs lacunes dans le spectre solaire ; si la couleur non perçue siège à l'une des extrémités, le spectre est raccourci.

3° La dyschromatopsie est de beaucoup la plus fréquente de ces altérations. Les sujets qui en sont atteints ont de la difficulté à reconnaître certaines couleurs ; tantôt cette difficulté porte sur une ou plusieurs couleurs, tantôt sur toutes les parties du spectre.

Le dyschromatope voit un peu toutes les couleurs fondamentales, mais il ne les distingue nettement que lorsqu'elles sont très vives. Les nuances très claires des couleurs mal vues par le dyschromatope se confondent avec le blanc ; celles qui sont foncées paraissent grises ou noires.

La dyschromatopsie a été très souvent prise pour de l'achromatopsie ; souvent tel sujet qui paraît avoir perdu la faculté de distinguer telle ou telle couleur la reconnaît après un examen plus attentif. Il faut toujours se rappeler que beaucoup de patience et de précautions sont nécessaires pour bien examiner le sens chromatique.

La perception des couleurs est influencée par un grand nombre de circonstances. Il faut tenir compte à la fois de l'intensité et de l'étendue de la couleur, du fond sur lequel elle apparaît et de l'éclairage général. En méconnaissant l'influence d'un seul de ces facteurs on peut trouver de l'achromatopsie chez beaucoup de sujets et de la dyschromatopsie chez tout le monde.

Le fond sur lequel la couleur apparaît joue un assez grand rôle ; le rouge est mieux vu sur fond noir que sur fond blanc ; les surfaces colorées font généralement bien ressortir leurs couleurs complémentaires ; sur un fond vert la couleur rouge est particulièrement éclatante, etc.

Mais ce qui influe surtout sur la perception des couleurs, c'est l'éclairage général ; ainsi pendant le crépuscule, au moment où les couleurs commencent à disparaître, c'est d'abord le violet qui n'est plus reconnu, puis le vert, le jaune et en dernier lieu le rouge et le bleu. Enfin il est évident que le degré de saturation des couleurs doit être aussi très important.

Pour mesurer l'acuité du sens chromatique on a construit des échelles colorées, analogues à celles qui servent à mesurer l'acuité visuelle.

Masselon a conseillé, pour les six couleurs principales, des carrés égaux d'un centimètre de côté, tracés sur fond blanc. Chaque carré est teinté assez légèrement pour que la couleur ne puisse pas être reconnue au delà de cinq mètres par un œil jouissant d'une bonne perception chromatique.

Dans la construction des échelles, il faut aussi bien se souvenir qu'il s'agit, non de mesures linéaires, mais de surfaces et construire les carrés en proportion. On peut disposer ainsi sur le même carton une série de carrés de plus en plus petits dont chacun correspond à un certain degré d'acuité, le dernier indiquant l'acuité normale.

Pour cet examen il faut évidemment que l'œil soit adapté pour la distance à laquelle est placé le tableau; c'est-à-dire que les anomalies de réfraction, s'il en existe, doivent être corrigées.

Les échelles pour l'acuité chromatique donnent de bons résultats, cependant Landolt leur préfère le disque rotatif de Maxwell qu'il a utilisé pour la recherche des intensités minima. Pour se servir de ce disque on le recouvre d'une feuille de papier noir ou blanc suivant qu'on veut mélanger la couleur étudiée avec le noir ou le blanc. Puis on ajoute sur le disque un secteur plus ou moins étendu du papier dont on étudie la couleur. En faisant tourner l'instrument vous mélangez la couleur de ce papier avec le noir ou le blanc. La plus ou moins grande étendue du papier coloré, qu'il a fallu placer sur le disque pour obtenir la teinte cherchée pendant le mouvement de rotation, indique l'intensité minima.

Landolt par ce moyen est arrivé à reconnaître que l'œil est normal lorsque sur le fond blanc du disque (360°), il suffit d'ajouter 18° de rouge, 8° de vert clair, 26° de bleu pour que ces diverses couleurs soient perçues pendant le mouvement de rotation.

La mesure de l'acuité chromatique par les échelles ou par le disque conduit à une évaluation très scientifique ; toutefois il est dangereux dans cette étude du sens chromatique de procéder autrement que par comparaison ; il faut mettre sous les yeux de l'examiné un certain nombre de couleurs qu'il doit distinguer entre elles, classer dans un ordre convenable et appeler par leurs noms. La moindre erreur commise par le malade, prend ainsi une signification précise.

Deux méthodes principales peuvent servir à étudier les couleurs par comparaison, la méthode de Daae et celle de Holmgren.

Méthode de Daae.

Dans cette méthode on se sert de laines à broder de diverses couleurs, fixées par petits carrés sur un canevas, de façon à former des séries horizontales. Ces séries sont les unes composées d'une même couleur, mais d'intensité différente pour chaque carré, la coloration diminuant insensiblement à partir de l'échantillon le plus foncé jusqu'au plus clair, les autres présentant des couleurs plus ou moins disparates suivant la ligne que l'on considère.

On montre au sujet le tableau de Daae ; s'il apprécie bien toutes les couleurs, sa vue est normale ; s'il ne reconnaît pas que dans telle ou telle rangée il existe plusieurs couleurs, c'est qu'il est achromatope à un degré d'autant plus élevé que l'erreur portera sur une rangée où les couleurs sont plus dissemblables. On jugera de même de la dyschromatopsie en faisant apprécier au sujet les nuances diverses du rouge, du vert, etc., etc.

Par cette méthode on se rend rapidement compte de l'intégrité du sens chromatique ou de son altération, mais il n'est pas aussi facile d'en apprécier le degré que par la méthode suivante que nous recommandons tout particulièrement.

Méthode de Holmgren.

Il suffit pour utiliser cette méthode d'avoir à sa disposition des écheveaux de laine à broder renfermant plusieurs nuances de chaque couleur.

Pour reconnaître si le sens chromatique est normal ou non, on prend un écheveau vert clair (A de la planche 1), on invite le sujet à placer près de l'échantillon tous les autres écheveaux de la même nuance et on remarque avec soin de quelle façon il fait son choix.

S'il place à côté de l'échantillon une couleur de confusion de 1 à 5, c'est-à-dire s'il la trouve semblable à A, il est vicié ; s'il hésite, s'y prend à plusieurs reprises pour éviter cette confusion, il a un sens chromatique faible. Dans bon nombre de cas cette épreuve suffira, on en conclura avec certitude que le sens chromatique est sain ou vicié.

Si l'on a trouvé le sens chromatique vicié et qu'on veuille aller plus loin dans cette appréciation, on procède à une seconde expérience.

On donne pour cette seconde épreuve un écheveau pourpre au sujet et on l'invite à choisir, dans le tas des laines mises à sa disposition, les écheveaux de même nuance. S'il reconnaît ces derniers écheveaux, l'altération est peu marquée ; mais souvent le sujet se méprend et place, au-dessous de la couleur pourpre, les écheveaux de confusion qui vont de 6 à 9. Les premiers 6 et 7 sont des nuances de bleu et de violet ; les autres 8 et 9 des variétés de gris teinté de bleu.

Si à côté de l'écheveau pourpre le malade place du bleu ou du violet, (6 et 7) il est complètement aveugle pour le rouge ; s'il y place au contraire du vert ou du gris, il est aveugle pour le vert.

Cette épreuve est décisive dans bien des cas, par exemple pour l'examen des marins, des employés de chemins de fer.

Il n'est pas du tout nécessaire que la cécité pour le rouge ou le vert soit complète pour déclarer les sujets examinés inaptes au service des signaux ; une dyschromatopsie bien nette suffit. Les troubles dans la perception des couleurs ont été, très inexactement d'ailleurs, confondus avec le daltonisme. Ce mot devrait être en effet réservé à l'anyréthropsie, puisque Dalton n'était aveugle que pour le rouge.

Quoi qu'il en soit, on peut être daltonien de deux façons, congénitalement ou accidentellement.

1° Dans l'achromatopsie congénitale pour une couleur, l'œil ne voit aucune des substances colorées comme à l'état normal et cela s'explique puisque toute couleur est une combinaison de rouge, de vert, de bleu, etc., etc. Si, par exemple, les éléments percepteurs du vert font défaut, le malade verra le vert tantôt rouge, tantôt jaune, si bien qu'il sera souvent difficile de savoir pour quelle couleur il est aveugle.

Quelquefois cependant l'achromatope congénital nomme exactement les couleurs et paraît les distinguer ; dans ce cas il se laisse uniquement guider par l'intensité de la lumière. Les daltoniens de naissance voient le monde à leur manière, et s'ils ne reconnaissent pas à proprement parler les couleurs, ils apprécient les ondes lumineuses avec une telle finesse qu'on en a vu faire leur service de conducteur de train, d'aiguilleur sans méprise pendant des années.

2° L'achromatopsie ou la dyschromatopsie accidentelles résultent de causes nombreuses. La santonine, la bile, en passant dans le corps vitré les produisent ; mais ce sont surtout les altérations des membranes, les lésions de la papille qui doivent être incriminées.

Les atrophies progressives du nerf optique les entraînent presque toujours, sinon toujours.

Les rétinites, les décollements rétiniens, les apoplexies de la rétine en sont aussi souvent la cause.

Souvent encore, et en clinique le fait est très important, on observe de l'achromatopsie sans lésions apparentes du fond de l'œil. Les amblyopies alcooliques, nicotiniques sont dans ce cas.

Au début de ces affections toxiques, le signe le plus net est un scotome central (pour les couleurs), reconnaissable au moyen du trou sténopéique.

Charcot nous a fait connaître l'achromatopsie des hystériques, et Favre l'achromatopsie consécutive aux contusions du crâne, de l'œil, à la commotion cérébrale, etc.

L'achromatopsie accidentelle présente deux particularités d'un intérêt majeur; la première, c'est que les sujets qui en sont atteints accusent très nettement le vice de leur vision par comparaison avec ce qu'ils voyaient avant leur affection, la seconde c'est que, règle générale, les couleurs disparaissent dans un certain ordre ; le vert cesse d'abord d'être reconnu, le rouge ensuite, puis le bleu dont la perception persiste tant qu'il reste une lueur sensible à l'œil.

Ce dernier phénomène tient à ce que les couleurs occupent une étendue différente dans le champ de la vision. La planche II montre les divers tracés correspondant au vert, au rouge et au bleu. Le vert disparaît le premier parce que la zone du vert est la plus restreinte. Dans le diagnostic des amblyopies toxiques par l'alcool, ou par le tabac, c'est la cécité pour la couleur verte qu'il faut tout d'abord rechercher.

CHAPITRE XX

EXAMEN DU CHAMP VISUEL

Le champ visuel est l'étendue dans laquelle le sujet peut voir en laissant à l'œil une position fixe. C'est le champ de la vision indirecte ou périphérique par opposition à la vision directe qui s'exerce par l'intermédiaire de la macula.

Ce dernier mode de vision est indispensable à la perception distincte des objets ; toutes les fois que nous voulons fixer un point déterminé nous dirigeons sur lui notre ligne visuelle en accommodant en conséquence ; la vision indirecte est plus imparfaite, mais elle nous rend de très grands services.

C'est elle qui nous permet de voir le sol quand nous regardons droit devant nous ; si nous n'avions pas de vision périphérique, nous serions dans la situation d'un individu regardant constamment à travers un tube étroit. Nous ne pourrions ni nous orienter ni nous préserver des obstacles sans tourner incessamment la tête.

Il convient d'étudier le champ visuel au point de vue de ses limites et de ses fonctions.

Pour apprécier les limites de la vision périphérique on se sert du campimètre ou du périmètre.

Le campimètre (de Wecker) consiste en un tableau

noir portant au centre une petite croix blanche qui est le point de fixation (fig. 81).

Le menton du patient est appuyé sur un petit croissant de telle façon que l'œil en expérience soit toujours à la hauteur de la petite croix centrale ; afin que le champ visuel observé ne puisse couvrir une

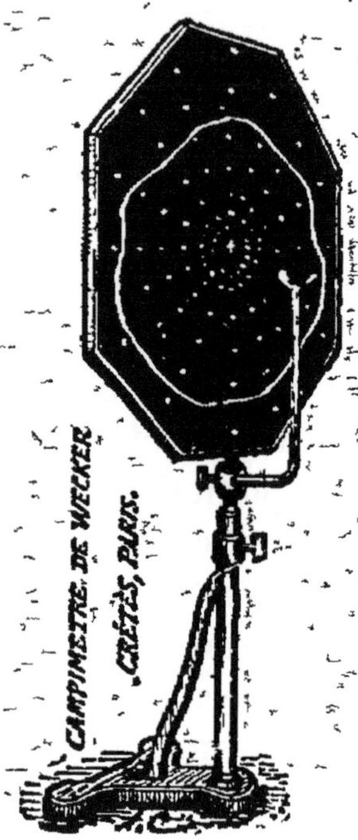

Fig. 81. — Campimètre de Wecker.

surface trop étendue du tableau, le sujet est placé à une courte distance, à seize centimètres.

La figure 82 fait bien comprendre la façon dont le tableau doit être gradué pour que l'examen soit exact ; elle fait aussi bien ressortir l'insuffisance du campimètre pour l'étude des parties les plus périphériques de la vision. La ligne qui va de M à 80° rencontrerait le tableau tellement loin qu'il n'est pas possible en pratique de la rechercher ; celle qui va de M à 90° étant parallèle au tableau ne le rencontrerait pas du tout.

Le campimètre de Wecker n'est donc pratique que pour l'étude des parties les plus centrales de la vision ; lorsque le champ visuel est rétréci, c'est-à-dire dans un grand nombre d'affections graves de l'œil, on pourra très aisément suivre les progrès de l'affection à l'aide de cet instrument véritablement très

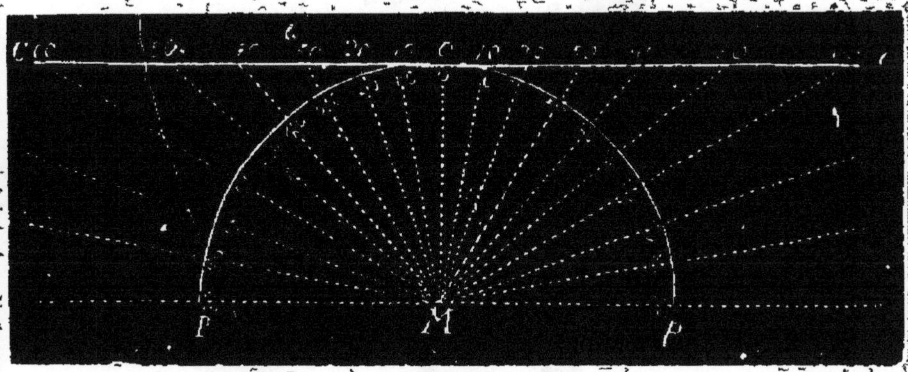

Fig. 82.

commode. Mais si nous voulons reconnaître dans la vision indirecte une diminution minime, au début, il faut absolument recourir au périmètre.

Le premier périmètre a été inventé par Aubert, mais c'est surtout à Forster que revient le mérite de l'avoir fait entrer dans la pratique. L'instrument primitif d'Aubert a été modifié par beaucoup d'auteurs qui en ont conservé le principe. Les périmètres recommandables et utilisés sont nombreux ; tous ont de commun ce point essentiel, savoir que l'œil est placé au centre d'une sphère décrite par un arc de cercle mobile. Sur ce cercle un index qui peut occuper toutes les positions, se déplace sur la surface concave de la demi-sphère dont le centre est au point nodal de l'œil examiné.

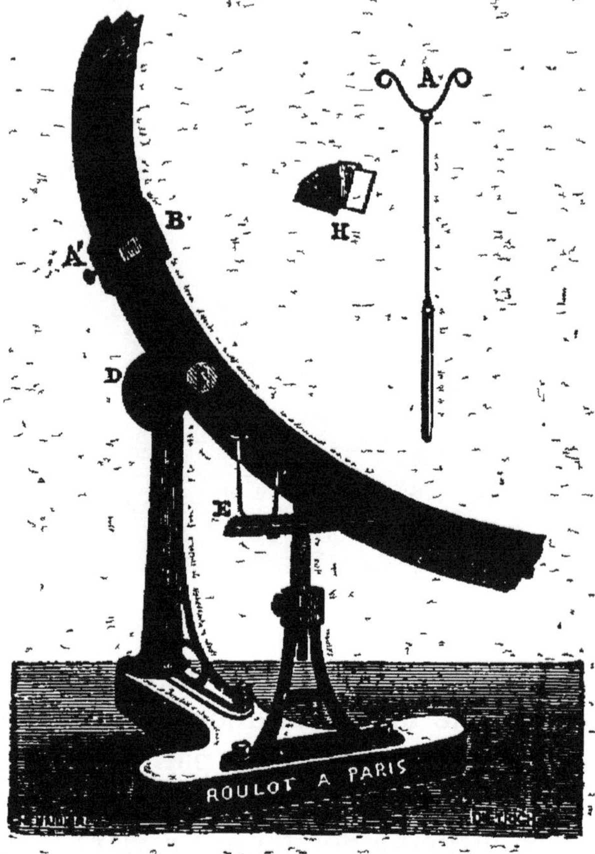

Fig. 83. — Périmètre de Landolt.

Le périmètre de Landolt que nous représentons ici, consiste en un demi-anneau de 30 centimètres de rayon de courbure, noirci sur la face interne et gradué sur la face postérieure à partir de son sommet qui représente le 0 de la division. L'arc peut tourner de façon à engendrer un hémisphère. La position de l'arc est marquée par une aiguille qui se meut avec lui sur un cadran occupant la face postérieure et par conséquent invisible sur la figure. Sur l'arc est mobile un cadre A' B destiné à recevoir les objets qui doivent impressionner la rétine, en général des carrés de papier, blancs ou colorés.

L'œil à examiner vient se placer au centre même de la sphère, et il y reste fixé pendant l'examen, grâce aux divers supports A et E sur lesquels on peut appuyer le menton et la tête. Le support du menton peut être haussé ou baissé de façon à ce que l'œil soit bien en face du point C.

Il est indispensable que pendant l'examen le sujet fixe le point C avec l'œil examiné (l'autre œil étant recouvert) ; souvent dans l'examen au campimètre le malade à l'insu de l'observateur ne conserve pas exactement ce point de fixation. Il est impossible d'exercer sur le sujet une surveillance efficace ; il faut s'en rapporter à sa bonne vol onté, parce qu'étant placé derrière lui, l'observateur ne peut contrôler la direction de son regard.

Avec le périmètre il en est tout autrement ; avant de procéder à la détermination du champ visuel, on peut s'assurer que l'œil du malade est bien dirigé sur le point de fixation.

A la clinique d'Utrecht, Snellen se sert d'un appareil composé à la fois d'un périmètre et d'un tableau.

Au-devant du tableau et faisant corps avec lui, se trouve un demi-cercle de métal plat, mobile autour de son sommet.

On se sert de l'arc métallique absolument comme du périmètre ; la surface du tableau est divisée en tangentes de l'hémisphère et sert à la représentation des champs visuels anormaux qui n'excèdent pas 45°. Quand le champ visuel est plus étendu l'arc périmétrique seul sert à la détermination. Le schéma de la figure 82 donne une idée exacte de cet instrument.

Le docteur Carter a fait percer le sommet du périmètre de sorte que l'œil en expérience peut fixer un objet éloigné sans mettre en jeu son accommodation. Il n'importe pas précisément que le muscle ciliaire soit dans le relâchement pendant l'examen périmétrique ; mais il ne faut pas oublier que les efforts d'accommodation entraînent un resserrement pupillaire relatif qui peut constituer un obstacle à l'exploration de la zone équatoriale de la rétine.

En 1867, Robert Houdin présentait au Congrès ophtalmologique de Paris un petit instrument qui pour plusieurs motifs ne pouvait être utilisé dans la pratique, mais offrait une disposition ingénieuse. Robert Houdin avait eu l'idée heureuse d'employer un cylindre mobile autour de son axe et portant une fente à parois parallèles écartées l'une de l'autre de 6 millimètres environ. Ce petit cylindre de bois était terminé par une coquille dans laquelle l'œil examiné pouvait s'emboîter.

Enfin dans ce *diopsimètre* l'aiguille du cadran était disposée de façon à se maintenir dans une position verticale et à pouvoir ainsi donner les degrés d'inclinaison sur l'horizon de la tige mobile.

Badal a su combiner toutes ces dispositions avec celles de l'arc périmétrique mobile et il a construit l'ingénieux instrument que nous représentons ici.

Il se compose d'un quart de cercle de quinze centimètres de rayon, d'un centimètre de largeur et d'un millimètre d'épaisseur, placé de champ à l'extrémité postérieure d'un tube en cuivre de douze millimètres de diamètre. Ce tube a quatorze centimètres de longueur ; l'œil vient s'appliquer sur la cupule en P, de telle façon qu'en tenant compte de l'épaisseur des paupières, le centre de rotation de l'œil peut être

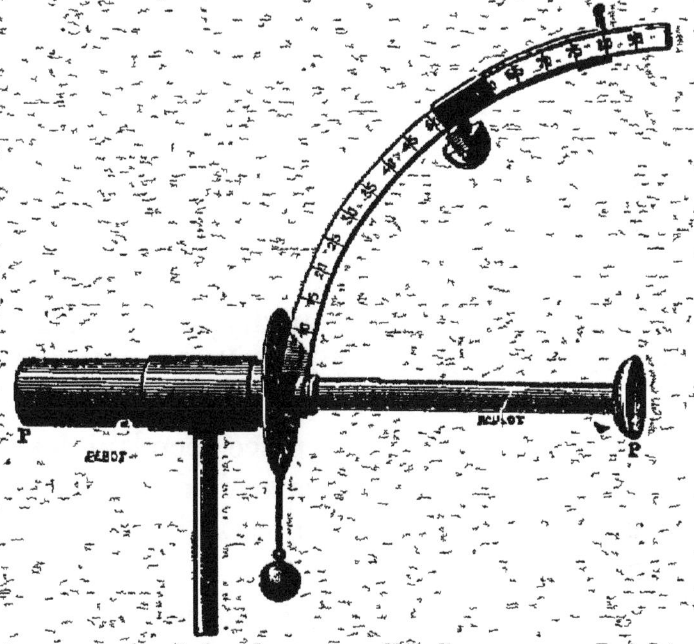

Fig. 84. — Périmètre de Badal.

considéré comme placé à quinze centimètres d'un point quelconque de l'arc de cercle, c'est-à-dire au centre de la demi-sphère décrite par l'arc périmétrique.

La partie du tube qui regarde le quart de cercle présente une fente assez large pour que la vision périphérique puisse s'exercer librement dans cette direction et assez étroite pour masquer les objets voisins pouvant éveiller l'attention du sujet.

Sur le quart de cercle gradué de 5 en 5° glisse à frottement doux un cube d'ivoire dont les quatre côtés de couleur blanche, rouge, verte ou violette peuvent être successivement présentés au regard.

En arrière du quart de cercle et perpendiculairement au tube se trouve un disque mobile de 7 centimètres de diamètre sur lequel est tracée la direction des méridiens de 15 en 15°. Un fil à plomb assez lourd maintient ce disque en place pendant les mouvements de rotation de l'appareil, de telle sorte que le point zéro corresponde toujours à la partie supérieure de ce méridien vertical.

Au delà de ce disque est un tube large de 2 centimètres 1/2 à travers lequel le malade regarde un objet éloigné. Badal comme Carter supprime l'accommodation et le resserrement pupillaire, en faisant fixer un objet distant de plusieurs mètres.

Pour se servir de l'instrument on se place derrière le malade en appuyant l'extrémité de l'indicateur sur la tige du curseur et en poussant lentement ce dernier d'arrière en avant jusqu'à ce qu'on soit averti.

par le patient du moment où le cube d'ivoire apparaît dans le champ de la vision.

Les chiffres inscrits sur le disque mobile maintenu par le fil à plomb indiquent dans quel méridien a eu lieu l'examen et ceux qui sont inscrits sur le quart de cercle de 0° à 90° indiquent l'étendue de la vision périphérique dans le méridien.

On peut répéter cet examen dans tous les sens de 15 en 15 degrés, avec les couleurs fondamentales, même avec des objets figurés, et obtenir ainsi des notions complètes sur le sens de la lumière, des couleurs et des formes dans toute l'étendue du champ visuel.

Après avoir ainsi déterminé le champ visuel, on l'inscrit sur un schéma qui représente la projection équidistante de la sphère (planche II).

Ce schéma consiste en une série de cercles concentriques coupés par des diamètres.

Ces diamètres représentent les divers méridiens dans lesquels on a opéré la mensuration et le centre de la figure correspond au point de fixation. Les diamètres sont divisés en parties égales de 10 en 10 degrés, et chaque division se rapporte aux divisions correspondantes de l'arc périmétrique.

On comprend que rien n'est plus simple que de reporter sur ce schéma les mesures obtenues dans les déterminations campimétriques ou périmétriques.

La figure de notre planche II représente la moyenne de plusieurs champs visuels normaux. Elle mesure en haut 55 degrés, en dehors un peu plus de 90 degrés, en bas 72 degrés, en dedans 60 degrés.

Le champ visuel normal n'est donc pas circulaire ; il est beaucoup plus développé en dehors ; ce phénomène trouve une explication dans ce fait que le nez, le rebord supérieur de l'orbite, sont des obstacles naturels à la vision, mais il tient aussi à ce que la rétine de la partie externe est beaucoup moins exercée que celle de la partie interne, et par conséquent beaucoup moins sensible aux excitants lumineux (Landolt). Nous nous orientons du côté gauche avec la partie interne de la rétine gauche, à droite avec la partie interne de la rétine droite. Dans l'orientation générale, la partie externe de la rétine travaille peu et son éducation reste forcément imparfaite. Donders a confirmé, par des expériences personnelles, cette explication qui appartient à Landolt.

Les limites du champ visuel varient quelque peu selon les sujets et les observations des auteurs. Landolt donne comme moyenne 90° en dehors, en haut 70°, en dedans 68°, en bas 88°. Il en est pour l'acuité visuelle indirecte comme pour la directe ; ses variations oscillent autour d'une moyenne générale. C'est cette moyenne que représente notre figure. Les chiffres donnés par Landolt nous paraissent plus près du maximum que du minimum.

De même qu'il est possible d'apprécier exactement l'acuité visuelle des parties centrales de la rétine, de même l'acuité visuelle des parties périphériques peut être évaluée avec précision. La méthode la plus simple pour procéder à cette détermination, consiste dans l'emploi du périmètre sur lequel on fait mouvoir les objets types. Aubert et Forster ont inséré dans le curseur du périmètre un papier blanc sur lequel se détachaient deux points noirs. Ils recherchaient le degré le plus éloigné possible du zéro où les deux points commençaient à être vus séparément. C'est une méthode analogue à celle des deux pointes dans la recherche de la sensibilité, elle doit évidemment donner des résultats très précis, qui sont les suivants :

1° L'acuité visuelle diminue très rapidement du centre à la périphérie ; elle diminue plus rapidement en haut et en bas, plus lentement en dedans et en dehors.

2° L'acuité visuelle, indirecte, varie non seulement avec les personnes, mais encore n'est pas toujours la même pour les deux yeux.

3° Cette acuité périphérique atteint son maximum d'*étendue* dans les parties supérieure et supéro-externe de la rétine.

Nous avons précédemment étudié le sens chromatique dans ses rapports avec la vision directe ; il importe de connaître maintenant comment s'exerce la perception des couleurs dans le champ de la vision indirecte.

On détermine la *perception des couleurs* des parties excentriques de la rétine en introduisant dans le curseur du périmètre différents papiers colorés et en les rapprochant progressivement vers le centre jusqu'à ce que la couleur soit reconnue.

Le sujet reconnaît l'arrivée du papier coloré dans le champ de la vision assez longtemps avant d'en distinguer la couleur.

C'est la couleur bleue qui est perçue la première ; puis le jaune-clair ; vient ensuite l'orangé qui paraît longtemps jaune avant d'être reconnu avec sa teinte véritable.

Le rouge qui vient ensuite apparaît d'abord noir, puis brun, puis rouge. Enfin plus en dedans nous trouvons le champ visuel du vert qui est le plus étroit.

En pratique, il suffit de s'en tenir à la détermination du bleu, du rouge et du vert. Sur la planche II on voit inscrites les limites moyennes des champs de ces trois couleurs fondamentales. On comprend que ces limites doivent être variables selon le sujets. Il n'y a d'absolument constant que les rapports réciproques des champs de ces trois couleurs différentes.

Ce qu'il importe de bien retenir pour en faire l'application à la pathologie, ce sont les limites minima du champ visuel des diverses couleurs, les limites au-dessous desquelles on doit admettre une altération des fonctions visuelles.

D'après Landolt ce minimum d'étendue est fourni par les chiffres suivants :

	Bleu.	Rouge.	Vert.
En haut	50°	35°	30°
En dehors	80	70	56
En bas	55	45	35
En dedans	50	40	30

Schœn a donné des limites un peu plus réduites qui concordent mieux avec les observations qui nous ont servi à tracer les cercles colorés de notre figure ; mais il n'y a pas lieu d'insister sur ce point, car il suffit dans la pratique d'une appréciation approximative et l'on n'affirmera le rétrécissement du champ visuel pour la perception d'une couleur, que lorsque ce rétrécissement sera très manifeste.

D'ailleurs, il faut bien savoir que la perception de la couleur n'est pas la même dans toute l'étendue de son champ visuel. L'aspect d'une couleur diffère beaucoup, selon qu'on la voit directement ou plus ou moins de côté. Les courbes bleues, rouges et vertes de la figure indiquent les points limites où le sujet a appelé la couleur de son vrai nom, mais à ce moment elle lui apparaît à son minimum de saturation. Cette couleur aussi vive qu'elle soit ne semble bien saturée que dans la vision directe.

D'autre part, lorsqu'une couleur est très éclairée, qu'elle se détache sur un fond variable, elle apparaît plus facilement au sujet et les limites de son champ visuel s'agrandissent d'autant. Landolt est même arrivé à démontrer « que toutes les couleurs » sont reconnues jusqu'aux dernières limites du » champ visuel, lorsqu'elles sont assez intenses, » assez étendues et qu'elles contrastent suffisamment » avec le fond ou l'éclairage général. »

Il résulte de tout ceci que les limites respectives des champs visuels de chaque couleur ne sont qu'approximatives. Il n'existe pas à proprement parler de spécialisation fonctionnelle dans telle ou telle partie de la rétine ; mais au point de vue pratique, il n'en est pas moins exact que les couleurs d'intensité moyenne, avec un éclairage ordinaire, sont vues dans les conditions que nous avons indiquées. Il suffit en somme pour faire de bons diagnostics de procéder par comparaison, d'adopter des papiers colorés, avec une saturation et un éclairage convenus et de voir si les résultats obtenus sont ceux que donne l'œil normal.

Nous avons cru devoir insister sur l'examen du champ visuel, car cette exploration donne en clinique les renseignements les plus précieux. Il n'y a pour ainsi dire pas d'altérations du fond de l'œil qui ne soient accompagnées de phénomènes périmétriques. De plus, les affections de l'encéphale et de la moelle qui intéressent l'œil commencent très souvent par altérer la forme et les fonctions du champ visuel.

Tantôt le champ visuel est rétréci sur la totalité ou sur une partie de son pourtour, tantôt son altération se manifeste par l'apparition de scotomes fixes, de lacunes analogues au *punctum cæcum* normal, (tache de Mariotte), dû à la papille optique, et se trouvant sur le relevé périmétrique en dehors et légèrement en bas du point de fixation, à 15° du point fixé et à 3° environ au-dessous de l'horizontale. Il importe de bien connaître le siège précis de cette lacune afin de ne pas la confondre avec un scotome pathologique.

Les scotomes pathologiques peuvent être divisés en périphériques ou centraux.

Les derniers sont de beaucoup les plus redoutables parce qu'ils intéressent la vision directe ; on les rencontre dans la périnévrite, dans certaines atrophies du nerf optique. Les lésions de la macula (hémorrhagies, choroïdite maculaire, etc.) s'accompagnent d'un scotome qui peut aller jusqu'à la suppression de la vision directe.

Quelquefois le scotome consiste en une lacune entourant comme une bande le point de fixation ; c'est le scotome annulaire ou zonulaire qu'on trouve dans certaines chorio-rétinites spécifiques et dans la rétinite pigmentaire.

Les scotomes périphériques se rencontrent dans la choroïdite disséminée, dans les hémorrhagies rétiniennes petites et multiples, dans certaines variétés de décollement rétinien.

Le champ visuel des couleurs n'est pas moins intéressant à étudier que celui de la lumière blanche.

Le diagnostic et le pronostic de certaines lésions dépendent parfois exclusivement des altérations qu'on y découvre. L'amblyopie nicotinique et alcoolique se révèle par un scotome central pour le vert, et dans les lésions papillaires, l'état du sens chromatique décide de l'avenir du malade.

Si nous disions ici tout ce qu'il importe de savoir au sujet de l'état du champ visuel dans l'atrophie papillaire, blanche ou grise, les divers cas d'hémianopsie, le glaucome, la rétinite pigmentaire, le décollement de la rétine, nous écririons un gros chapitre de pathologie, ce qui dépasserait notre but.

Il doit nous suffire d'avoir montré comment on pratique l'examen du champ visuel, et fait ressortir sa grande importance clinique.

FIN

APPENDICE

Il nous a paru utile de placer à la fin de cet ouvrage un extrait des règlements officiels émanés des ministères de la guerre et de la marine. Nous n'avons pris dans ces règlements que ce qui se rapporte aux anomalies de la vision.

MINISTÈRE DE LA GUERRE

Instruction du 17 mars 1890 sur l'aptitude physique au service militaire.

Organes de la vision.

85. — ACUITÉ VISUELLE ET CHAMP VISUEL.

Tout vice ou toute lésion des organes de la vision qui réduit l'*acuité visuelle à distance* au dessous de 1/2 pour l'un des yeux et de 1/10 pour l'autre œil, ou qui rétrécit le champ visuel binoculaire du côté des tempes de plus de la moitié, entraîne l'*exemption*, à moins que ce vice ou cette lésion ne puisse être corrigé par des verres. La *réforme* sera prononcée dans les mêmes conditions si la diminution de l'*acuité* et du *champ visuel* est due à une maladie incurable.

86. — MYOPIE.

La *myopie* entraîne l'*exemption* et la *réforme* : 1° quand elle est supérieure à 4 dioptries ; 2° quand l'*acuité visuelle* n'est pas ramenée, par des verres correcteurs, au moins à 1/2 pour un œil et 1/10 pour l'autre ; 3° quand les altérations de la *choroïde* sont assez étendues et assez profondes pour indiquer une *myopie progressive* ; 4° enfin quand il existe une *asthénopie musculaire* prononcée ou un *strabisme* divergent accompagnés d'une diminution de l'acuité visuelle dans les limites précitées.

87. — Hypermétropie, astigmatisme et anisométropie.

L'hypermétropie, l'astigmatisme et *l'anisométropie* entraînent *l'exemption* et la *réforme* lorsqu'elles déterminent un abaissement de *l'acuité visuelle à distance* au-dessous des limites fixées pour chacun des yeux. La kératoscopie permet d'apprécier rapidement ces états amétropiques et dirige les vérifications optométriques.

88. — Amblyopie.

Il existe un certain nombre de cas dans lesquels la diminution de l'acuité visuelle ne répond à aucune altération appréciable de l'œil. Si la pupille est moyennement dilatée, peu sensible aux excitations de la rétine de l'autre œil ; s'il y a une déviation en dehors de l'œil affaibli, si l'examen fait constater un léger degré d'hypermétropie, les allégations du sujet peuvent être regardées comme vraisemblables.

La *simulation* de l'amblyopie unilatérale est fréquente ; les procédés qui permettent de la déjouer sont de deux ordres. Les premiers font constater l'exagération et la mauvaise foi du sujet, mais sans préciser le degré de l'acuité visuelle que possède en réalité l'œil affaibli ; les seconds au contraire permettent de déterminer exactement l'état de la vision de l'œil dit amblyope et de prendre immédiatement une décision formelle.

Aux procédés de la première catégorie appartiennent :

1° La production de la diplopie par interposition d'un prisme devant l'œil sain ;

2° Le procédé de de Graefe. Ces deux procédés sont ainsi exposés dans l'instruction de février 1877.

« Dans le cas d'amblyopie ou d'amaurose unilatérale, qui est le plus fréquemment simulée, on a conseillé l'emploi d'un prisme un peu fort, de 10 à 18 degrés, qui est placé devant l'œil sain, l'arête tenue horizontalement afin de provoquer la diplopie. Le simulateur non prévenu accusera souvent deux images et la fraude sera ainsi mise à découvert. Si cette première épreuve échoue, on la remplace par la suivante. L'arête du prisme est placée au niveau du diamètre horizontal de la pupille de l'œil sain, de telle sorte que la moitié de la pupille est à découvert et reçoit directement les rayons lumineux, et l'autre moitié couverte par le prisme ne reçoit que des rayons déviés. On obtient ainsi deux images superposées comme dans l'épreuve précédente, mais la production des premières exige le concours des deux yeux, pendant qu'ici l'œil sain, seul, peut percevoir les deux images. Quelque parti que prenne le simulateur, soit d'affirmer qu'il voit toujours deux images, soit qu'il n'en voit qu'une, il suffit, pour découvrir la fraude, de déplacer le prisme de façon à supprimer, puis à rétablir les images doubles. »

3° Le procédé de Flees et ses dérivés, rapporté comme suit dans la même Instruction de février 1877.

On peut encore se servir de la boîte de *Flees* ou du stéréoscope qu'on se procure plus facilement. Dans ce dernier cas, on remplace la carte photographique par un carton de même dimension, divisé au milieu par une ligne verticale, de chaque côté de laquelle on a tracé des signes de formes variées, les uns distants de 2 centimètres de cette ligne, les autres de 5 centimètres. Examinés à travers les prismes du stéréoscope, les premiers donnent des images croisées et les seconds des images non croisées. Le sujet devant les yeux duquel on fait passer ces signes est dans l'impossibilité de distinguer s'ils sont ou non entrecroisés, s'ils sont tracés sur le côté droit ou sur le côté gauche du carton. Il suffit de renouveler plusieurs fois cette épreuve pour que le simulateur le plus adroit soit mis en défaut, mais il est important de s'assurer qu'il regarde avec les deux yeux. Les signes qu'on lui fera examiner devront être de différentes grandeurs, de façon à apprécier approximativement l'acuité de la vision dans le cas où il y aurait une amblyopie.

L'amaurose et l'amblyopie double échappent à ce contrôle,

et si l'ophtalmoscope et l'examen du champ visuel ne permettent pas d'affirmer l'existence de l'affection, on devra s'en rapporter à l'enquête. On se défiera de celui qui se dit aveugle au point de ne pas distinguer le jour de la nuit, et chez lequel on remarquera des mouvements pupillaires ; de celui qui aura une dilatation exagérée, avec immobilité complète des pupilles, état qui est plus souvent la suite d'une paralysie provoquée que le fait d'une amaurose.

A la deuxième catégorie appartiennent : 1° le procédé de Chauvel, dont la boîte est garnie de verres translucides, portant les caractères du n° 1 au n° 10 de l'échelle typographique de Perrin, à l'aide desquels on peut obtenir la mesure de l'acuité visuelle de l'œil prétendu affaibli en même temps que la preuve de la simulation. Deux diaphragmes dont cet appareil est muni permettent en outre de donner à volonté des images directes et des images croisées.

2° Le procédé de Javal-Cuignet, qui consiste à interposer, sur le trajet des rayons lumineux allant des yeux à l'objet mis en vue, un corps opaque, tel que crayon, porte-plume, règle, doigt, de façon à cacher une partie de l'objet. Si l'on veut obtenir exactement le degré de l'acuité visuelle, il faut encore substituer à l'objet des points ou des caractères typographiques de grandeur déterminée en rapport avec la distance d'observation ;

3° Le procédé de Stilling, dans lequel on place le sujet à la distance de 5 mètres devant un carton portant une échelle typographique de couleur rouge ou verte sur fond noir ; on fait alors lire, les deux yeux largement ouverts, de façon à déterminer l'acuité. On interpose ensuite devant l'œil sain une lame de verre d'une couleur complémentaire de celle du tableau typographique et on fait lire de nouveau, les deux yeux bien ouverts comme précédemment ; la vision de l'œil sain se trouvant ainsi annulée, celle de l'œil prétendu affaibli subsiste seule et l'épreuve donne immédiatement la mesure de son acuité visuelle ;

4° Le procédé de Michaud, lequel repose encore sur ce principe que des traits au crayon rouge sur papier blanc cessent d'être visibles à travers une lame de verre rouge. Un mot étant tracé en noir avec des caractères typographiques d'un numéro déterminé, on transforme ces lettres au crayon rouge en leur ajoutant certains jambages de manière à faire, par exemple, une F d'un I, un E d'une L ou un O d'un C et à obtenir un mot d'une signification différente ; si on place le verre rouge devant l'œil sain, les traits noirs resteront visibles, mais les traits rouges ne seront plus visibles que pour l'œil supposé affaibli, et si on invite le sujet à lire rapidement les deux yeux largement ouverts, on aura facilement la preuve de la simulation et en même temps une mesure de l'acuité visuelle.

5° Une épreuve consistant à faire lire par l'examiné des échelles typographiques ordinaires, après avoir placé un verre de vitre devant l'œil prétendu affaibli et un verre concave de quatre dioptries devant l'œil sain ; ce dernier est de la sorte annulé pour la vision à distance et il devient facile de prendre la mesure de l'acuité de l'autre œil, tout en faisant la preuve de la simulation.

MINISTÈRE DE LA MARINE

L'instruction réglementaire est du 4 août 1879. Elle ne diffère que sur quelques points de l'instruction qui concerne l'armée de terre.

Maladies des yeux, p. 19. — L'intégrité de la vision est encore plus nécessaire dans la marine que dans l'armée. Pour les professions nautiques proprement dites, comme celles de timonier, gabier, canonnier, la vue doit être complètement normale et on ne saurait admettre aucune tolérance; l'usage des verres peut être admis dans l'armée, il est inacceptable dans la marine. Il est donc indispensable d'adopter une ligne de conduite différente pour les hommes du recrutement et pour ceux de l'inscription maritime.

Pour les premiers il faut nécessairement se conformer aux mesures adoptées dans l'armée; pour les inscrits il faut se montrer plus sévère.

Pour les inscrits maritimes l'acuité de la vision ne doit pas s'abaisser au-dessous de 1/2, limite minimum adoptée pour l'École navale.

Une circulaire ministérielle du 25 octobre 1881 a fixé cette limite à 2/5.

Une autre circulaire du 8 juillet 1880 applique à l'infanterie de marine les dispositions de la note du ministre de la guerre du 29 août 1879 et autorise la délivrance gratuite des lunettes, par le service des hôpitaux, aux soldats pour lesquels cette demande est faite par le corps (V. BARTHÉLEMY, *L'examen de la vision*, p. 305).

L'examen chromatique n'est prévu que pour les élèves de l'École navale et les pilotes, mais les commandants et les médecins-majors, soucieux de la sécurité que peut seul donner cet examen, doivent y soumettre tout individu chargé de la police des signaux (BARTHÉLEMY, *loc. cit.*).

Pour que les examens soient uniformément pratiqués, le ministère de la marine a publié une instruction très détaillée et très précise. Nous la donnons *in extenso*.

Instruction relative à l'examen médical auquel doivent être soumis les candidats à l'École navale (1).

1re DIRECTION : PERSONNEL. — 1er BUREAU
ÉTAT-MAJOR DE LA FLOTTE

— Du 23 mars 1888 — 2 octobre 1888 —

Art. 18 du règlement pour l'admission à l'école navale en 1889 inséré au *Journal Officiel* du 8 octobre 1888.

Les candidats sont soumis à une visite médicale qui a lieu dans chacun des centres de concours, la veille du premier jour des compositions.

Cette visite médicale est passée par une commission composée de :

Un officier supérieur de la marine, *président*, un lieutenant de vaisseau et deux médecins de la marine (de 1re classe au moins).

(1) Cette instruction est applicable aux élèves de l'École polytechnique qui désirent entrer dans le corps des officiers de la marine.

La commission procède conformément à l'instruction du 4 août 1879, pour servir de guide aux médecins de la marine.

Les candidats sont, de plus, soumis aux épreuves optométriques et daltoniques ci-après :

L'épreuve optométrique consiste dans la lecture à une distance de 1 mètre pour la vision monoculaire, et de 2 mètres pour la vision binoculaire, dans la proportion de 18 sur 24, des lettres capitales n° 15, noires sur fond blanc, de l'échelle typographique de Snellen, éclairée par une bougie placée à 50 centimètres de ces lettres.

Relativement au daltonisme, les candidats subissent une épreuve de nuit avec l'appareil spécial, et une épreuve de jour avec les écheveaux de laine.

La commission médicale signale sur-le-champ, au ministre, qui statue, les candidats dont la constitution physique ou les facultés visuelles laisseraient à désirer.

Les décisions de la commission sont prises à la majorité des voix, la voix du président étant prépondérante.

Les candidats reconnus aptes à servir dans la marine sont seuls admis à faire les compositions.

Description du chromo-optomètre. Épreuves optométriques et daltoniques. — L'appareil (fig. 85) fermé se compose d'une boîte de 0m 25 de côté sur 0m 05 de profondeur.

Le couvercle est à glissière et se tire par le bord supérieur CC ; sa face extérieure porte l'inscription chromo-optomètre ; sur la face intérieure FI est collé le tableau des test-caractères, noir sur blanc du n° xv de l'échelle de Snellen (1), disposés en carrés sur huit lettres, dans tous les sens, également espacées ; qu'on peut faire lire de haut en bas, de bas en haut, de gauche à droite, de droite à gauche, ce qui donne huit fois huit lettres à dénommer dans quatre directions différentes (soit 8 × 8 × 4 = 256) sans compter la facilité de désigner la ou les lettres à lire avec le doigt ou une baguette. Cette disposition est suffisante pour déjouer toute dissimulation ou tout subterfuge de mémoire.

(1) Le n° xv de Snellen doit être vu par un œil normal à 15 pieds ou 5 mètres et correspond au n° 5 des échelles métriques.

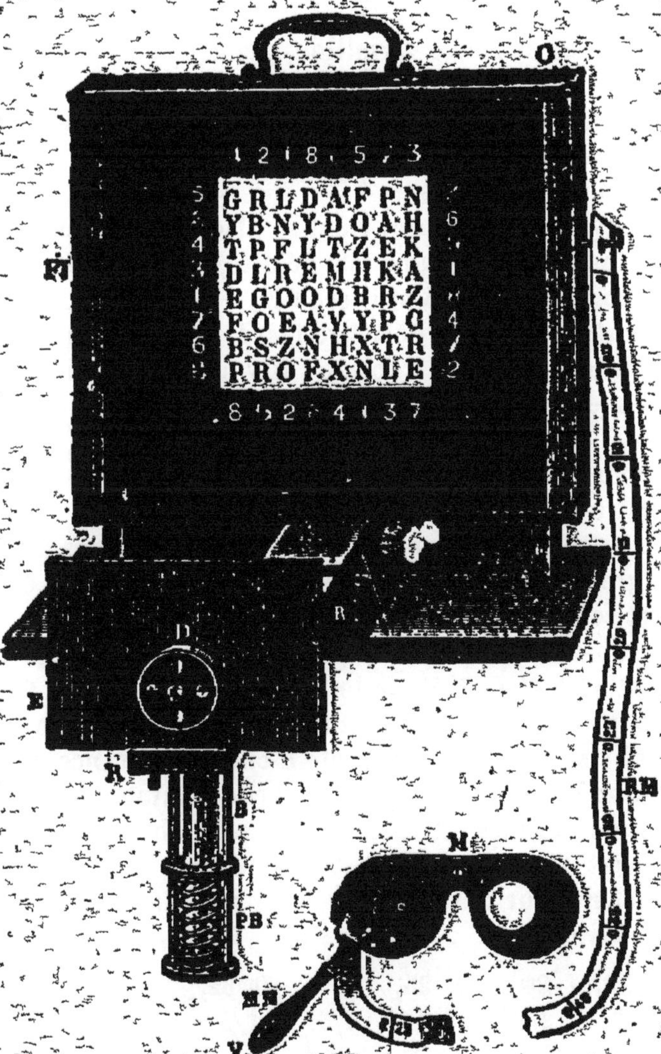

Fig. 85. — ÉPREUVES OPTOMÉTRIQUES ET DALTONIQUES. Pour ces épreuves, il est fait usage du chronio-optomètre construit d'après les indications de M. le directeur du service de santé Barthélemy, par M. Giroux, opticien, 58, quai des Orfèvres, à Paris.

Ces lettres sont encadrées par quatre bandes noires mates sur lesquelles se détachent des chiffres arabes verts et rouges (vert émeraude et rouge vermillon); chaque chiffre est placé dans l'axe d'une des rangées de lettres et sert à la désigner.

Pour l'examen, il va sans dire que le couvercle est remis dans la rainure, le tableau en dehors.

Dans la boîte se trouvent :

1° Une règle en bois R qui vient se placer à la partie inférieure de la boîte en K; une fois dépliée, cette règle doit recevoir le porte-bougie PB et l'écran E;

2° Le porte-bougie PB doit être placé dans le trou de la règle en bois K à 0m 50 du tableau; il y a lieu d'employer toujours les mêmes bougies (bougies dites de l'Etoile de 10 au kilog.);

3° Le masque M en ébonite qui permet de faire l'examen monoculaire;

4° Une boîte en carton renfermant les échantillons de laine de Holmgren; une instruction relative à l'emploi de ces échantillons est collée sous le couvercle de la boîte;

5° Un ruban métrique RM, percé d'un certain nombre de trous, destiné à être fixé sur le bord de droite de la boîte; d'un côté il porte les divisions du mètre et de l'autre le calcul de l'acuité visuelle correspondante à chaque distance et rapportée à une distance de 5 mètres, prise comme unité. Ainsi, si à 5 mètres le n° XV est vu nettement par l'observé son acuité visuelle V est normale, V = 1. Si par contre il est obligé de se rapprocher pour le voir, son acuité reste inférieure à 1 et sera respectivement :

à	2m50,	2m,	1m25,	1m,	0m62,	0m31,	0m25
V =	1/2	2/5	1/4	1/5	1/8	1/16	1/20

Le ruban métrique sert à mesurer la distance à laquelle le candidat à examiner sera placé, en fixant le masque M au moyen d'un manche MM et de la tige à vis V, sur le trou du ruban correspondant à la distance qui, pour le cas particulier de l'admission à l'École navale, est de 2 mètres;

6° Un écran E fixé par deux tiges sur la règle en bois R,

la face blanche de l'écran du côté de la bougie ; sur cet écran est fixé un disque D renfermant quatre secteurs égaux de verres colorés, rouge, vert, jaune et blanc, un opercule percé lui-même de quatre trous, de même diamètre que les secteurs colorés, tourne d'une manière indépendante sur son axe, et suivant les positions qu'il occupe, on aperçoit quatre disques colorés ou huit demi-disques accouplés et de couleurs différentes ;

7° Des bougies dites de l'Étoile de 10 au kilogramme.

USAGE DU CHROMO-OPTOMÈTRE. — La boîte est fixée sur une table ou accrochée contre un mur ou une boiserie.

La tige horizontale est dépliée et placée en K :

Le couvercle ouvert, les objets nécessaires retirés, le tableau mis en place, la mesure de la distance réglementaire sera prise et une raie tracée sur le parquet à 2 mètres, à partir du plan du couvercle sur lequel est collé le tableau des test-caractères. Une chaise à dossier droit sera placée les deux pieds de derrière sur la raie elle-même, le siège en avant, le masque déposé sur le siège à portée du candidat à examiner ; on fixe le ruban métrique par l'extrémité qui porte le zéro au crochet à rabattement qui se trouve à droite de la boîte, puis on passe la tige à vis V du masque M dans la virole à trou du ruban (située à 2 mètres de la boîte) et l'on visse le manche MM.

La bougie étant allumée, et toutes les ouvertures pouvant donner du jour hermétiquement closes, on attendra, pour commencer l'examen que la flamme ait atteint toute son intensité.

Le candidat est alors introduit (1) et placé à 2 mètres du

(1) Les candidats doivent attendre leur tour dans une pièce peu éclairée. Dans le cas contraire et pour permettre à leur rétine de *s'adapter* aux conditions d'examen où ils vont être placés dans une chambre noire, en venant du grand jour, il serait nécessaire que celui qui va être examiné fût introduit pendant toute la durée de l'examen de celui qui le précède. (Voir, sur l'adaptation, chap. IV, p. 151 et note 8, chap. I, p. 71).

Pour satisfaire aux conditions de la circulaire du 2 octobre, l'examiné doit tout d'abord être placé à 1 mètre pour l'examen monoculaire, puis à 2 mètres pour l'examen binoculaire.

tableau, assis ou debout, suivant le cas. L'important c'est que le tableau des test-caractères et des disques colorés soit à la hauteur du regard du candidat. Ce dernier prend de la main droite le masque dont une des ouvertures est fermée; l'examinateur est à sa gauche.

EXAMEN. — Le but est de déterminer :

1° L'acuité visuelle brute, sans correction d'un défaut de réfraction; de chaque œil d'abord (vision monoculaire), des deux yeux à la fois ensuite (vision binoculaire);

2° De constater l'existence, l'intégrité et l'acuité du sens chromatique.

1re *Epreuve. — Acuité visuelle de chacun des yeux. — Vision monoculaire.* — L'examinateur invite le sujet à placer le masque devant ses yeux et à lire ensuite telle ligne de lettres qu'il lui désigne du doigt; il suffit que ces lettres soient énoncées couramment pour passer à l'examen de l'autre œil, en changeant l'opercule de place.

Si les épreuves ont été suffisantes, on passe à la deuxième épreuve.

Si elles ne l'ont pas été d'un côté, on y revient en exigeant pour l'acceptation la lecture de 18 lettres sur 24.

Cette épreuve ne porte que sur l'acuité générale et d'une manière plus sommaire que dans la suivante qui reproduit plus exactement les conditions de la vision ordinaire; elle a pour but d'empêcher l'acceptation d'un borgne ou d'un amblyope d'un œil.

2e *Épreuve. — Acuité visuelle des deux yeux. — Vision binoculaire.* — Le masque est déposé sur la chaise et on adresse à l'examiné l'invitation suivante :

Lisez la { ligne horizontale de droite à gauche *ou* de gauche à droite, N°...
ou
ligne verticale de haut en bas *ou* de bas en haut, N°..... }

Pour se conformer à cette invitation, le candidat doit d'abord chercher et trouver le chiffre indiqué qui est vert ou rouge, et lire ensuite les lettres de la ligne qui lui correspond ; il témoigne ainsi de son aptitude à voir les couleurs et les caractères sous un angle déterminé.

L'expérience est faite sur deux lignes de couleurs différentes.

A. — Ceux qui sans hésitation désignent couramment toutes les lettres peuvent être considérés comme possédant l'acuité visuelle et chromatique exigée.

B. — Ceux qui hésitent, cherchent le chiffre, ne le trouvent pas ou se trompent, mais qui, remis dans la voie par le médecin, lisent couramment les lettres, ont une acuité générale suffisante, mais doivent être *soupçonnés* de n'avoir qu'une acuité imparfaite pour les couleurs.

Ces deux catégories seront soumises aux épreuves daltoniques d'appellation et de reconnaissance des couleurs, et à l'épreuve de confusion.

C. — Ceux qui hésitent, se trompent non seulement pour la recherche du chiffre, mais aussi pour la lecture de 18 lettres sur 24, ont une acuité insuffisante.

Quelle qu'en soit la cause, ils sont déclarés impropres.

3e *Épreuve. — Examen chromatique des deux yeux.* — L'examen du sens chromatique, d'une importance si capitale pour les officiers de marine et pour certaines catégories de marins, ne peut être soumis à des règles aussi nettes et pour ainsi dire aussi mathématiques, que celles sur lesquelles est basé l'examen de l'acuité visuelle, tant sont différents les résultats suivant l'éclairage, la couleur, la nuance, la distance. Quelques détails de plus sont donc nécessaires.

Il faut que le candidat prouve :

1° Qu'il reconnait les couleurs à une certaine distance et sous leurs dimensions minimum pour cette distance, avec le bénéfice pourtant de la réduction de V = 2/5 ;

2° Qu'il sait leur appliquer les dénominations usuelles ;

3° Qu'il ne commet aucune confusion entre elles.

De là, trois épreuves : la première d'*acuité*, la deuxième d'*appellation*, la troisième de *confusion*. Les deux premières à la lumière artificielle, une par réflexion, l'autre par transmission et dans des conditions analogues à celles où se trouve le marin, la nuit ; la dernière, au grand jour.

A. *Première épreuve d'acuité chromatique.* — Elle a déjà été faite : la réponse à l'invitation de lire, à 2 mètres, telle et telle ligne d'un numéro vert et d'un numéro rouge, a permis de constater le degré d'acuité chromatique, acceptable pour le service, des deux couleurs fondamentales, dont l'appréciation incomplète ou nulle constitue presque toujours la dyschromatopsie ou l'achromatopsie. Mais cette constatation ne suffit pas. La lecture muette que l'examiné a dû faire prouve bien qu'il a vu à 2 mètres, le numéro vert et le numéro rouge, mais non qu'il les a vus en tant que vert et rouge, plutôt que comme simples surfaces lumineuses.

Il faut donc une deuxième épreuve complémentaire, soit en lui faisant dénommer ces couleurs à la lumière réfléchie, soit en le plaçant dans les conditions où il sera appelé à distinguer, la nuit, les feux et les signaux, ce qui est préférable.

B. *Deuxième épreuve dite d'appellation et de reconnaissance des couleurs.* — Elle se fait au moyen du disque placé sur l'écran.

La patte de l'opercule étant verticale, on aperçoit quatre disques colorés, vert, jaune, rouge ou blanc ; un mouvement de rotation de l'opercule permet d'apercevoir huit demi-disques colorés dont l'examiné doit dénommer les couleurs.

Si l'examen devait se faire à plus grande distance, comme pour les guetteurs, les timoniers dont on exige une acuité égale à un, on pourrait se servir seulement des quatre disques complets à couleur unique et à plus grande distance, 10 mètres.

Ceux qui ne peuvent dénommer toutes les couleurs dans l'ordre où elles se présentent, ceux qui se trompent, ou qui hésitent sont ou des ignorants du nom des couleurs, ou des daltoniques, et la troisième épreuve va le démontrer.

Ceux qui les dénomment ne peuvent pas cependant être considérés comme exempts de tout vice du sens chromatique. Le daltonique *accidentel*, par maladie, a eu autrefois la notion exacte des couleurs, en a gardé le souvenir, et là où les couleurs, pour lesquelles il est vicié, ne lui apparaissent plus que comme des gris, il les désignera sous ce nom.

Le daltonique congénital, au contraire, n'a pas eu cette éducation ; il a seulement appris que certaines sensations, qu'il confond ou qu'il ne différencie guère que par l'intensité de lumière de l'objet qui les provoque, condition variable suivant la nuance, l'éclairage, s'appelaient vert, rouge, et tantôt il les distingue, tantôt il les confond indifféremment sous la même désignation. Ce sont les daltoniques les plus redoutables, parce qu'ils sont inconscients de leur infirmité, parce qu'ils peuvent satisfaire aux deux épreuves précédentes et commettre dans d'autres conditions les confusions les plus dangereuses dans l'appréciation des signaux et des feux.

De là, nécessité de la troisième épreuve.

C. *Troisième épreuve dite de confusion.* — La méthode la plus simple et la plus sûre est encore celle d'Holmgren, qui consiste à assortir les nuances d'une même couleur d'après les échantillons choisis ; les moyens simplifiés de l'employer, l'instruction sur la méthode à suivre, se trouvent dans la boîte spéciale. Elle permet de reconnaître facilement l'achromatopsie et la dyschromatopsie. Tout candidat qui n'y satisfait point, sera définitivement déclaré atteint ou de daltonisme ou d'insuffisance constatée du sens des couleurs, et refusé.

Nota. — Les officiers et médecins chargés de ces examens et auxquels la marine confie ce précieux intérêt du choix de ses futurs officiers ou de certaines de ses spécialités, devront se familiariser avec ces expériences et avec le fonctionnement des appareils qu'ils emploieront, et étudier leur propre vue tant au point de vue de l'acuité que du sens chromatique. Avec quelques verres concaves ou convexes, ils peuvent se rendre amétropes ou corriger leur défaut de réfraction ; avec quelques autres colorés, ils peuvent se rendre daltoniques et juger ainsi, par leurs propres sensations, des défauts qu'ils ont à rechercher et les apprécier plus facilement par comparaison.

Le Vice-Amiral,

Ministre de la Marine et des Colonies,

Signé : Krantz.

De l'exposé officiel qui précède, il convient de rapprocher les conclusions adoptées en 1881 au Congrès d'ophtalmologie de Londres.

Ces conclusions sont les suivantes :

(*a*) Sur tous les vaisseaux qui naviguent sur l'Océan, sur tous les steamers — spécialement ceux qui sont affectés au transport des passagers, — il doit y avoir à la barre du gouvernail un timonier dont l'acuité de vision soit normale avec les deux yeux non armés de lunettes (acuité visuelle et chromatique normales). Au surplus, au moins une des personnes en vigie sur ces navires doit présenter les mêmes garanties.

(*b*) En ce qui concerne le commerce des côtes, toute personne chargée de prendre le poste de timonier doit posséder une vision égale au moins aux 2/3 du taux normal de l'acuité tant visuelle que chromatique.

(*c*) Toutes les personnes préposées aux signaux de la marine, tous les pilotes doivent avoir une acuité de vision et un sens chromatique normaux.

(*d*) L'hypermétropie manifeste ne doit pas dépasser 1 D à l'âge de dix-huit ans.

(*e*) Les ré-examens doivent être faits à l'âge de quarante-cinq ans.

(*f*) Les examens doivent être conduits par des personnes d'une compétence reconnue, sous la direction d'une autorité médicale centrale.

(*g*) Le comité exprime le désir de voir une commission internationale se constituer pour arrêter toutes les mesures ultérieures que comporte une navigation exempte de périls et spécialement pour s'entendre sur les teintes et les dimensions les plus convenables des signaux pour les vaisseaux de tout bord.

Au point de vue de la question du daltonisme, le service maritime est plus important à considérer que celui des voies ferrées. D'autre part, la mer est internationale. Pour le service de la mer, le congrès de Londres propose seulement ce qu'il croit être strictement nécessaire et laisse aux divers pays le soin de réglementer la matière.

Pour le cabotage, on ne requiert qu'une acuité visuelle de 2/3, car ici tout homme de l'équipage peut être appelé à tenir la barre. D'ailleurs, les vaisseaux qui font le service des côtes ne naviguent qu'à petite vitesse.

L'acuité visuelle est déterminée par lettres ou signes vus à une certaine distance, sous un certain angle. (Les types de Snellen peuvent ici servir de modèle.)

Sens chromatique : Les laines de Holmgren constituent un bon moyen d'investigation, mais seulement entre les mains de ceux qui en ont une grande expérience, car l'épreuve n'est nullement quantitative. Les lumières colorées constitueraient le meilleur système d'examen, s'il n'exposait à des pertes de temps considérables.

En conséquence, les tables colorées de Stilling semblent le plus appropriées à la solution du problème. Si quelque doute reste dans l'esprit de l'examinateur, il peut alors se servir des lumières colorées.

Tous les officiers doivent être examinés aussi bien que les pilotes.

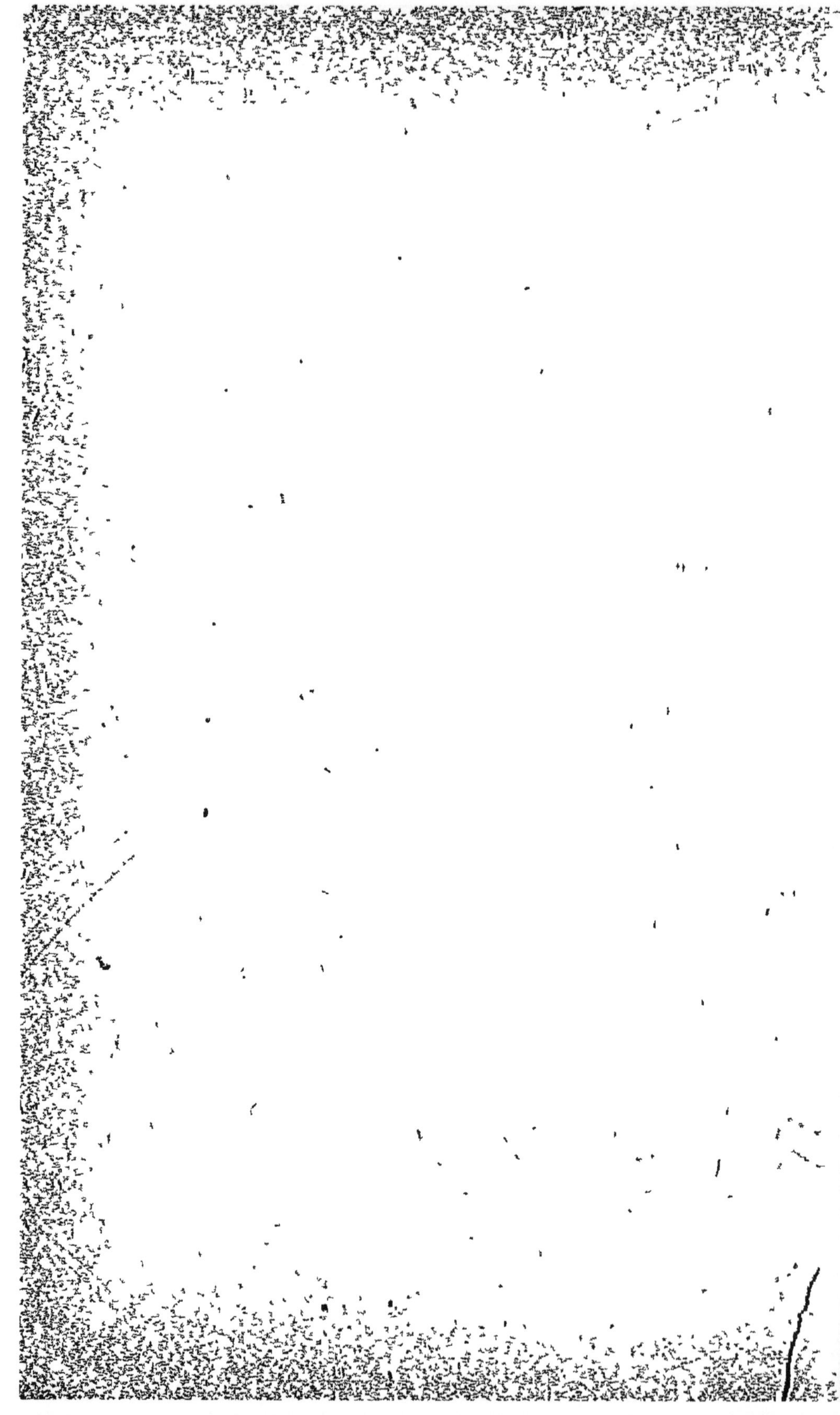

ÉCHELLE D'ACUITÉ

L'échelle d'acuité que le lecteur trouve à la fin de ce volume a été construite d'après les données exposées de la page 76 à la page 85. Elle est destinée à mesurer l'acuité visuelle à distance et pour cela doit être placée à 5 mètres.

A 5 mètres un sujet adulte, à vue normale, doit lire les caractères qui portent le numéro 5. Dans ce cas la vision égale l'unité.

Celui qui lit la ligne située au-dessus a une acuité égale à $\frac{2}{3}$ parce que les lettres qui composent cette ligne se présentent à 7 mètres 50 sous l'angle de 5 minutes dans leur ensemble, de 1 minute dans chaque jambage. En appliquant la formule $V = \frac{d}{n}$ on a pour ceux qui lisent cette ligne $V = \frac{5}{7{,}50} = \frac{2}{3}$.

Ainsi de suite, ceux, pour prendre un autre exemple, qui ne lisent à 5 mètres que la lettre qui porte le numéro 35, c'est-à-dire la lettre qui devrait être placée à 35 mètres pour être vue sous l'angle de 5 minutes dans son ensemble, ceux-ci, disons-nous, ont une acuité égale à $\frac{1}{7}$, puisque pour eux la formule $V = \frac{d}{n}$ devient $V = \frac{5}{35} = \frac{1}{7}$.

Le sujet enfin qui ne verra à 5 mètres que la plus grosse lettre, lettre portant le numéro 50 parce qu'elle apparaît à 50 mètres sous l'angle minimum (5 minutes pour l'ensemble, 1 minute pour chaque jambage), ce sujet aura $\frac{1}{10}$ d'acuité puisque pour lui la formule $V = \frac{d}{n}$ devient $V = \frac{5}{50} = \frac{1}{10}$.

Les numéros 50, 45, 35, 25, 20, 15, 10, 7,50, 5 indiquent le nombre de mètres auxquels il faut placer les lettres pour qu'elles apparaissent dans leur ensemble sous l'angle de 5 minutes, et dans chaque jambage sous l'angle de 1 minute.

ÉCHELLE OPTOMÉTRIQUE D'APRÈS SNELLEN

N° 50

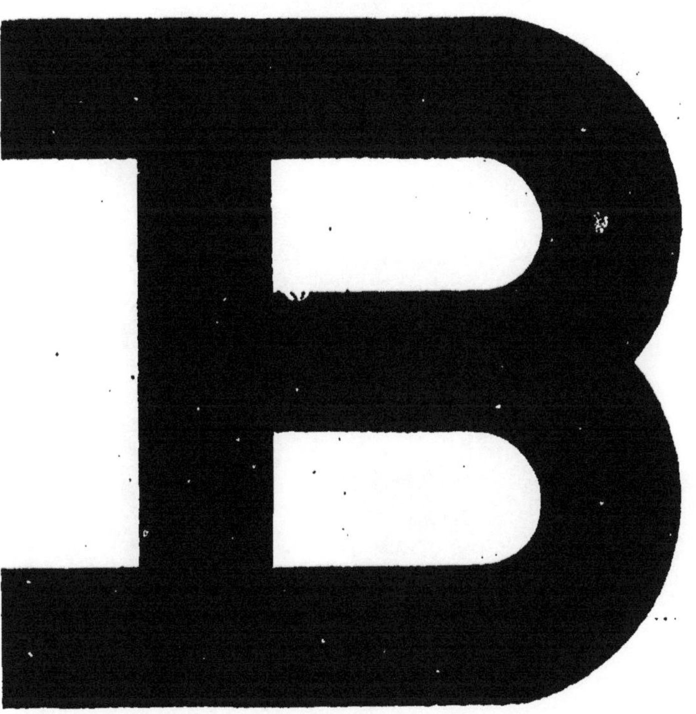

$$V = \frac{1}{10}$$

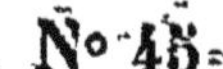

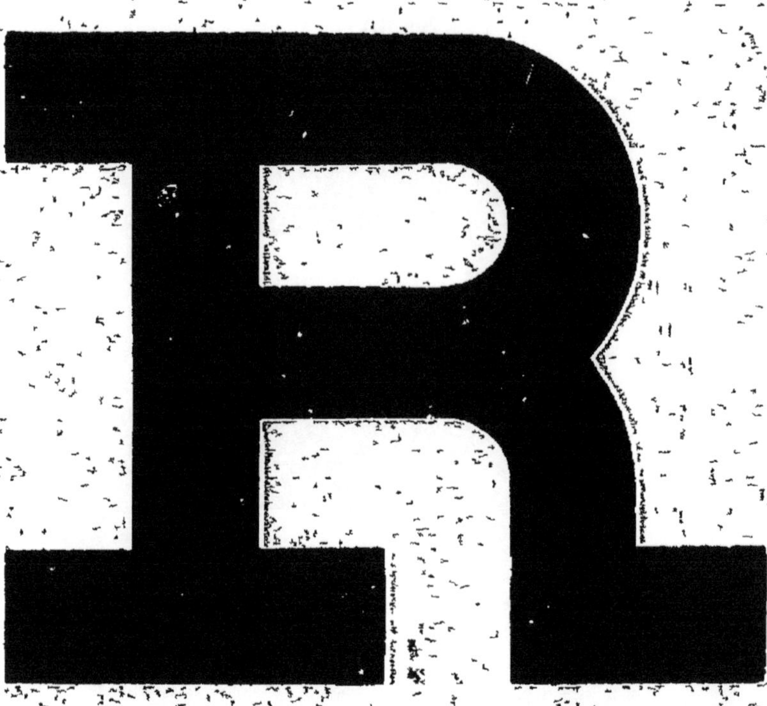

$$V = \frac{1}{9}$$

N° 35

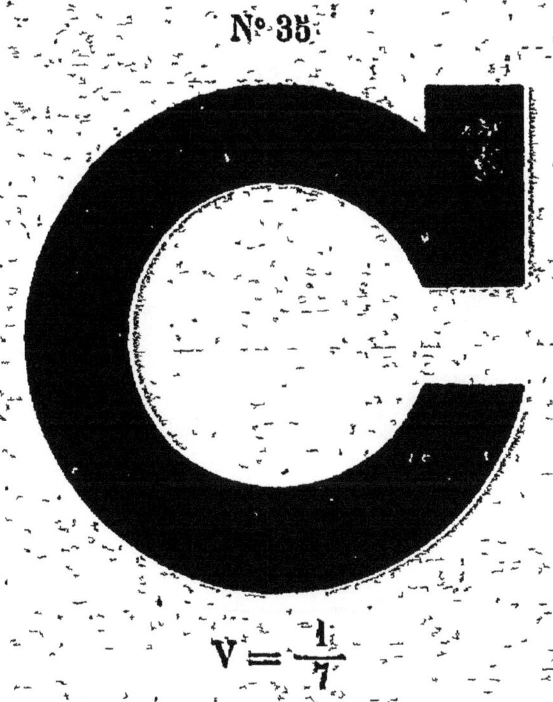

$V = \frac{1}{7}$

N° 25

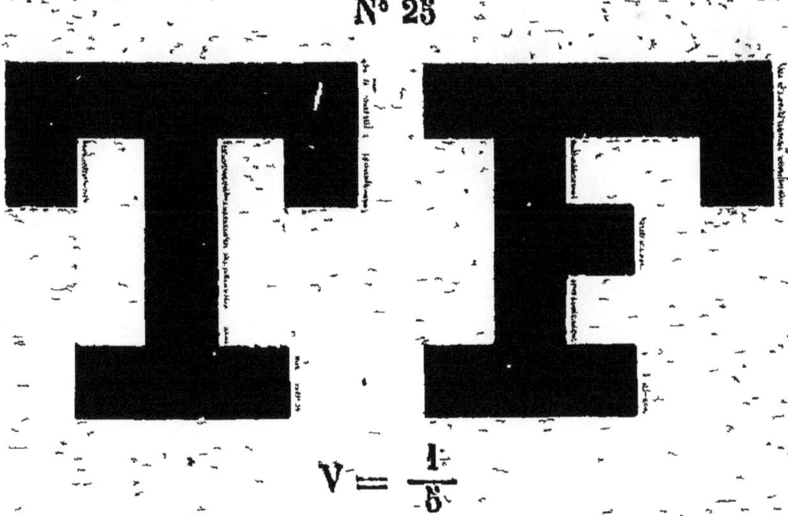

$V = \frac{1}{5}$

N° 20

E D

$V = \frac{1}{4}$

N° 15

P Z N

$V = \frac{1}{3}$

N° 10

H L E

$V = \frac{1}{2}$

N° 7,50

D B P I

$V = \frac{2}{3}$

N° 5

O C G V

F R Z L

$V = 1$

TABLE DES MATIÈRES

ERRATA

Page 48, ligne 13, au lieu de : « *égal* degré », lire : « *inégal* degré ».
» 142, » 10, » « figure *98* », » « figure *45* ».
» 155, » 14, » « l'objet *ciltaire* » » « l'objet *éclairé* ».

Imp. C. Saint-Aubin et Thevenot, Saint-Dizier, 30, Passage Verdeau, Paris.

www.ingramcontent.com/pod-product-compliance
Ingram Content Group UK Ltd.
Pitfield, Milton Keynes, MK11 3LW, UK
UKHW012012240726
13965UKWH00002B/314